FAIRE MÉDECIN

Graveurs de mémoire

Collection dirigée par Jérôme Martin

Cette collection est consacrée à l'édition de témoignages et de récits personnels.

Déjà parus

Possompès (Michel), *Du côté des herbes chaudes. Carnet de pensées d'un architecte*, 2025.

Emard (Dominique), *Brèves fantômes*, 2025.

Dautricourt (Michel), *Rencontre avec Henri Miller. Jours pas tranquilles à Pacific Palisades*, 2025.

Rodriguez (Indalecio), *C'était la révolution. Espagne 1936 – 1939. Trois années perdues de ma jeunesse,* 2025.

Decobert (Michel), *Une science d'aventures. Les pérégrinations d'un chercheur au CNRS*, 2025.

Picard (Rémi), *Un bouquet de houx vert*, 2025.

Andrésy (Agnès), *Chroniques maoïstes (1946-1976). Les leçons de l'Histoire chinoise*, 2025.

Ousmane (Gnadang), *La voix de mon père, l'écho de ma mère. Tchad–France : récit d'une mémoire intime et engagée,* 2025.

Reste de Roca (Michèle-Alex), *Lily au pensionnat de la Légion d'honneur ou L'art de la soumission*, 2025.

Dauge (Yves), *Luang Prabang. La sauvegarde d'une ville du patrimoine mondial. Un combat pour un avenir incertain (1995-2021),* 2025.

Ces dix derniers titres de ce secteur sont classés par ordre chronologique en commençant par le plus récent.

La liste complète des parutions, avec une courte présentation du contenu des ouvrages, peut être consultée sur le site www.editions-harmattan.fr

Michel Bass

FAIRE MÉDECIN

Une sociobiographie

L'Harmattan

Du même auteur

Promouvoir la santé, L'Harmattan, 1994.

Mort de la clinique, L'Harmattan, 2018.

La vieillesse, un autre regard pour une autre relation, Erès 2018 (collectif).

L'antimanuel de management dans les EHPAD et autres établissements médicosociaux, Erès 2022.

Controverse sur le consentement, cinq auteurs à l'épreuve du dissensus, L'Harmattan 2023 (collectif).

5-7, rue de l'École-Polytechnique - 75005 Paris
www.editions-harmattan.fr
ISBN : 978-2-336-55703-8
EAN : 9782336557038

Pour finaliser ce livre, j'ai contracté de nombreuses « dettes » – mutuelles positives, ou négatives – envers des personnes ou des auteurs proches ou plus lointains, souvent rencontrés dans ce livre. Mes dettes principales concernent cependant :

Odile David et José Polard, pour la qualité de nos échanges, leur soutien et leur relecture attentive.

Sylvie Gourret-Bourlès et Philippe Beauclair, Philippe Gourret, amis et/ou collègues médecins, partenaires de discussions enrichissantes.

AVANT-PROPOS

« Le souvenir est un savoir, nous vivons pour nous souvenir de notre savoir, parce que nous ne pouvons pas oublier ce que nous savons (…) nous sommes ainsi faits, nous vivons pour savoir et pour nous souvenir » Imre KERTESZ, Kaddish pour l'enfant qui ne naîtra pas, Babel, Actes Sud, 1995, p. 36 [KI 1995].

« Le passé, n'existant plus, a besoin qu'on l'honore et qu'on lui soit fidèle » Vladimir JANKELEVITCH, le pardon, Champs Flammarion, 2019 (1967), p.95 [JV 2019]

« Ni un ouvrage historique, ni un recueil de sciences humaines ou un opus politique, encore moins un bilan qui relève de l'exercice comptable ». Le retour analytique que j'essaie de faire de mon parcours laisse se dégager, chemin faisant, pistes, méthodes, éthique et fondements pour une évolution de la médecine.

Ce livre relate certains de nombreux évènements de ma vie de médecin. Non pas comme souvent une apologie de la grandeur et du dévouement, du miracle du progrès, d'une médecine qui fait vivre plus vieux. Mais plutôt l'envers du décor, l'expérience intime, le vécu de l'intérieur, ses moments d'euphorie et ses moments de découragement, de colère, d'incompréhension. Tous moments qui ont façonné petit à petit ma pratique et dont je n'ai pu comprendre la signification que pas à pas, en reprenant des études de sciences humaines, en écrivant, en enseignant. Devenir médecin n'était pas un choix « de vocation ». Alors quelles conséquences ce choix a-t-il pu avoir ?

Revenir sur ce passé si présent pour le comprendre, l'analyser comme un ensemble d'évènements loin d'être anodins qui m'ont fait bifurquer vers une médecine s'intéressant à l'humain dans son environnement physique et social. De cette manière a émergé en moi cette nécessité de « faire histoire » de mon histoire, « dépasser la raison raisonnante en faisant une histoire de ses expériences vécues du point de vue individuel » comme le professait Miguel de Unamuno [France Culture 03/07/2024 à 10h20]. Lui donner vie parce que beaucoup d'entre nous vivent ou ont vécu les mêmes aventures et mésaventures sans les conduire à une quelconque introspection, vers ce pas de côté de pratiques qui ne se contenteraient pas d'imaginer la personne comme un corps et le corps comme une machine, certes compliquée, à régler. Eclairer les difficultés du présent – modalités pratiques d'exercice de la médecine, crises institutionnelles, crises morales et éthiques – par la conversion de ce « socle expérientiel » en « histoire » au travers de mon regard de sociologue.

Faire en sorte que cette expérience puisse servir à quelque chose, de me convaincre que tout ce vécu ne reste pas insignifiant [KI 2009].

Ecrire, c'est s'arrêter « pour évaluer sa situation et reformuler ses valeurs ». Ces valeurs qui « ne résident nullement dans le seul vécu, mais dans ses conséquences éthiques, dans ce que l'imagination, la créativité et la volonté de l'homme ont façonné » [KI 2009]. Relater les souvenirs, c'est les recréer, leur redonner vie, c'est faire émerger leur champ de significations. Je remonterai avant même mes débuts de médecin, avant même le début de mes études, avant ce choix de « faire médecine ». Car ces expériences précoces forment une expérience profane de la médecine et ont eu « une influence déterminante dans le choix de l'investissement de toute une vie » [BalM 2011].

Virginie Linhart dit de ses écrits [LV 2024] qu'ils ne sont « ni un ouvrage historique, ni un recueil de sciences humaines ou un opus politique, encore moins un bilan qui relève de l'exercice comptable ». Je parle pour ma part d'éclairer, de faire un arrêt sur image, d'évaluer, de comprendre. Et je me disais, au moment où je commençais de rédiger ce livre que j'étais arrivé au bout de ma carrière, carrière qui m'avait fait prendre des chemins inusuels, m'amenant à découvrir d'autres paysages. Je voulais partager cette expérience, faire en sorte qu'elle laisse une trace, que je puisse en transmettre quelques traits saillants.

Puis m'est venue une autre idée. Cette expérience contenait d'une certaine façon des pistes pour le futur. Des arguments propices à indiquer des directions et des évolutions qui seraient souhaitables pour la santé de la population, pour le système de soins, pour les pratiques. En relisant, je me suis rendu compte qu'il s'agissait d'encore plus : une sorte de programme pour réformer la médecine, de la formation initiale à l'organisation des institutions.

Réforme nécessaire pour œuvrer à préserver la santé, n'avoir pas tant à se battre pour sans cesse réparer des dégâts provoqués par notre société, son économie et les styles de vie qu'elle impose. Une réforme qui ne renierait pas et apprécierait les progrès obtenus, notamment en matière d'obstétrique, de pédiatrie, de vaccins, de techniques diagnostiques et thérapeutiques. Ne pas renier autorise une légitimité critique. Le système de santé privilégie les soins de réparation, le remède. A 98%. Il faudrait remettre toutes ces avancées indéniables à leur place de remède et seulement de remède. En ayant présent à l'esprit que remédier, c'est faire face à un problème déjà constitué et que le remède – le *pharmakon* en grec – contient en lui-même ses opposés : guérir et empoisonner, médicament et poison. Il s'agirait de miser beaucoup plus, voire principalement sur le « comment éviter d'avoir à utiliser tout cet arsenal si coûteux, à lutter contre la maladie, à faire la guerre aux virus », toutes locutions guerrières couramment utilisées par les médecins. Serions-nous là aussi en guerre perpétuelle ? Faire la guerre à la maladie ne garantit pas plus la santé que faire la guerre ne garantit la paix.

Pour la santé, il serait préférable de changer son regard, ses principes, ses perspectives. Ce fut et c'est encore l'affaire de ma vie de médecin. Le retour analytique que j'essaie de faire de mon parcours laisse se dégager, chemin faisant, pistes, méthodes, éthique et fondements.

ENTREE EN MATIERE

« Sans s'être jamais découragé de faire émerger considération, attention, ménagement, maintenance » [LM 2024], prendre au sérieux les difficultés, la culture et la parole des soignants. Non pas dans une fausse autonomie faite d'obligations et de contraintes mais dans une réelle « culture-action des groupes dominés ».

Nous sommes fin 2021, à quelques jours de mon départ à la retraite de l'institution publique dans laquelle j'aurai travaillé comme médecin pendant sept ans. Sept ans, cela peut paraître peu. C'est beaucoup dans des institutions en crise, qui vous poussent parfois à bout. Il faut avoir présent à l'esprit cette atmosphère pour comprendre l'histoire qui va suivre et dont j'essaierai de mieux comprendre la généalogie.

Un de mes « patients », M. Baudart avait été transféré à ma demande du service ouvert accueillant des malades et handicapés mentaux vers le service des déments. Travaillant dans les deux unités, je continuais ainsi à être son médecin traitant. Pas de rupture dans le suivi médical à craindre.

L'institution dont il est question est publique, dépendante d'un centre hospitalier. Elle accueille environ 400 personnes adultes dans différentes unités. La moitié de ces personnes sont hébergées dans un foyer de vie et un foyer d'accueil médicalisé pour adultes handicapés mentaux. L'autre moitié a le statut d'EHPAD pour « PHV », personnes handicapées vieillissantes. Cette structure se caractérise par le nombre de personnes accueillies, par leur qualité – handicap mental – et par son patrimoine – une dizaine de bâtiments dans un grand parc arboré au bord de l'Isère –. Structure ancienne, dont je n'ai jamais bien compris quel en était le propriétaire, la tutelle, pour les services dans lesquels j'ai travaillé est celle de tout EHPAD : Etat et conseil départemental. Les salariés relèvent de la fonction publique hospitalière, car l'établissement est rattaché au centre hospitalier local. Le cadre est agréable, le paysage magnifique.

La partie EHPAD concerne des personnes de plus de 60 ans, sauf dérogation. Elle est constituée de plusieurs services relativement indépendants se situant dans des bâtiments distincts, un peu à l'image des anciens hôpitaux psychiatriques. Un bâtiment récent abrite une soixantaine de personnes dans une sorte d'EHPA pour handicapés peu dépendants, de plus de 60 ans, venant pour une bonne partie du foyer de vie du bâtiment d'en face. Ce bâtiment a été construit pour répondre aux besoins d'hébergement des personnes handicapées dépassant l'âge de 60 ans. Le bâtiment a été installé sur l'emplacement de la ferme dans laquelle travaillaient les personnes hébergées dans le foyer de vie et qui de ce fait a été supprimée. Dans les mêmes locaux, un « petit FAM » (Foyer d'Accueil Médicalisé) d'une quinzaine de places pour des personnes essentiellement atteintes de troubles mentaux liés à l'alcoolisme, c'est-à-dire souffrant de maladie de Korsakoff, une sorte de démence. Dans un autre bâtiment, rénové, le premier et le troisième étage sont un EHPAD classique, réservé à des personnes ne présentant, comme partout ailleurs, que des diminutions de leur autonomie du fait de leur vieillissement et parfois de pathologies invalidantes. Le deuxième étage est un service « fermé », une unité de psychogériatrie pour 15 personnes atteintes de démences, le plus souvent Alzheimer ou d'origine vasculaire. Le dernier bâtiment, qui était en rénovation au moment de mon départ, abrite presque uniquement des malades mentaux ou des handicapés mentaux, mélangeant des autistes « enkystés » dans leur « bulle » depuis des décennies, des schizophrènes, des psychotiques délirants, des handicapés mentaux – retard mental en particulier – et aussi d'anciens alcooliques et des toxicomanes. Sur deux étages (trois après la rénovation) coexistent 76 personnes dans des chambres de 1, 2 ou 3 lits. Contrairement aux EHPAD où les femmes sont l'immense majorité, le sex-ratio est équilibré. La plupart de ces personnes ont vécu la majeure partie de leur vie en institution – psychiatrique pour les malades mentaux, foyers de vie pour les handicapés – et ont acquis des routines de vie, de soumission, de médicamentation, d'ennui.

En tant que médecin, je m'occupe de ce service, ainsi que de l'unité fermée pour personnes démentes et suis appelé de temps en temps dans les autres services, y compris le foyer de vie et le foyer d'accueil médicalisé. Cette structure est l'un des plus gros employeurs du secteur, d'où la présence importante d'agents plus motivés par un emploi et un salaire que par la nature du travail.

M. Baudart est un schizophrène chronique – ce qui veut dire non délirant en général – ancien alcoolique, toujours « tabagique » et atteint d'une cirrhose hépatique stabilisée survenue suite à une hépatite. Son histoire est intéressante. Il convoyait des camions à travers le Sahara. Un jour, arrivé au Cameroun, il a fait une « crise » si grave que son frère l'a fait rapatrier. Crise étiquetée « décompensation délirante » puis « schizophrénie » à l'hôpital psychiatrique où il fut hospitalisé à son arrivée. Il ne quittera plus dès lors les institutions psychiatriques, ou les foyers d'hébergement. Un classeur de photos réalisé par son frère est tout ce qui lui reste de sa vie d'avant. Je connais M. Baudart depuis mon arrivée dans le service, 7 ans avant sa mort. Il parcourt sans cesse les couloirs, marchant d'un pas rapide, saccadé, répondant par des monosyllabes aux interpellations des soignantes. Si je cherche à lui parler, c'est pour qu'il me réponde qu'il s'ennuie, « qu'il voudrait se barrer d'ici, retourner à l'appartement » thérapeutique et communautaire qu'il a partagé avec d'autres malades mentaux à Grenoble. Lorsqu'il ne marche pas dans les couloirs, il est étendu sur son lit ou fume à la fenêtre. Dans sa chambre à deux lits. Il ne sort quasiment jamais. Son voisin de chambre, schizophrène également, est un grand anxieux, un grand fumeur qui offre très gentiment – tout en se plaignant que « Baudart il abuse » – des cigarettes à M. Baudart, son budget cigarettes étant insuffisant pour ses besoins. Il semble d'ailleurs très heureux de rendre tous les services possibles à son voisin, y compris de lui donner des cigarettes. Si M. Baudart dit s'ennuyer, il ne se joint pas pour autant aux activités proposées par l'éducateur ou l'animatrice. Lui voudrait retourner vivre en ville, être autonome. Les activités récréatives, aussi intéressantes puissent-elles être, ne répondent absolument pas à son besoin. Il lui a bien été proposé des sorties en ville, pour aller au bistrot, pour marcher dans les rues, pour éventuellement revoir d'anciens compagnons. Ce n'est pas ce qu'il attend.

Ces propositions témoignent de l'immense décalage existant entre les désirs et les demandes des résidents, et leur traduction dans l'outil managérial relevant du droit des usagers de la loi de janvier 2002 qu'est « le projet de vie personnalisé ». Ce PVP est élaboré conjointement par l'éducateur, les soignantes et le résident. Témoignant d'une volonté de prendre en compte la volonté de la personne, la démarche est limitée par les contraintes de l'institution. M. Baudart a été « placé », car l'équipe éducative et le psychiatre qui le suivaient dans l'appartement thérapeutique ont jugé qu'il « se mettait en danger » et qu'il « n'était plus assez autonome » pour vivre dans cet appartement. La décision de placement a été prise par une tutrice judiciaire. M. Baudart n'avait pas le choix, son avis ne comptant pas pour beaucoup.

« Etre placé » signifie rentrer dans un cercle vicieux de perte d'autonomie. J'entends par là que, sous couvert d'un discours, de projets d'établissement et de service stipulant « favoriser le maintien de l'autonomie », l'organisation et le lieu géographique de l'institution ne laissent que peu de marge de liberté. C'est au résident de s'adapter et de renoncer à son autonomie de vie pour son bien et sa sécurité. Dire cela, c'est constater que deux conceptions de l'autonomie sont en concurrence implicite. Pour l'institution, l'autonomie se réfère à la dépendance des personnes âgées : les gestes de la vie courante comme se lever, s'habiller, manger, faire sa toilette. L'autonomie à laquelle je me réfère se réfère à la possibilité d'habiter, de manger, d'avoir une vie sociale, de décider pour soi et son entourage. Cette autonomie-là s'arrête immédiatement au moment de l'entrée en EHPAD ou, pour M. Baudart à son entrée à l'hôpital psychiatrique. Avec cet intermède idéalisé de l'appartement thérapeutique. Perte que M. Baudart ne peut accepter tout en acceptant sa mise sous tutelle ; il a confiance dans sa tutrice me répète-t-il.

« L'équipe » est convaincue de travailler pour « ***L'*** » autonomie du résident, sans avoir conscience – ou en évitant inconsciemment – ce décalage porteur de dilemmes délétères pour elle comme pour le résident. Cela explique l'énergie dépensée par les soignantes pour expliquer à M. Baudart le bien-fondé de son placement, pour lui signifier à chaque instant les déficits qui le rendent dépendant. Ce faisant, elles l'enferment dans sa colère. Cette démarche est nécessaire aux soignants pour se convaincre de la justesse du placement, de leur rôle et de l'impossibilité pour le patient d'une autre vie. Considérer les choses autrement reviendrait à délégitimer fonction et rôle des soignants, à les confronter à de l'insensé – la présence de résidents comme la présence de soignants perdant alors toute justification – à percevoir leur rôle comme de

« simples gardiennes ». On ne peut se sentir légitime, il ne peut y avoir de sens à son travail si l'on est considéré comme de simples agents au service et à la défense de l'institution, qui « énonce ses buts et ses méthodes comme des savoirs théoriques légitimes » [EE 1992] et non questionnables. Si le soin a du sens, comme on l'entend de plus en plus dans l'espoir de relégitimer les soignants, c'est au prix d'un paradoxe : se convaincre du bien-fondé de son action, aussi absurdes en soient les conditions de réalisation pourtant énoncées avec force de vérité. Se convaincre d'une absurdité plutôt que de réfléchir aux implications de sa pratique permet d'économiser son psychisme. En préservant les soignants, on fabrique de la maltraitance ordinaire.

Je discutais récemment avec une jeune « qualiticienne », une personne chargée de la « démarche qualité » dans un établissement pour personnes handicapées. En possession d'un « Master 2 » en management des services médicosociaux, elle a pris son rôle très au sérieux. Elle a pris très au sérieux les recommandations d'écoute et de prise en considération des résidents. Elle m'explique ainsi comment elle a contribué à construire des « PVP » réellement en accord avec les désirs des gens. Un résident handicapé voulait être astronaute. Avec son handicap, c'est manifestement impossible. Le résident le sait sans doute. Mais le désir est là. Accepter nos limites est le résultat y compris sans aucun handicap d'une longue et parfois impossible maturation. Les intervenants psychosociaux le savent plus ou moins. Ils savent que la satisfaction des désirs ne provoque pas souvent, voire jamais la « jouissance » attendue, que l'objet du désir n'est pas aussi performant que souhaité, au contraire de la satisfaction matérielle des objets de consommation. Une certaine culture psychanalytique circule encore un peu. Elle permet de distinguer le désir du besoin, de comprendre qu'aucun objet de la réalité ne peut être totalement satisfaisant pour le désir bien que ce soit l'un des moteurs de l'économie marchande de consommation qui propose sans cesse de nouveaux objets, la satisfaction se construisant sur le remplacement des objets avant même de devoir supporter l'insatisfaction. Fort de ces théories, le travail autour du PVP va consister à faire admettre ses limites à l'usager, à le convaincre qu'il devra se satisfaire de moins, accepter de ne pas être totalement satisfait. D'où la réponse, cohérente dans cette optique, pour cette personne rêvant d'être astronaute : on va l'emmener observer des étoiles, regarder dans un télescope. Voilà la traduction d'une « vraie écoute » des désirs. Comme le désir est impossible à satisfaire, les soignants ou les éducateurs opèrent un déplacement que l'on croit pertinent. Après tout, qu'est-ce qui motive à être astronaute, si ce n'est l'astronomie ? Mon interlocutrice semblait très satisfaite de cette traduction, ne comprenant pas que l'on avait finalement pris la parole en lieu et place de l'usager. Je n'ai pas d'information sur ce qu'en pense la personne en question.

Je raconte dans mon livre [MB 2022] une histoire semblable. Un résident aimait se sauver. Il faisait du stop et partait loin, souvent ramené par les gendarmes. Un jour, il avait persuadé son fils de l'emmener. Ils avaient fait la fête ensemble et son fils l'avait hébergé. Sans prévenir l'établissement. Partir, c'était sa vie. Il trouvait facilement les moyens de continuer cette vie-là. Au désespoir de l'institution. A chaque fois, c'était la panique, bien compréhensible car l'établissement a pour mission de protéger. Il nous fallait prendre en compte ce désir de vie en le cadrant dans les nécessités de surveillance et de mise en sécurité. Cela s'est traduit dans un PVP stipulant ses devoirs : « vous devez vous habiller chaudement en hiver ; vous devez prévenir à chaque sortie ; vous devez être revenu à l'heure des repas » etc. Ce projet semble tenir compte de sa nécessité intérieure de s'échapper. Ce projet préservait-il réellement sa liberté dans le cadre de la perte d'autonomie institutionnalisée ?

M. Baudart se languissait de sa vie d'avant. L'impossibilité de renoncer à son désir lui provoquait une mélancolie constante, consternant les soignants, qui, empathiques, essayaient avec bonne volonté de compenser ses manques.

Un homme attachant, provoquant l'empathie et l'impuissance de l'équipe. Que faire alors ? La mélancolie est un symptôme psychiatrique. Ce monsieur était déjà traité par des psychotropes depuis des années, résultat de l'intervention thérapeutique du psychiatre. Au fur et à mesure que la mélancolie s'aggravait, le désir de le guérir s'accroissait et les demandes au psychiatre se faisaient plus pressantes, auxquelles il répondait avec bienveillance en augmentant les doses de psychotropes – neuroleptiques et antidépresseurs –. Sans aucun résultat sur le patient.

J'étais en alerte sur les surprescriptions de psychotropes dans ce genre d'établissement depuis mon arrivée dans cette institution et suite à plusieurs années passées en tant que médecin coordinateur dans d'autres établissements à but non lucratif. Alerte qui m'avait conduit à en faire l'objet de mon mémoire de diplôme de médecin coordinateur et publier un article dans une revue médicale : « la déprescription de médicaments comme utopie concrète » [BM 2018]. Il n'était pas rare que des prescriptions contiennent plus de sept psychotropes, dont parfois deux ou trois neuroleptiques, à des doses maximums. On comprend bien comment on peut en arriver là : pleines d'empathie pour la souffrance d'un patient, les équipes alertent psychiatre ou médecin, lesquels, le plus souvent, augmentent les doses en retour. Une fois arrivé à la dose maximum d'une molécule et devant des effets insuffisants, le médecin ajoute un nouveau médicament espérant une meilleure efficacité.

Ma réticence à ces prescriptions ne provient pas d'un quelconque manque d'empathie pour la souffrance. Elle m'a été soufflée par de multiples sources, comme la revue Prescrire, le programme danois de réduction de la consommation de psychotropes, ou encore le lanceur d'alerte Patrick Landman [Rxisk.org]. Il n'existe pas d'étude clinique prouvant la supériorité de l'association de telles molécules – en particulier deux neuroleptiques – et cette pratique quasiment générale est purement empirique. L'empirisme s'arrête malheureusement à l'acte de prescription sans se préoccuper sérieusement des résultats et encore moins des effets secondaires. Devant la faible efficacité habituelle de telles prescriptions, aucune désescalade n'est tentée. Si le patient ne va pas mieux, ce serait sûrement pire si on arrêtait ses médicaments. On ne va pas s'y hasarder. A contrario, les effets secondaires sont bien répertoriés. Associer deux neuroleptiques potentialise certains des risques que l'on court avec ces médicaments, comme les troubles cognitifs ou les chutes. Malheureusement, les effets négatifs – appelés secondaires – sont rarement repérés et encore moins pris en compte. Si l'on repère des symptômes pénibles ou dangereux à la suite de la prise d'un médicament, c'est soit la preuve de « l'efficacité » de la molécule, soit une aggravation de la maladie elle-même nécessitant d'ajouter ou d'augmenter les doses, ou encore d'ajouter des médicaments pour en compenser les effets négatifs.

La mélancolie de M. Baudart a conduit à une escalade thérapeutique à laquelle j'essayai de faire face en tentant de discuter rationnellement avec équipe et psychiatre. Etant médecin traitant je me suis senti légitime pour entreprendre une telle désescalade. Rappelons que M. Baudart est malade du foie, ce qui ralentit l'élimination des médicaments. Pour lui, la toxicité potentielle survient avec de plus faibles posologies. Une première fois, il a fait une réaction très grave aux neuroleptiques, potentiellement mortelle. Un « syndrome malin » a été diagnostiqué. Il se caractérise par une fièvre élevée, un état de stupeur, une grande agitation. En quelques jours, ses muscles ont fondu, il ne pouvait plus se lever seul. Un examen sanguin permet de diagnostiquer la fonte musculaire et signe le syndrome malin. Le seul remède, en dehors de soins intensifs de réhydratation, est l'arrêt complet et définitif de cette classe de médicaments. Avoir fait un syndrome malin des neuroleptiques constitue une contre-indication absolue à toute future prescription.

A mon grand soulagement, il s'en est sorti. Le psychiatre, considérant la pathologie initiale de M Baudart – une schizophrénie – a malgré tout décidé de lui prescrire un autre neuroleptique, présenté comme « lui faisant moins courir le risque de syndrome malin ». Et, ajoutai-je, plus susceptible d'accident vasculaire ou de détérioration cognitive. D'un risque l'autre. Son état le justifiait m'avait-il été répondu. La balance bénéfice-risque était favorable. En tant que responsable de la santé de M. Baudart et inquiet de cette nouvelle prescription je demandai un avis à un autre psychiatre de l'établissement. Il ne s'opposait pas à ce genre de prescription : « il ne faut pas exagérer avec les risques. Comment soigner les malades alors ? Je n'arrête pas systématiquement les neuroleptiques après un syndrome malin ». Cette prescription « non conforme », ne répondant pas à l'AMM (autorisation de mise sur le marché), dessine une nouvelle norme pratique, celle que « l'expérience » conduit à préférer.

Faut-il être conforme ? Ne pas respecter « l'Evidence Based Medicine » ? Non-respect que l'on reproche à toutes les médecines parallèles ? Ce non-respect épinglé année après année par la revue Prescrire. Il faut sans doute croire à l'expérience, à l'adaptation des normes à chaque situation singulière, en prenant des risques raisonnables.

Dans le cas de M. Baudart, j'étais le seul à penser que le risque était déraisonnable.

Et en effet, quelques mois plus tard, nouvelle crise, plus aiguë, plus longue. M. Baudart ne se levait plus de son lit, ne mangeait plus, ne s'alimentait plus, était dans un état d'hébétude prolongée, presque un coma.

Il n'est pas mort, il s'en est fallu de peu. J'ai interrompu de ma propre initiative sa prescription de neuroleptique. Il a lentement récupéré, recommencé à s'alimenter et à s'hydrater. Puis il a pu se remettre debout et a recommencé à déambuler. Pendant une période de plusieurs mois pendant lesquels aucun nouveau neuroleptique ne lui a été prescrit, je ne l'ai jamais senti aussi bien. Il racontait des souvenirs, nous montrait les itinéraires de ses voyages sur la carte accrochée au mur de sa chambre, nous montrait les photos de son album, comme s'il avait retrouvé la mémoire perdue depuis tant d'années.

Les neuroleptiques amendent certains symptômes de la psychose, transformant le caractère des gens. Leur arrêt semble les faire revivre, au moins temporairement, le temps que le corps élimine les stocks de médicaments accumulés.

Puis M. Baudart a développé des troubles cognitifs. Ces troubles n'étaient sans doute pas liés aux seuls médicaments : il avait aussi abusé de l'alcool. Ses symptômes ne ressemblaient toutefois pas au syndrome de Korsakoff dans lequel affabulations et troubles moteurs dominent. M. Baudart était « désinhibé ». Il se déshabillait dans le couloir et restait là, nu. Il ne voulait plus aller au réfectoire. Il était redevenu incapable de lire sa carte sur laquelle il ne reconnaissait plus aucun pays. Résidents comme soignants étaient désemparés, ne savaient plus quoi faire. Son voisin de chambre me dit un jour : « Baudart, il déconne, il est devenu fou ». Certains soignants ont eu des gestes brusques en voulant le forcer à se rhabiller, à rentrer dans sa chambre. Et finir par l'enfermer dans sa chambre, car il fallait aussi le protéger des autres résidents qui devenaient violents à son égard.

M. Baudart se mettait en danger et provoquait des comportements inappropriés dans le service. Dans ce service, personne n'était habitué aux symptômes de la démence. Personne ne comprenait ce qu'il se passait. Le service n'était pas une unité spécialisée, fermée, afin de permettre aux patients de circuler librement entourés par une équipe formée. Etant moi-même médecin dans l'unité fermée, j'ai proposé de le transférer dans ce service où je pensais qu'il serait mieux traité. Le projet de service en faisait foi : laisser les gens déambuler de jour comme de nuit ; leur donner à boire et à manger la nuit, ou au moment opportun pour eux ; ne pas les réveiller s'ils dorment, même si cela dure toute la journée ; ne jamais les brusquer ; leur parler lentement, face à eux et les prévenir lors de chaque geste pendant les soins ; tenter de comprendre ce qui leur arrive au travers de leur langage détérioré : cris, agitation, apathie etc.

M. Baudart ne s'est pas amélioré du fait d'être « mieux protégé ». Il a continué de se déshabiller, de circuler nu dans le couloir. Là, au moins, les autres résidents ne semblaient pas incommodés. L'équipe, par contre, a du mal à supporter ce patient. Il est différent. Aucun autre résident ne circule nu. Et « l'équipe » est en partie composée de très jeunes femmes dont on peut comprendre la gêne. Gênées, les soignantes ont tendance à réagir, à vouloir imposer au patient de se rhabiller ou de rentrer dans sa chambre. Ordre et propreté font partie de leur mission. Cela ne marche pas du tout, il ressort immédiatement. M. Baudart devient agressif, finit par avoir des gestes violents. On aurait pu travailler cet enchaînement de causes et de conséquences, travailler la gêne, essayer un tant soit peu de mettre ce malaise à distance. Cela n'a pas été possible. Les soignantes réclamaient une réponse médicale.

A la demande du médecin coordinateur, le psychiatre accepte de prescrire à nouveau un neuroleptique, celui qui avait provoqué le premier syndrome malin. « A une dose bien moins importante » me rassure mon confrère. Sans grand résultat d'ailleurs. Aussi je propose de travailler cette situation complexe en équipe.

Je n'en aurai pas le temps. J'apprends la mort de M. Baudart quelques jours plus tard. « Dans une flaque de sang rouge » me raconte mon confrère qui a signé le certificat de décès. J'essaie de comprendre. Une flaque de sang rouge signe une hémorragie. Mon confrère est certain : il s'agit d'une « rupture de varices œsophagiennes », ces veines de la paroi de l'œsophage qui forment un circuit parallèle pour ramener le sang depuis l'abdomen vers le cœur quand le foie est trop sclérosé et résiste au passage du sang. Ruptures de varices œsophagiennes et hémorragie cataclysmique rapidement mortelle.

Cela se tient. M. Baudart avait une cirrhose du foie et donc probablement des varices œsophagiennes. Dans ses accès de colère et de violence si peu calmées par les psychotropes il a pu provoquer une hyper pression dans ces veines fragilisées.

Je n'arrive pas à me satisfaire de cette explication, sans doute vraie, mais insuffisante pour comprendre cet évènement. M. Baudart était suivi en hépatologie pour sa cirrhose. Cette dernière n'était pas très évoluée et stabilisée depuis des années. Lors d'un scanner thoraco abdomino-pelvien que je lui avais fait pratiquer récemment, pas trace de varices œsophagiennes. Il fallait que quelque chose de plus ait provoqué cette hémorragie digestive. La prise de neuroleptique augmente le risque d'accident vasculaire. La cirrhose altère la fonction hémostatique, rendant les hémorragies plus probables et leur hémostase difficile. La cirrhose altère l'élimination de certains médicaments, favorisant une augmentation de leur concentration sanguine. Il y avait pour moi un lien entre la prise de neuroleptiques, la cirrhose et cette hémorragie. On peut même penser que le patient a fait un syndrome malin tellement violent, seul dans sa chambre, que cela a déclenché une hémorragie.

Cette hémorragie mortelle aurait-elle pu être évitée sans la prescription inappropriée de neuroleptique ? Ou est-elle le résultat de l'agitation et de la violence de M. Baudart ?

Il faut le reconnaître, la prescription de psychotropes dans un but de sédation dans de tels services rassure les soignantes, leur permet une certaine tranquillité et leur évite de prendre des coups.

Les demandes des soignantes, légitimes, sont fréquentes et insistantes. Comment s'y opposer ? Est-il seulement licite de s'y opposer ? Dans le cas de M. Baudart cependant, la prescription était hors normes. Prendre de tels médicaments lui faisait risquer sa vie. Même avec un projet de service ouvert aux comportements difficiles de ces patients, la parole des résidents ou des patients est difficile à entendre, mal prise en compte par des équipes largement laissées à elles-mêmes, sans réelles procédures collectives de compréhension des enjeux de leur quotidien. Les réunions d'équipe ne traitent que des problèmes ou des troubles du patient pour lesquels il faut trouver des solutions immédiates, rarement des pratiques elles-mêmes. L'analyse de la pratique professionnelle est peu développée dans ces institutions. Or une « expression efficace des groupes sociaux et des individus qui n'ont pas la possibilité d'intervenir dans la prise de décision » [CH 1988] est d'autant plus nécessaire que le management repose sur « l'autonomie des agents », la stratégie et les décisions étant prises aux niveaux supérieurs.

Les difficultés réelles rencontrées dans les pratiques ne se parlent donc que peu dans le collectif. Si l'agent parle, c'est à ses collègues proches, ou au syndicat. Des situations de maltraitance peuvent alors se développer sans que leurs auteurs ou l'institution en aient réellement conscience. Les attitudes, les mots, les comportements des soignants sont souvent justifiés par les problèmes du patient : il est dangereux, il est violent, il me fait peur. Toutes choses réelles par ailleurs. Là comme avec les patients, il s'agirait de prendre au sérieux les difficultés, la culture et la parole des soignants. Non pas dans une fausse autonomie faite d'obligations et de contraintes mais dans une réelle « culture-action des groupes dominés » [CH 1988] permettant de construire « le type de relation nécessaire pour que le soignant puisse agir comme un médicament ». Ainsi il assurerait son rôle [BalM 2011] plutôt que d'attendre des prescriptions de médicaments qu'elles résolvent les problèmes auxquels il a à s'affronter.

Ces principes d'écoute et de respect du patient, travail d'équipe sont écrits dans un projet de service. Ils forment la trame des descriptions que les soignants expriment dans les transmissions écrites ou les réunions d'équipe, une manière de relater les faits exposant les évènements à la lumière du « ce qu'on doit faire ». Ne pas agir comme on doit le faire expose à une sanction. La description de ce qu'il se passe en réalité en pâtit. L'écart entre les principes et la réalité est occulté. Ces principes positifs reçoivent l'adhésion de la plupart et prennent une dimension normative. Ils restent toutefois théoriques faute d'un fonctionnement autorisant à discuter librement des difficultés, sans que l'institution puisse intervenir négativement.

PREMIERE PARTIE

QUE PEUT-ON Y COMPRENDRE, ENFANT ?

1- Un enfant de la bourgeoisie intellectuelle de banlieue

Si je voulais réussir, devenir médecin, il me fallait comprendre, me protéger, ne pas me sentir atteint par ce milieu, tout en y participant.

Je n'ai pas la même légitimité qu'un « transfuge de classe » pour écrire sur moi. Je « fais partie » d'une classe sociale moyenne supérieure. Côté paternel, une lignée de professions libérales, intellectuelles ou industrielles, juive. Côté maternel, une origine pauvre, catholique, mais une mère bachelière dans les années 1930. Ma mère aurait pu être la transfuge... Père employé à la SNCF, mère couturière de quartier d'une famille de petits paysans de la Plaine de France « déchus » par l'urbanisation et plus tard la construction de l'aéroport de Roissy.

Je retrouve mon père dans la définition que Jacqueline Mesnil Amar donne d'elle-même [MJ 2009] « on nous a fait juif, lentement, du dehors, nous qui l'avions si bien oublié, atteints dans notre conscience bourgeoise si paisible depuis l'affaire Dreyfus » – ma grand-mère, la mère de mon père parle de sa bonne conscience de dreyfusarde « je suis dreyfusarde, bien entendu » – « sourde au reste du monde, nous qui étions si confortables, bien au chaud dans notre pays ». A ceci près que Jacqueline Mesnil Amar finit par accepter ses origines. Du « non-juif » dont parlait Jankélévitch, elle est devenue « non-non-juif ». Mon père, sa sœur, mes frères et sœurs sont restés « non-juifs » faisant de nos origines des « non-objets » qui ne pouvaient que rester cachés. Pas complètement cependant. Un jour, au lycée, je me suis fait frapper par un condisciple, parce que « tous les mêmes ». Je m'en suis plaint à ma mère. Pour elle, c'était évident : « tu sais, ton père est juif ». Aucune autre explication n'est venue. Et je suis resté avec un gouffre, une faille, une incomplétude.

Je suis donc né dans un relatif confort bourgeois, fils d'un professeur de mathématiques des grandes écoles d'ingénieur puis de l'université féru de musique et d'alpinisme et d'une femme au foyer ayant renoncé à sa profession dès la guerre. Nous vivions dans une banlieue encore agricole, maraîchère, qui allait devenir « chic » à la frontière de la ville ouvrière de Bagneux. Je fus élève au « très huppé » lycée Lakanal de Sceaux. Nous vivions dans un habitat coopératif de professeurs. Pas de souci particulier de vie. Dernier d'une fratrie de six. La transmission aurait dû être légère, huilée. Mon père m'emmenait au « Point Gamma » – la fête annuelle de l'école Polytechnique – m'assurant que j'y aurai ma place plus tard. Et pourquoi pas ? Je savais lire, écrire, lire la musique avant d'entrer à l'école primaire. Directement en CE1.

Ce scénario n'a pas fonctionné idéalement. Aucun de mes frères et sœurs n'a fait polytechnique ou Normale Sup. Je faillis abandonner le lycée dès la 4e. Je me raccrochais à la scolarité familialement obligatoire et échappais aux mathématiques en allant faire médecine, « faute de mieux » m'a dit mon père. J'entrepris médecine, chargé de ce jugement négatif. J'adhérais à ce jugement et cela a forgé mon regard sur ce que j'apprenais, comment les choses se passaient, ce que je pourrais en faire plus tard. De toute façon, je ne valais pas grand-chose et la médecine pas beaucoup mieux. Nos seules racines devaient être intellectuelles et la judaïté rester un impensé, un non-dit.

J'avais le bagage intellectuel et moral pour résister. J'avais l'habitude du négatif. Je sentais confusément que la réussite scolaire ne suffirait pas à remplacer des racines. Si je voulais réussir, devenir médecin, il me fallait comprendre, me protéger, ne pas me sentir atteint par ce milieu, tout en y participant, en construisant un chemin personnel, acceptant ou reconstruisant, je ne sais comment, ces racines occultées.

Il m'aura fallu emprunter d'autres voies que la seule médecine, plus tard, plus personnelles, susceptibles de m'apporter des outils d'analyse des difficultés de ma vie. Ce furent les études de santé publique et de sociologie. Ce fut la psychanalyse. Il me reste le silence familial.

2- L'enfant et la médecine

Dans cet oxymore « prendre part obligatoirement ».

Comme on le sait, attitudes, choix, comportements, caractères, défenses et compréhension du monde prennent leur source très tôt dans l'enfance. Il me faut remonter dans mes souvenirs, dans mes expériences précoces pour comprendre ce qui m'a fait choisir de « faire médecine », puis d'emprunter une voie un peu à l'écart dans la santé publique et les sciences humaines. Sans renoncer à « faire médecin ».

Je retrouve le petit carnet dans lequel ma mère notait les interventions médicales à mon sujet. Retrouvé dans ses affaires après son décès il constitue la seule mémoire « objective » de mon rapport à la médecine de l'enfance. Il est loin d'être complet.

La forte fièvre que j'ai eue en août 1967, notée dans mon propre carnet de vacances, n'y figure pas. Sans doute aucun médecin n'a-t-il été appelé. Nous étions en vacances dans la vallée de Chamonix. Cette forte fièvre suivait une épopée sur la mer de Glace, conduite par mon père, voulant nous conduire au refuge du requin. Il n'a jamais trouvé le chemin dans les séracs et nous sommes revenus au Montenvers, manquant le dernier train redescendant à Chamonix. Pendant la descente à pieds par le sentier, nous avons pris l'orage. Est-ce la pluie qui s'est mise à tomber, la fatigue de l'interminable périple, ou la douche froide amoureuse – j'avais retrouvé une certaine Brigitte que j'avais connue en Egypte et elle avait été totalement indifférente à mes émotions présentes – ? Cette fièvre n'a pas eu l'air d'effrayer qui que ce soit. Pas même moi, qui la relate sans émotion : « je fus un peu malade (39°4 de fièvre) ». Alors que, le même été, ma sœur jumelle a fait elle aussi une forte fièvre dont tout le monde (mère, sœurs, tante) s'est alarmé.

L'année précédente, au cours d'un camp d'éclaireurs dans le sud de la Drôme, j'avais déjà été malade. Un des responsables m'avait emmené chez le médecin pour une forte douleur abdominale. Des médicaments me furent prescrits, notés dans le carnet de ma mère : « 11 juillet 1966, camp d'éclaireur. Priamide gouttes, Hepax sachets ». Cette fois-là comme l'année suivante, mon « problème » avait à voir avec une marche excessive. Nous avions fait, dans la journée une marche de 40 km. Une marche forcée. Aucune envie de recommencer une telle épreuve, réitération pourtant prévue quelques jours plus tard. La douleur, le médecin, la médecine m'ont permis d'échapper au camp itinérant.

Peur, douleur, culpabilité, rationalisation, honte, tout cela pour pouvoir dire non, je ne veux pas recommencer à marcher comme la première fois, marche qui m'avait épuisé. Comment refuser de participer à une activité pour laquelle on ne m'avait pas demandé mon avis ? Et encore moins mon consentement ?

Cette question n'est pas anodine. De grands philosophes comme John Dewey ou Joëlle Zask [DJ 2014][ZJ 2011] expliquent que « prendre part » est une modalité de la participation. Je refusais de participer et donc de prendre part à cette marche et ainsi de renouveler une mauvaise expérience au sujet de laquelle aucune « procédure de consentement » n'avait été mise en oeuvre. L'activité était programmée et les participants participaient. Le consentement, ou l'avis, n'est-il pas théoriquement requis pour prendre part à une activité ? Et quand bien même m'aurait-on demandé mon avis, l'espace du refus aurait-il existé ?

Dans cet oxymore – prendre part obligatoirement – réside une négation de la participation en tant qu'acte et s'engendre une souffrance liée à une indécidabilité mortifère. A s'en rendre malade, donc. La réponse du médecin fut « médicale ». N'ayant rien découvert de pathologique, il a traité ce dilemme existentiel dont il n'avait probablement pas conscience avec des médicaments, heureusement inoffensifs. En tout cas, son intervention fut efficace à mes yeux : j'avais gagné une dispense médicale.

Parfois, le carnet maternel se fait plus précis. Ainsi de ces symptômes vaguement retranscrits le 10 novembre 1960. C'est la première page du carnet, il est noté : toux - furoncles. Les symptômes devaient avoir impressionné ma mère. Peut-être aussi s'agissait-il de symptômes récurrents : d'après une de mes sœurs, les épisodes de furoncles existaient déjà en 1955, à l'âge de 1 an et avaient, semble-t-il, suffisamment marqué les membres de la famille pour qu'ils s'en souviennent. Suit une longue ordonnance :

1- Sirop de Cithymène enfant, 1 cuiller à café 4 fois par jour

2- Suppositoires de Thiopan matin et soir

3- Bacté-staphy-phage (20 ampoules) 1 ampoule 4 fois par jour entre les repas, avec un peu d'eau de Vittel Hépar

4- Sur la peau : solution de Milian au violet de gentiane et pommade néomycine

5- Ensuite livoïl supp. Enfants 1 le soir (2 boîtes). 1 boîte par mois.

Belle ordonnance, que le médecin d'aujourd'hui ne décrypte que très partiellement. Je constate cependant plusieurs points. On utilisait des « phages » en 1960, thérapeutique abandonnée après (sauf en URSS), qui semble revenir au goût du jour, au vu des résistances croissantes et dangereuses aux antibiotiques si mal prescrits les 60 années suivantes. Je constate que l'on utilisait déjà facilement des antibiotiques, de la néomycine ayant été prescrite. Le violet de gentiane et la solution de Milian sont toujours utilisés.

En relisant et repensant à ces évènements bénins de mon enfance, j'essaie de comprendre. Quand et pourquoi recourt-on au médecin ? Et réciproquement ? Que fait concrètement le médecin en prescrivant ? En ordonnant des médicaments ? Qui soigne-t-il ?

Les symptômes n'étaient pas inventés. Ils étaient le reflet d'une problématique plus vaste que corporelle que le médecin n'avait comprise ou prise en compte que partiellement. D'autre part si sa prescription pouvait être utile, c'est qu'elle servait aussi d'autres finalités. M'éviter une épreuve pénible. M'autoriser au refus.

3- Les lunettes, la classe : problème général et solution partielle

Le diagnostic « contribue à créer sa propre réalité » et redéfinit ainsi la nature du problème à résoudre.

Cette histoire date de mes 7 ans. J'étais alors en cours élémentaire 2e année, CE2. Alors que mes « capacités » avaient été jugées suffisantes pour me dispenser de l'année de cours préparatoire, je commençai à avoir des difficultés d'apprentissage, surtout en écriture. Année 1961, petite école « en préfabriqué », ouverte sur la cour. Pouvoir sortir directement dehors minimisait le sentiment d'entassement lié à la pénurie d'espace – nous nous entassions à 45 élèves par classe – conséquence encore bien visible de la guerre et de l'afflux d'enfants issus du baby-boom. 12 à 15 rangées de tables à la tête desquelles notre institutrice écrivait sur un petit tableau. Je ne suis pas au premier rang, réservé aux meilleurs élèves. Le tableau est trop loin pour que j'arrive à déchiffrer ce qui y est écrit. La cause c'est la distance et rien ne peut me faire penser que ma vue est déficiente. Et apparemment, rien n'y fait penser non plus à Mme L, notre institutrice.

Je peine à lire à haute voix et encore plus à écrire. Je peine tellement que l'on me pousse, on essaie de me rééduquer. Comme ce n'est pas une question de capacité, je dois y arriver. Alors, pour mon bien, pour que je réussisse comme je le devrais, je suis privé de récréation pour faire des exercices d'écriture, pour me faire dessiner correctement les lettres. Cette rééducation fut un échec. Comme souvent, les solutions immédiates – la première « solution » trouvée – ont « aggravé le problème » [WP 1975]. Mon écriture ne s'est jamais améliorée.

Sans doute démotivé par l'échec, je me suis découragé. Mon énergie, ma « pulsion à apprendre, la pulsion épistémophilique » [BM 1992] si puissante jusqu'alors et si fragile, avait été cassée. Je fus relégué au rang des mauvais élèves, c'est-à-dire au fond de la classe et cela contribua à encore aggraver le problème : je voyais encore moins bien le tableau et comme souvent quand on distingue mal, j'avais du mal à percevoir d'où et de qui provenaient les paroles. J'avais été considéré comme prometteur puisqu'on m'avait fait sauter le CP et l'institutrice comme mes parents montraient leur déception.

Lors d'une « visite médicale scolaire », l'infirmière scolaire a vérifié en routine mon acuité visuelle. Si je me sentais dans un brouillard, si je ne suivais pas les consignes, c'était que je ne voyais pas bien. Comment se fait-il que personne n'eût pensé à un trouble de l'acuité visuelle ? Plusieurs de mes frères ou sœurs étaient myopes et portaient des lunettes. Ma (sœur) jumelle n'avait pas ce problème. Mes facilités initiales avaient dû occulter, pour mes parents, toute autre considération.

Tout avait l'air facile pour moi, aucune question ne devait se poser. Le médecin de famille, le Dr G n'avait rien détecté. Peut-être ne lui avait-on rien demandé. Peu de médecins prennent en compte le temps long – sauf peut-être quand ils s'inquiètent des « antécédents personnels ou familiaux » – la synchronie des problématiques, la relation entre une situation individuelle et un environnement physique et social. La médecine est compartimentée, parcellaire et est une pratique de l'instant. Ce n'est pas parce que l'on est « suivi » par un médecin que notre situation de santé est réellement explorée et prise en considération dans le temps long. Ainsi les questions de la vue, de l'apprentissage, de la motivation à apprendre ne sont pas des « objets » médicaux, sauf s'ils le deviennent à l'occasion d'événements qui font signe pathologique, ou s'ils font l'objet d'une démarche systématique comme le dépistage. Auquel cas, en repérant des problèmes autrement invisibles, on pourra les faire exister. Et transformer une difficulté – lire et écrire dans mon cas – en problème qui, si l'on arrive à le faire rentrer dans une case médicale – une pathologie à traiter –, pourra être traité.

Grâce à cette infirmière, je suis allé consulter l'ophtalmologiste de la famille, le Dr Mourgues, une personne avec un handicap l'empêchant de marcher. Il m'impressionnait autant par son handicap que par son nom qui me rappelait la nouvelle d'Edgard POE « double assassinat dans la rue Morgue » que mon père m'avait raconté. Un médecin handicapé associé à un double assassinat, cela valait le détour et surtout mon respect. Il m'a diagnostiqué une myopie. Myopie et donc correction. Quand nous sommes venus chercher les lunettes montées par l'opticien une semaine plus tard, ce fut un choc. Tout s'est éclairé instantanément. Comme si les lampes avaient été allumées au moment précis où je chaussais les lunettes. Le monde se rapprochait, comme s'il me devenait accessible.

Ma vie a basculé. Basculé vers une meilleure correspondance au monde qui m'entoure. Et aussi vers un sentiment d'injustice. Ni mes parents ni ma jumelle n'avaient besoin de lunettes pour se trouver dans le monde. J'étais diminué en même temps qu'augmenté. J'étais mécontent de devoir porter des lunettes et ravi d'y voir clair. J'étais en colère contre ma jumelle, qui outre ses bons yeux, m'avait fait remarquer que je ne portais des lunettes que pour « paraître ». Je n'en avais pas besoin disait-elle, j'avais manipulé parents et médecin pour en porter, pour me faire valoir. Avoir une jumelle aurait peut-être dû me suffire pour y voir clair…

Plus donc que d'une incapacité scolaire – je n'étais finalement pas un cancre – la découverte de ma myopie a conduit sans doute à réviser certains jugements. La réalité était plus complexe. Peut-être étais-je réellement trop jeune et immature, toutefois le fait de mal voir effaçait en grande partie cette dimension facile à écarter, car je n'avais eu besoin de personne pour apprendre à lire.

Cette histoire nous montre à quel point, dans le développement et la santé de l'enfant, nous nous trouvons dans un système complexe dans lequel acteurs, interactions et problèmes sont non seulement parfois insuffisamment pris en charge, voire ignorés, mais aussi totalement enchevêtrés. C'est un peu l'effet du hasard, même si la visite médicale force ce hasard, d'avoir découvert le problème « myopie ». Les outils de dépistage de l'infirmière sont efficaces, cependant limités à quelques problèmes rapidement et facilement accessibles. Nombre des difficultés ou problèmes des enfants, s'ils existent, passent ainsi inaperçus. Ou sont mal compris. L'inverse peut exister, dans lequel une préoccupation amène à créer de nouveaux outils qui font émerger de nouveaux problèmes.

Résumons : nous avons un médecin généraliste qui s'occupe des pathologies spontanément visibles, raison pour laquelle il est appelé ; une infirmière scolaire qui se préoccupe de certains problèmes en nombre limité, de manière systématique, permet la détection de problèmes autrement ignorés ; un ophtalmologiste qui s'occupe des yeux et uniquement des yeux, que la question de la réussite scolaire ne concerne pas ; une institutrice qui se préoccupe de la performance des élèves et qui l'analyse selon les critères de la réussite et non des difficultés de l'enfant, ce qui lui fait prendre certaines décisions contre-productives comme reléguer l'enfant au fond de la classe et ce faisant se débarrasse du problème ; et des parents qui probablement « naviguent à vue », dans leur propre conception de la compétence et de la réussite et de leur nécessité.

Les seuls « coordinateurs » de ce système parcellisé sont les parents. Même en multipliant les intervenants comme cela semble être devenu le cas aujourd'hui, il manque une démarche plus synthétique. On peut alors se contenter des explications les plus directement accessibles pour tel ou tel acteur, ignorant alors la complexité des situations. Il en va de la santé de l'individu comme du monde décrit par Edgar Morin. La santé est une affaire complexe qui, découpée en tranches analytiques, manque d'une compréhension plus globale. Aucun acteur n'est critiquable dans sa perspective, dans sa logique. Chaque acteur gagnerait à articuler sa propre perspective à celle des autres acteurs et lui permettrait d'élargir son analyse ou son intervention, d'imaginer pour chaque patient une problématique singulière.

Bien sûr, le diagnostic médical (ophtalmologique) a eu un résultat positif. Cela aurait pu à lui seul résoudre le problème posé par mes difficultés d'apprentissage. Cela n'a pas été le cas. Les autres dimensions de mes difficultés ont été mises de côté dans l'exacte mesure où le diagnostic « contribue à créer sa propre réalité » [WP 1988] et redéfinit ainsi la nature du problème à résoudre. La compréhension de mes difficultés s'est centrée sur le seul problème de la vue, qui a dorénavant été scrutée régulièrement.

Bien plus tard, lorsque j'ai croisé des pédagogues qui m'ont alerté sur l'acte d'apprendre, sur ce qu'est l'éducation, j'ai enfin pu envisager mes difficultés d'alors sur un autre plan que des difficultés médicales purement personnelles. Bernadette Aumont dit que l'on ne peut pas apprendre sans en éprouver du plaisir, que l'acte d'apprendre est assimilable à la démarche de recherche et au fait de désirer entreprendre quelque chose pour soi [AB 1992]. Apprendre c'est chercher, c'est être libre de l'exploration, c'est la nécessité d'être guidé et encouragé. C'est précisément l'inverse de ce que j'ai vécu avec cette histoire de mauvaise vue dans un cadre d'apprentissage peu propice « encore loin d'instaurer le rapport au savoir comme processus créateur de savoir pour penser » [BJ 1989]. Si la question de la vue était une vraie question dans mon processus d'apprentissage et la résoudre, avoir quelqu'un pour la résoudre, une nécessité, la solution trouvée – porter des lunettes – quoiqu'indispensable, n'était qu'une réponse incroyablement partielle à mes réticences scolaires.

Par cette expérience et plus encore par l'analyse que j'ai pu en faire beaucoup plus tard, j'ai pu envisager de faire de la médecine un cadre instaurant un rapport créateur au savoir de chacun, une éducation pour la santé. Cela m'a conduit à promouvoir une médecine du développement et du respect, d'une prise en considération de l'être et on pourrait dire aujourd'hui d'une prise en considération du milieu, de l'environnement de l'être. Derrière les difficultés scolaires, comme derrière de nombreuses difficultés, il y a des dysfonctionnements dont les traces se déposent dans chaque personne et dont l'origine est à rechercher ailleurs.

4- Première rencontre avec le monde de la santé mentale

Le sens du silence. La difficulté de la parole.

Octobre 1966, classe de quatrième. Suite à une remontrance sans gravité de mon professeur de français, je décide d'arrêter le lycée. C'est une décision. Je sais intérieurement que je ne retournerai pas en classe après la Toussaint. Après les trois jours de congés de l'époque. Aujourd'hui encore je ne comprends pas comment cela a été possible. Le deuxième jour suivant la rentrée de novembre, mon père m'emmena au lycée en voiture. La circonstance devait lui sembler exceptionnelle. Il ne prenait jamais la voiture pour aller au travail ou nous emmener où que ce soit. Ce fut la première et unique occasion. Je ne suis pas retourné en classe le lendemain et mon père n'a pas ressorti la voiture. Je ne retournerai en classe, dans un autre établissement, qu'à la fin du mois de mai, après que mon père a fait venir mon professeur de maths de cinquième à la maison qui accepta de me reprendre à l'école primaire transformée en collège d'enseignement général, là où j'avais fait mes deux premières années de lycée. En 6e et 5e, les élèves pouvaient rester dans l'école. Des classes de 6e puis de 5e avaient été ouvertes, en annexe du lycée, en raison du nombre excessif d'élèves à cette époque. Il était prévu de retourner au lycée dès la 4e et c'est ce que j'avais fait. Des classes de 4e et 3e furent néanmoins ouvertes dans le CEG pour les élèves de niveau insuffisant dont le lycée ne voulait pas.

Que s'est-il passé cette année pendant laquelle j'ai quitté/perdu mes amis ? Pendant laquelle je me suis emprisonné, je me suis retiré des relations humaines y compris familiales et ai passé mon temps à lire ? Cela reste inexplicable. Tout comme sont difficiles à comprendre les réactions de mes parents et des « spécialistes » de la santé mentale que l'on m'a emmené voir.

Je me sens seul, abandonné. Avec mes parents, ma famille, nous ne nous parlons pas. En fait personne ne parle en dehors des choses du quotidien. Un silence pesant, un silence venant de loin. Ce silence me semble normal. Je n'ai qu'un dialogue intérieur, personne à qui parler, sauf mon professeur de violon, une fois. A la vérité, mes parents ne sont pas si passifs. Ils cherchent plus une solution qu'à comprendre, mais. Au vu des solutions qu'ils tenteront, j'imagine aujourd'hui qu'ils ont pensé que j'avais des problèmes psychologiques. Pour eux, c'était donc une affaire médicale.

Début novembre, ils appellent le médecin de famille, le Dr L. Il prescrit un repos de dix jours ainsi qu'il est noté dans le « carnet d'ordonnances » tenu par ma mère. Le médecin n'a « rien trouvé ». « Du repos ne peut pas lui faire de mal ». En plus, cela légitime mon absence : je suis malade puisque le médecin m'a prescrit du repos. Je suis soulagé de ne plus être en faute, d'avoir une bonne raison de rester à la maison. Au bout des dix jours, ma volonté de refus scolaire est intacte. Le « repos » m'a libéré des contraintes d'horaire et de travail du lycée. A l'issue du congé, je ne sais pas quoi faire. Reprendre ? Rester à la maison ? Je ne sais pas comment j'ai pu décider de ne pas retourner en classe ; ai-je seulement décidé ? Ne pas reprendre, c'était la honte, mais aussi une pression qui cesse, le soulagement de l'absence des contraintes scolaires, de l'obligation d'un travail qui me submerge. Reprendre c'était s'exposer aux questions des copains, des professeurs, c'était se remettre dans cette tension insupportable. Je penche pour le soulagement et la honte, honte qui allait dorénavant être ma compagne de tous les instants. Rien n'a ensuite été fait pour me contraindre de retourner au lycée, me laissant seul pour affronter ma décision.

Peut-être mes parents ont-ils senti la difficulté. Si j'ai des troubles psychologiques, rien ne sert de me forcer de retourner au lycée. En ce sens, ils ont probablement dû en parler entre eux. Ma mère m'annonce qu'un rendez-vous a été pris à Montrouge, avec un psychologue, M. P, au centre d'orientation, où nous nous rendrons dès la fin du « repos ». M. P me paraît un homme plutôt ouvert et sympathique, à qui j'ai refusé d'adresser la parole dans la droite ligne de ce que j'avais signifié à ma mère. Je découvrirai par la suite que ma mère a noté, dans mon « carnet d'ordonnances », en conclusion de ce rendez-vous : voir un médecin. Cela m'explique d'où est sorti ce rendez-vous avec un psychiatre. Je ne savais pas ce qu'était un psychiatre. Je n'en avais pas peur. Sans doute le psychologue de l'orientation scolaire a-t-il suggéré cela à ma mère. Dans ce cas, je ne voyais aucune raison de lui adresser la parole plus qu'au psychologue.

Mes parents continuent manifestement à imaginer des solutions pour moi. Sans m'en parler, se doutant sans doute de la réponse. On m'a inscrit aux Cours universitaires de France des éditions Bordas pour suivre les cours par correspondance, ne pas perdre mon année. Cela m'a plu : j'allais pouvoir travailler à ma façon et à mon rythme. Je me trompais lourdement. La charge de travail était énorme et me prenait tout mon temps. La pression était de retour. Au rendu du premier devoir, une mauvaise note a suffi à me faire abandonner.

Je me souviens très bien de ce psychiatre de Boulogne, le Dr Léon Kreisler, dont ma mère avait noté le nom dans le carnet d'ordonnances. J'ai découvert récemment que ce n'était pas n'importe quel psychiatre : *pédiatre et psychiatre d'enfants, il a été l'un des plus éminents fondateurs de la psychopathologie du premier âge et ce que l'on appelle aujourd'hui la psychiatrie du bébé. Ses apports sont mondialement connus.* Il a très longuement parlé avec ma mère, si longtemps que j'ai failli m'enfuir de la salle d'attente. Puis il m'a fait faire des tests de logique, probablement de QI. En bon petit soldat, je me suis appliqué. Je ressentais que c'était une personne à qui je pouvais faire confiance. Prénom de mon grand-père paternel, âge de mes parents. Je ne l'ai jamais revu. Cela aurait pu être déterminant pour ma vie. Et malgré tout, cela l'a été d'une certaine manière. Je regrette de n'avoir pas recherché son nom plus tôt, d'être allé le questionner avant sa mort. Je n'aurai pas plus de réponses de ce côté que du côté de mes parents.

C'était clair. Il l'avait dit à ma mère sur le pas de la porte de son cabinet : je n'avais pas de maladie mentale. Je n'avais pas de problème. J'étais même « supérieurement intelligent ». Donc pas de raison de s'inquiéter. Une cuiller à café de sirop de valium (2 mg = 5 ml) quinze jours par mois, le soir. Voilà la prescription que j'ai retrouvée dans le carnet d'ordonnances. Voilà la réponse proposée.

Je ne crois pas avoir pris ce sirop. J'éprouve aujourd'hui le sentiment suivant : j'aurais pu tomber sur un psychiatre qui diagnostique un problème chez moi : enfant anxieux, phobie scolaire, instabilité, autisme, ou que sais-je. Ces diagnostics fleurissent aujourd'hui devant les difficultés scolaires ou de comportement des enfants. Un diagnostic plus prononcé aurait contribué à accroître les justifications que je me faisais de mon comportement. Ce diagnostic « négatif » me libérait, tout en m'enfermant. Le problème n'était pas en moi, c'était moi. Et en tout cas pas l'institution scolaire.

Malgré tout, j'ai le sentiment d'avoir échappé au pire : un diagnostic psychiatrique. Probablement grâce à ce psychiatre-psychanalyste. Pour un psychanalyste, la façon dont le « patient » peut, par sa parole libre, accepter de vivre avec son histoire est l'important, plus en tout cas que « le trouble » en soi. Pas de velléités de diagnostic et encore moins de thérapeutique. Le fait d'avoir rencontré ce psychiatre m'a certainement évité beaucoup de déboires. Il avait raison : pas de nécessité de me trouver un trouble.

Je n'étais pas malade. Jusqu'à cette rencontre avec le Dr Kreisler, j'étais porteur de problèmes à résoudre. J'avais besoin de lunettes, de repos, de valium. Personne ne se préoccupait réellement de la souffrance elle-même. Ce psychiatre a semble-t-il permis d'interrompre ce cercle interprétatif, sans me permettre d'en sortir vraiment ; a-t-il suggéré à ma mère de me revoir ? La prescription de valium ne faisait pas sens pour « ce que j'avais » et cela a sans doute dû effleurer la conscience de ma mère, qui ne me l'a jamais administré. A l'inverse, la prescription a permis à ma mère d'arrêter de s'inquiéter de ma santé mentale. Cette prescription était parfaitement bénigne. En un sens, elle était destinée à ma mère…

Cette expérience de jeunesse éclaire mon besoin d'échapper plus tard en tant que médecin à certains diagnostics rapides et aux réponses instituées. La parole ou les ressentis devraient être libérés, permettre une lente élaboration, une compréhension progressive, ne pas hésiter à emprunter des chemins détournés. En se préoccupant de cette façon de la souffrance, on éviterait de l'enfermer trop rapidement dans des réponses immédiates et techniques. Et peut-être serions-nous de meilleurs soignants.

Malheureusement, cette approche empathique de la psychanalyse est de plus en plus ignorée des jeunes psychiatres ou psychologues qui peuvent parfois s'opposer à la psychanalyse sans la connaître, sans en avoir aucune expérience. Ce faisant, ils dénient aux personnes en souffrance « l'empathie comme façon de comprendre la position émotionnelle et les concepts de l'autre sans cesser d'être soi » [HJ 2022]. Parler de la souffrance des enfants, suppose une approche symétrisante dans laquelle la parole de l'enfant serait prise en considération à égalité avec la parole du médecin, de l'enseignant, des parents, de l'institution. Egalité ne signifie pas équivalence. L'adulte sait des choses que l'enfant ne sait pas. Cela ne devrait cependant pas l'autoriser à parler ou interpréter la parole de l'autre en son nom. « Il est vain de vouloir résoudre l'écart à la raison commune par la référence à une maladie. L'exercice psychiatrique pose le problème éthique de la place accordée dans une société à une manière d'être, de penser, de se comporter qui tranche avec les modalités communes » [HJ 2022].

Ma rencontre avec le champ de la santé mentale fut en même temps une chance et une malchance. La chance de rencontrer un psychiatre qui m'a autorisé à ne rien dire. Les tests n'étaient sans doute qu'une technique pour signifier à ma mère qu'il s'était vraiment occupé de moi. Le respect de mon silence tout comme son silence me semblent supérieurement pertinents. Me sentant – inconsciemment – respecté je pouvais envisager de me respecter, de me penser souffrant et pas seulement tire-au-flanc ou malade. Je n'ai évidemment rien pensé de tout cela à l'époque. Néanmoins, ce sentiment fut très actif pendant des années.

L'absence de parole, de quelqu'un à qui parler ou de quelqu'un qui me parle, m'est longtemps apparue à l'origine de mes difficultés. A qui aurais-je dû ou pu parler pour m'éviter les jugements si habituels du milieu scolaire ou médical ? Non jugeant, non diagnostiquant, non thérapeutique, muet, telle est l'éthique nécessaire de celui qui écoute. Sans cela la parole est vouée à l'échec.

J'ai fait l'expérience d'une parole jugeante – même si le jugement était porté sur l'école et non sur moi – avec mon professeur de violon. Alfred Loewenguth, grand quartettiste, autre grande figure – avec le Dr Kreisler – de cette génération à qui j'ai eu affaire cette année-là. A la suite de mon refus de jouer à l'audition de fin d'année, il m'avait proposé une audition privée chez lui. Je n'avais pas joué trois notes qu'il m'arrête et me dit de poser mon violon. Il rapproche sa chaise et s'assied en face de moi, tout près. Il me demande ce qui ne va pas. Je ne lui raconte pas grand-chose, uniquement que je ne vais plus en classe. Comme si « faute avouée à moitié pardonnée » il me répond aussitôt : « ça n'a aucune importance, l'école c'est pas marrant. Et puis le morceau qu'on t'a demandé de travailler, quelle barbe, ne trouves-tu pas ? » Cet appel d'air, je l'ai goûté, j'en parlais avec reconnaissance. A la réflexion, sa parole si généreuse et empathique n'a conduit qu'à légitimer ma colère sans m'ouvrir à une compréhension de ce qui m'arrivait. « J'ai mis un temps considérable à réaliser la vraie raison de cette colère persistante. Cette colère était surtout dirigée contre moi pour n'avoir jamais su me défendre contre les attaques de mon environnement » [JS 2023].

Aujourd'hui, 55 ans plus tard, repensant à ces évènements de mon enfance, ce sont plutôt des impressions de détresse qui me reviennent. Les enfants devaient mériter l'attention qu'on leur porte. Attirer l'attention par leur performance, ou son contraire. Chercher à déclencher des signes d'amour par une manière de se montrer. Si « la réussite scolaire » ne suffisait pas, le refus scolaire, les mauvais résultats pouvaient aussi faire l'affaire, n'offrant aucune échappatoire. Mme L, mon institutrice de CE1 et CE2 (les classes étaient groupées) adhérait sans doute à cet état d'esprit général. Mon graphisme était immature, c'était un devoir de réussir à l'améliorer, je devais – elle devait – cela à l'école, à mes parents. Les exercices d'écriture supplémentaires me privant de récréation étaient là pour me le signifier. Si je ne savais pas écrire correctement, cela ne pouvait provenir que d'une insuffisance personnelle puisque ma sœur jumelle – elle – écrivait parfaitement.

Maturité ou immaturité. Chaque enfant progresse à son rythme. C'est mettre les enfants dans de grandes difficultés que de considérer, par exemple, qu'ils doivent tous savoir lire et écrire à la fin du CP. On n'est pas « mature » au même rythme dans chaque domaine. C'est aussi mettre les enfants en grande difficulté que de ne pas reconnaître les domaines dans lesquels leur maturité est plus développée. Immature en écriture, je ne l'étais pas pour éprouver la joie de la musique. Ma sœur aînée avait eu un électrophone en cadeau. Un Teppaz. Elle avait un disque des valses de Chopin. Je tombe amoureux de cette musique. J'ai probablement quatre ou cinq ans. Je sais comment faire fonctionner l'électrophone. Je me repasse sans cesse le disque comme les enfants se repassent maintenant des vidéos. Cela dérange tout le monde et mon père m'interdit de toucher à l'électrophone, de réentendre cette musique. Interdiction paradoxale dans une famille où, par ailleurs apprendre à jouer d'un instrument, faire et écouter de la musique est obligatoire.

J'étais poussé par et vers cet objet, avec une force irrésistible, une force produite par le « climat musical » de cette famille. Ce que plus tard je nommerai, à la suite de Bernadette Aumont, une pulsion épistémophilique [AB 1992]. Cette pulsion à apprendre est l'énergie de la maturation. Cette pulsion est très fragile, un rien la retourne en son contraire, l'épistémophobie. L'interdit de toucher à l'électrophone s'est transformé en interdit d'explorer la musique par moi-même bloquant ma maturation musicale. La musique qui pourtant m'attirait m'était barrée.

La manière de dire, « les mots pour le dire » [CM 1977], le moment, les circonstances fabriquent les conséquences, de manière non intentionnelle. Les mots peuvent blesser. Le silence est parfois une meilleure option. Raison de plus pour y réfléchir. Comment éviter de tels moments ? Comment parler aux enfants pour leur signifier les « nécessaires limites » ? Comment dire l'indicible ? Françoise Dolto n'était pas encore passée par là. Y aurait-il eu un chemin pour valoriser mon attirance pour cette musique et me faire reconnaître le dérangement causé ?

DEUXIEME PARTIE

FAIRE MEDECINE, L'APPRENTISSAGE

1- Je vais faire médecine

Ce qui m'intéresse : ce que font les gens, comment et de quoi ils vivent.

« Alors quoi ? » Je venais de recevoir mes résultats du bac, j'avais été reçu de justesse. Mon père était là, derrière moi, insistant. Il ne fallait pas traîner pour s'inscrire à la « fac », car les vacances commençaient quelques jours après. Et je venais de renoncer à la géographie.

Pourtant, quelques jours plus tôt, j'étais sûr de moi : « géographie, je voudrais faire de la géographie ». La géographie, ça parle du monde, des paysages des villes, des fleuves, des montagnes. Regarder une carte était déjà un plaisir immense, un voyage imaginaire. J'étudiais à la loupe tout ce qui signifiait des reliefs, des possibilités de falaises ou de ravins. La géographie parlait aussi des gens. On appelait cela la « géographie humaine ». Sous cette appellation générique, on approche l'économie, la sociologie et l'anthropologie. Sciences qui m'étaient alors inconnues, pas même citées par les professeurs d'« histoire et géo ».

Il n'empêche. Voilà ce qui m'intéresse. Voyager, connaître. J'étais allé plusieurs fois à des conférences de connaissance du monde. Je m'imaginais à la place du conférencier. Je l'imaginais marchant dans la jungle des îles Trobriand, au milieu de ces gens vivant presque nus, ces femmes marchant en file indienne, les seins nus, quelle émotion.

Il y avait eu aussi ce voyage en Egypte à Pâques 1966. Mes parents nous avaient emmenés en Egypte quelques années auparavant rendre visite à ma sœur et à son mari qui « faisait sa coopération ». Comme les Américains le disent, j'avais subi un « culture shock ». Des enfants jouaient dans la rue, vêtus de tenues que j'assimilais à des pyjamas. « Quelle chance, pensais-je, ils ne sont pas obligés de s'habiller ! » Des enfants travaillaient dans les hôtels, dans les champs, dans les souks. « Quelle chance, ils ne sont pas obligés d'aller à l'école ». Telle était ma perception de l'étrangeté de l'étranger. La géographie était le moteur de ma construction imaginaire du monde, un monde de rêve sans conscience d'aucune réalité sociale, un monde où la vie actuelle des gens m'avait plus fasciné que les monuments ou l'histoire de l'Egypte ancienne. Implicitement, j'avais adhéré à cette géographie de description qui ne fait que projeter ses propres représentations.

Mon père, qui avait rêvé de faire cartographe, semblait très content de mon choix. Il a tout de suite invité une collègue géographe pour m'expliquer quel bon choix j'avais fait. Voilà quel serait mon avenir dans la géographie : les cours, les examens, la nécessité d'étudier l'histoire et peut-être à la fin devenir « prof ». Je ne voulais pas faire de l'histoire dont j'avais de mauvais souvenirs – se souvenir des dates, des rois, des empereurs et des guerres –. La géographie s'intéressait aux gens, à leur manière de vivre. L'histoire à la politique, aux gouvernants, au pouvoir. Pourquoi fallait-il associer obligatoirement les deux ? Et puis je ne voulais pas devenir « prof », seul métier de notre famille. La description que cette géographe, Geneviève G, a faite du parcours à accomplir pour n'aboutir qu'à enseigner la géographie en continuant une vie dans le scolaire m'a instantanément dissuadé de poursuivre dans cette voie.

« Alors quoi ? ». Mon père semble excédé. Le ton est comminatoire, exigeant une réponse instantanée.

Alors, sans n'y avoir jamais pensé, sans en avoir réellement conscience, sans savoir que j'allais m'engager pour toute ma vie, je répondis « médecine ». Pour le regretter aussitôt. Je ne comprenais pas comment j'avais pu dire cela. Il était trop tard. Il n'y avait pas d'espace pour un deuxième refus. Dès le lendemain, mon père m'a inscrit à la faculté de médecine la plus proche, le CHU Kremlin-Bicêtre.

Faire médecine, cela prend du temps. J'avais donc le temps de réfléchir à ce que je voulais faire. Peut-être, également réfléchir à ce que je pourrais en faire. Faire médecine et, peut-être seulement, plus tard, « faire médecin ». En tout cas, cela m'évitait la voie professorale.

J'allais petit à petit découvrir que faire médecine m'amènerait à côtoyer des personnes étranges, lointaines, parfois incompréhensibles, dont les comportements m'étaient des énigmes. Une sorte de voyage lointain. Que ce métier pouvait se rapprocher de ce qui m'intéressait dans la vie : découvrir, comprendre, respecter et accepter des vies différentes. Les aborder non pas seulement sous l'angle de la maladie à combattre, mais aussi sous l'angle de la vie à respecter.

Ainsi, toute ma vie, j'ai cherché à faire ce médecin qui essaie de comprendre les patients dans une approche plus ethnologique que strictement médicale, assez proche finalement de ma conception initiale de la géographie. Et d'une certaine façon imaginer une médecine moins centrée sur la maladie, sur l'objet maladie. Une médecine analysant la maladie aussi comme singularité d'un sujet dans les conditions qui déterminent pour chacun la bonne ou mauvaise santé. Le langage médical parle de « lutter contre », cherche à « éradiquer ». Un langage positif tel que « favoriser les conditions pour » ou « accompagner les personnes souffrantes » me semble préférable.

2- Médecine et alpinisme

Faire médecine, ce n'était pas réellement « faire médecin ». Faire médecine, c'était une voie pour faire « géographe »... Dans le métier de médecin, j'explorerai la vie des gens, dans l'alpinisme, la force qui nous autorise à vivre.

J'ai 16 ans et demi, le bac en poche, l'avenir tracé par mon choix de faire médecine. Ce sont les conditions nécessaires pour avoir l'autorisation de partir grimper à Chamonix avec mon frère.

Je le rejoins à Chamonix. Sans doute nous sommes-nous donné rendez-vous devant la maison du Club Alpin Français, non loin de la gare. Mon frère vient de réaliser la face nord des Drus avec un ami. Une course de grande envergure. Je n'ai aucun doute sur son niveau. Aucune méfiance, aucune réticence, je peux le suivre en montagne les yeux fermés.

Avec la 2CV de ma mère que mes parents lui ont prêtée pour les vacances, nous montons au village du Tour tout en haut de la vallée pour aller dormir le soir au refuge Albert 1er. Je connais déjà ce refuge où mon père avait emmené toute la famille à l'aiguille du tour quatre ans auparavant. Cette fois-ci, il ne s'agit plus de faire de la « montagne à vaches », si l'on peut dire cela d'une ascension glaciaire qui culmine à plus de 3500 mètres d'altitude. L'enjeu était clair : je voulais faire de l'escalade et de l'alpinisme, pas simplement de la « randonnée glaciaire ». Aussi l'ascension prévue le lendemain – l'arête sud de l'aiguille Purtscheller – me comble. Du granite chamoniard, rouge, exceptionnel. Je n'ai peur de rien, sauf peut-être de cette longueur de traversée au-dessus de la face ouest, en contrebas de l'arête, décrite dans le topo comme impressionnante. Je suis effectivement impressionné et « passe » sans difficulté. Arrivé au sommet, je me sens alpiniste.

Mon frère me laisse seul au refuge le lendemain pendant qu'il part faire la traversée des aiguilles dorées avec son ami. Je peux me reposer avant de redescendre à Chamonix.

Du grand beau temps est annoncé pour les jours suivants, ce qui n'est pas si fréquent à Chamonix. Nous prenons « la dernière benne » pour le plan de l'aiguille, station intermédiaire du téléphérique de l'aiguille du midi et allons dormir au refuge du plan de l'aiguille en contrebas avec le projet de faire la traversée du Grépon, sommet mythique perché au-dessus de la rive gauche de la mer de Glace, voie très prisée, une consécration d'alpiniste. Nous partons avant le lever du soleil sur le sentier qui mène vers le Montenvers. Une fois dépassé le pierrier de Blaitière, nous remontons vers le rognon des Nantillons, grosse bute rocheuse que l'on remonte pour éviter les séracs du glacier des Nantillons.

Cela commence mal. Mon frère a des difficultés pour trouver le passage dans le rognon et nous nous retrouvons trop à droite, au pied de rochers raides et difficiles. Alors que le « topo » indique « remonter le rognon sans difficulté ». Nous redescendons au pied du rognon pour trouver le bon passage, plus à gauche, bien tracé et évident. Nous avons perdu une heure sur le temps prévu.

En haut du rognon nous chaussons les crampons, nous nous encordons et remontons le glacier jusqu'au pied du couloir Charmoz-Grépon. Le topo indique de remonter le couloir par sa rive droite. Mon frère s'engage résolument à droite du couloir. Cela ne passe pas, évidemment. L'escalade y est difficile et le rocher incertain. J'ose enfin signaler son erreur à mon frère. « Ah, tu crois ? Je vais aller voir ». Il n'ira pas jusqu'à reconnaître que lui, alpiniste chevronné, confond encore « rive droite » et « à droite ». Comme de bien entendu, le couloir ne présente aucune difficulté en rive droite. Ce qui nous permet d'arriver à la brèche Charmoz-Grépon avec deux heures de retard sur l'horaire prévu.

Ce n'est pas grave. Il fait beau et doux. Nous prenons le temps de boire et de manger avant d'attaquer la célèbre « fissure Mummery ». Bien que cotée seulement IV par les guides, cette fissure est difficile et pénible. Trop étroite pour y bloquer son corps, trop large pour coincer poing ou bras, lisse de chaque côté, c'est une longueur clé de l'ascension. Mon frère s'y engage, peine, jure, n'y arrive pas. Il peste contre « ces guides qui sous-cotent, du IV, faut pas déconner ». Petit à petit, il se hisse jusqu'au sommet de la fissure. « A ton tour, tu verras, ça passe facilement ». Remonter la fissure de 20 mètres de hauteur lui a pris ¾ heures... Mais, en second, au bout de la corde, l'escalade est beaucoup plus facile et je le rejoins rapidement, assez fier de ma performance.

Notre retard s'est encore aggravé. Presque 3 heures maintenant. Cela ne m'inquiète pas tant je suis en confiance avec mon frère. Arrive le fameux « râteau de chèvre », sorte de lames décollées du rocher principal entre lesquelles il nous faut nous faufiler. Du relais où j'assure mon frère, je ne le vois pas s'engager. J'attends. Une attente interminable et angoissante. Que fait-il ? Que se passe-t-il ? En criant le plus fort possible, j'essaie d'entrer en contact. Je perçois en retour une voix lointaine « viens suis...à....ve pas......er ». « QUOI ? REPETE ». Je finis par comprendre qu'il me demande de le rejoindre sans qu'il puisse « avaler » la corde. Il est coincé dans le râteau de chèvre.

L'escalade n'est pas difficile, cependant grimper sans assurance pour ma deuxième voie est risqué et j'ai un peu peur. J'arrive à son niveau. Son sac à dos s'est coincé dans la fissure et il n'arrive pas à s'en dégager. Je le décoince en débouclant la bretelle du sac. Nous avons maintenant quatre heures de retard. Il est presque 15 heures. A cette heure, nous devrions être sur le sentier en bas.

Enfin le sommet et sa statue de la vierge scellée dans la roche sur laquelle nous nous « vachons ». Je regarde le paysage somptueux et m'aperçois que le ciel est couvert de gros nuages noirs. De grosses rafales nous alertent : un orage est en préparation. Subir un orage en haute montagne surtout sur un sommet est une aventure dangereuse. Tout s'accélère. « Descendons tout de suite » hurle mon frère, en installant le rappel en face est, le long de la fissure Knubel. Quand vient mon tour de descendre, l'orage éclate, extrêmement violent. « ÇA VA ? ». Mon frère semble inquiet. J'arrive rapidement à ses côtés et nous descendons le plus rapidement possible vers le col des Nantillons. Ça tonne, on entend des chutes de pierre, il se met à pleuvoir et à grêler, la corde est mouillée et les rochers deviennent glissants. Le froid me ralentit, rend mes mouvements imprécis.

La suite sera plus facile, l'orage s'est calmé et nous arrivons au refuge vers 23 heures. L'ami de mon frère nous attend, extrêmement inquiet. Il devait prendre la dernière benne pour Chamonix. Il est resté à nous attendre, ne nous voyant pas arriver. Ce fut la chance de sa vie. Ce soir-là, une rafale particulièrement violente a décroché la benne du téléphérique. Son conducteur est mort.

Une telle entrée en alpinisme aurait pu me décourager définitivement de l'alpinisme. Ce ne fut pas le cas. L'alpinisme s'imposait et deviendra le contrepoint de ma future fonction de médecin. J'avais bifurqué de la géographie vers la médecine, car je savais ce que je voulais : je m'intéressais aux gens. L'alpinisme allait m'apporter ce qui me manquerait en médecine : une inscription, une immersion anthropologique dans le paysage physique et humain, dans une dimension éthique « réelle » que je pourrai revendiquer dans ma pratique de médecin.

Dans le métier de médecin, j'explorerai la vie des gens, dans l'alpinisme, la force qui nous autorise à vivre. En associant les deux, je deviendrai ce géographe fantasmé. Mon entrée dramatique dans le monde alpin ne m'a pas plus dissuadé de faire de l'alpinisme que certaines expériences négatives que j'ai vécues pendant mes études de médecine et ma carrière de médecin de continuer les études et de me façonner une pratique médicale.

Si je n'ai jamais douté de mon désir de faire de l'alpinisme, il n'en est pas de même de mon métier de médecin. Alors que l'exploration et la curiosité étaient les motivations principales de ces deux dimensions de ma vie, une différence importante les distinguait. J'adhérais aux valeurs d'entraide, de solidarité et de défi de l'alpinisme. Ces valeurs étaient « réelles », elles correspondaient à la pratique. Je les éprouvais sur les sentiers, dans les refuges, dans les voies. En médecine, trop souvent, les pratiques peuvent être éloignées des valeurs proclamées. Comme malheureusement dans alpinisme évoluant à la même époque vers une pratique de compétition, de marchandisation, bien éloignée de cette éthique que j'y cherche encore.

A cette époque l'alpinisme pouvait encore jouer ce rôle éthique, cet « autre côté du miroir », celui où tout s'inverse, ou la fiction devient réalité, où s'éloigner c'est en fait se rapprocher, où tout se ressemble et tout est différent [CL 2019]. Mon aventure du Grépon comme expérience fondatrice de mon alpinisme peut se voir comme une métaphore de mes études et de mon métier de médecin. Etre pris dans une tempête mortelle, en réchapper, garder la motivation et le désir, recommencer. En faire non pas un exploit et une gloire, mais une excellence. A ma manière aléatoire, faite de rencontres fortuites, de croisements, de bifurcations, de nouvelles pistes et surtout d'une certaine opiniâtreté.

Finalement, sans savoir dans quoi je m'engageais, sans avoir de désir particulier de m'y engager, je me suis construit un chemin personnel en harmonie avec mes désirs. Dans cette optique, la médecine n'était pas un mauvais choix. Elle me conduisait vers l'étrangeté, où faire médecine, ce n'était pas réellement « faire médecin ». Faire médecine, c'était une voie pour faire « géographe »…

3- L'étrange petit monde de la faculté de médecine

Protégé de la concurrence et d'une certaine façon protégeant les autres de ma concurrence, protégé des enjeux de carrière, protégé d'une nécessité de réussir qui m'aurait été dictée par une tradition, faire médecine me donnait le temps d'interroger mon avenir, d'orienter mes choix.

Octobre 1971. Je n'ai pas encore 17 ans. Un gamin, dans ce grand amphithéâtre de la faculté des sciences d'Orsay, le jour de la rentrée de la première année. Nous sommes 600, serrés dans un amphi trop petit, déjà. Tout le monde semble comprendre la raison de sa présence. Le monde de la médecine et des médecins ne leur est manifestement pas étranger et ils en envient la perspective, ils sont déjà les élus. J'écoute les discussions entre les étudiants. Je ne sais pas de quoi ils parlent. Manifestement, l'aventure des études à venir relevait pour eux d'une culture qu'ils partageaient depuis des générations et dont je n'avais pas la moindre idée. « Si on remonte de quelques siècles, les voilà en pleine gloire, mais moi je suis à regarder venir les conquérants » [BJ 2023].

Je traverse le miroir. C'est mon monde à l'envers. Tout le monde semble préoccupé à courir vers son destin. Plus ils courent, s'agitent, se démènent et plus ils me semblent s'enfoncer sur place, dans leur histoire, à l'instar d'Alice qui découvre que dans le monde à l'envers, il faut courir très vite pour rester sur place. L'avenir leur est tracé et ouvert comme si leur futur était écrit. Dans Alice il s'agit en fait d'un échiquier, sur lequel il a été attribué à chacun d'être l'une des pièces, chaque pièce ne pouvant se mouvoir que selon son statut. Ce monde à l'envers leur signifie clairement leur avenir. Ce ne sera pas si simple dans le monde à l'endroit. Passé et avenir sont mêlés. Le passé dans la vie réelle se transforme en avenir de l'autre côté du miroir. Sans passé dans la médecine, puis-je concevoir à ce moment-là y avoir un avenir ?

Cette bifurcation de la géographie vers la médecine m'envoie dans un monde inconnu, un « tout petit monde » [DL 1992] que je ne comprendrai jamais vraiment tout à fait. Quelle pièce suis-je ? Entrant dans la grande fraternité médicale, j'étais censé être l'une des pièces de la partie qui se joue de l'autre côté du miroir. De l'autre côté du miroir, « le paysage en était absolument décourageant ; la culture de ces gens me contrôle avec une autorité que je n'aurai jamais ». C'est que « ces gens, du point de vue du pouvoir, ne peuvent être des étrangers nulle part dans le monde ; le plus illettré d'entre eux est relié, comme moi je ne le suis pas » [BJ 2023]. Je dois chercher une « raison d'être » parmi eux, de découvrir un monde auquel je devrais désirer appartenir.

Mon impression d'étrangeté se confirme immédiatement. Le doyen prend la parole. « Vous qui êtes dans cet amphithéâtre, y en aura-t-il seulement un sur dix qui deviendra médecin ? » Cette interpellation jette un froid, un grand silence. La lourdeur est palpable dans les regards et les mains moites. Ces élus allaient-ils devoir retraverser le miroir, revenir dans la réalité ? Allaient-ils « être pris » très vite par les pièces adverses ? Grâce au numerus clausus tout juste sorti des placards ministériels, démocratique par la vertu du concours, de la concurrence ?

Paradoxalement, au vu de mon cursus scolaire jusqu'alors, je n'ai aucun doute ; je serai dans ces 10 %. Se sentir étranger me détache de tout enjeu interne, me sépare de l'angoisse. Je réussirai en devenant médecin, en réussissant le concours, parce que devenir médecin n'est pas mon destin, qu'exercer cette profession ne fait pas partie de ma culture familiale et cela me libère.

De plus, médecine, pour mon entourage ne présentait pas de grosses difficultés. Voilà pourquoi les meilleurs ne s'y dirigeaient pas, eux faisaient Polytechnique ou Normale Sup comme mon père et sa sœur ma tante. Faire médecine, c'était « faute de mieux » avait dit mon père. Un de mes copains d'enfance devenu par la suite physicien au CNRS comme son père me l'a fait remarquer « tu fais médecine parce que tu ne pouvais rien faire de mieux, médecine ce n'est quand même pas la fac de sciences ». J'en étais convaincu ; je faisais médecine parce que c'était un ou deux bons niveaux au-dessous des vraies sciences et là j'étais à mon niveau réel.

Protégé de la concurrence et d'une certaine façon protégeant les autres de ma concurrence, protégé des enjeux de carrière, protégé d'une nécessité de réussir qui m'aurait été dictée par une tradition, faire médecine me donnait le temps d'interroger mon avenir, d'orienter mes choix.

Je me sentais un peu extérieur aux enjeux résultant de la « grandeur de la médecine ». Je pouvais l'examiner d'un regard plus neutre, dépassionné. Je me mettrai à observer le milieu médical non pas tant pour ses résultats que pour sa pratique, sa manière d'être avec les malades. Convaincu de « la grandeur de la médecine » mes premières expériences hospitalières ne m'auraient peut-être pas aiguillé sur les chemins parcourus par la suite.

Plus tard, je découvris que les résultats affichés de la médecine pouvaient également être contestés. De grands auteurs avaient développé un regard critique obligeant à une problématisation. René Dubos écrivait dès 1952 qu'« il n'est pas exagéré de dire que les réformateurs sociaux, en retirant les enfants des usines, en contribuant à l'accroissement des salaires et à la journée de huit heures, ont plus fait pour la lutte contre la tuberculose que Koch en découvrant le bacille » [BoM 2017]. Ou encore plus récemment, 1965, « l'histoire des services de santé publique en Angleterre a démontré de façon frappante que la possibilité pour toute une population de bénéficier de soins médicaux ne fait pas nécessairement diminuer la fréquence de la maladie » [DR 1981]. Faire médecin ne pouvait pas se réduire aux soins, si nécessaires soient-ils. Il fallait faire une médecine qui tienne compte des conditions de vie, de l'habitat, de l'éducation, du « capital culturel » autant que biologique.

4- La lutte contre le numerus clausus

Nous n'avons pas seulement échoué dans nos revendications. Nous avons échoué à faire émerger une alternative aux études médicales qui auraient dû se recentrer sur la santé et la prévention.

Commencer les études médicales en 1971 coïncida avec l'instauration d'un numerus clausus. L'ordre des médecins s'effrayait de la grande quantité de médecins en formation depuis quelques années et pressentait une saturation du « marché » médical. Qu'allaient faire tous ces nouveaux médecins ? Allaient-ils trouver à s'employer ?

Le nombre de médecins en activité en France cette année-là était inférieur à 100 000 (112 000 en 1979). Des experts patentés (ordre des médecins, ministère de la Santé, assurance maladie) estimèrent que la densité de médecins optimale était d'environ 150 pour 100 000 habitants, ce qui était l'ordre de grandeur du nombre de médecins en activité à l'époque. Cela justifiait, selon eux, la sélection sévère qu'ils ont mise en place dès l'année scolaire 1971-1972.

Malgré cette sélection sévère, le nombre de médecins n'a pas cessé d'augmenter depuis. 228 000 médecins sont en activité en France en 2022, soit une densité de 293 médecins pour 100 000 habitants. Je cherche l'erreur. Les erreurs. Comment, en restreignant aussi drastiquement le nombre d'étudiants, le nombre total de médecins a-t-il pu doubler ? Comment, malgré ce doublement, ne cesse-t-on pas de parler de pénurie de médecins ? Je ne désire pas entrer dans ce débat – temps de travail des médecins, répartition géographique, proportion de spécialistes, élargissement important du domaine d'action des médecins etc. – qui me semble plus une guerre idéologique qu'une vraie problématique. En France, nous avons les moyens et les compétences pour assurer des soins optimaux.

Le New Public Management avait probablement contribué à alimenter la peur d'un excès de médecins puisque la finalité du NPM réside dans la diminution des coûts. Du côté de l'Etat et de la sécurité sociale, la politique se concentrait depuis longtemps déjà sur la « rationalisation des choix budgétaires ». Du côté médical, il s'agissait d'un réflexe malthusien. Il fallait se partager un gâteau – les ressources budgétaires – dont la taille ne varierait pas. La frayeur malthusienne rejoignait l'idéologie du moindre coût – ou de la contention des coûts – sans tenir compte des évolutions à attendre dans la société : accroissement démographique, vieillissement et irruption des maladies chroniques, nouveaux besoins par exemple dans le domaine de la reproduction, du confort de vie. En fait le gâteau n'a cessé de croître et l'offre médicale et de soins n'a pas augmenté en conséquence.

En 1971, nous n'avions pas ces mots pour le dire. Les étudiants se sont sentis pris au piège. Inscrits en faculté de médecine, nous allions, contrairement à toutes les autres facultés, être sélectionnés. La rhétorique de la démographie médicale, des difficultés éventuelles à venir, du type de travail qui nous attendait nous échappait complètement. Seul le sentiment d'injustice nous sautait aux yeux.

Nous, les étudiants, avons déclenché une grève dès le premier trimestre.

Qui avait raison ? La grève fut très dure, très suivie, dura presque jusqu'à Noël. Quelques travaux dirigés subsistaient auxquels je participais. Le temps libéré par l'absence de cours m'a conduit, pour la première fois de ma vie, à me mettre au travail. J'étudiais les cours, dont les professeurs nous avaient fait des polycopiés, je faisais des exercices. Les salles de TD étaient pour la plupart vides, me laissant libre de mes activités, de mon temps dans une solitude recherchée. Ces conditions me furent idéales. Le travail était tranquille, sans échéances à respecter. Je trouvai mon rythme et je découvrais de l'intérêt dans ce que j'étudiais.

Je participais à quelques débats et assemblées générales sans arriver à penser par moi-même, sans être capable de me positionner clairement. La sélection était une discrimination. Comme je ne ressentais aucun enjeu dans ces études, concours ou pas concours m'était assez indifférent. D'autant que j'évaluais mes chances de succès à zéro tout en affirmant aux collègues que j'étais serein, qu'il n'y avait pas de raison que je ne sois pas dans les 10%. Y être ou ne pas y être. Quelle importance ? Plus ou moins de médecins, était-ce réellement un problème ? Je n'avais aucune vision, aucune perspective de mon avenir. Ce serait mon métier, voilà tout. J'imaginais faire le médecin qui se préoccupe des gens, de la santé et pas seulement de la maladie sans arguments précis, sans savoir d'où cela me venait.

Je soutenais la grève, tout en travaillant avec ardeur en catimini. Mon soutien était le soutien à une chose que mes camarades possédaient, que j'aurais aimé avoir et qui ne me manquait pas. Exercer cette profession me semblait parsemé de nombreuses embûches. Les soutenir dans la grève revenait à les aider, sans véritablement en avoir conscience, à avoir la voie libre.

Ce soutien moyennement actif m'a ouvert à des enjeux politiques, sociaux, professionnels que je n'avais jamais imaginés jusqu'alors. Je découvrais qu'on pouvait en parler, en débattre, se positionner et rester amis. Je découvrais en fait que j'avais à faire le chemin de me situer.

Pas de cours, temps libre, apprentissage de l'action collective, grande solitude aussi, éloignement maximum de ce qui fait l'appartenance. Dans ce temps, perdu à tout jamais nous disaient les responsables universitaires, j'ai commencé à envisager de me chercher, à me trouver un peu, à imaginer des directions pour moi… Ce fut, au moins pour moi, le contraire du temps perdu. Du temps retrouvé… Les professeurs ne s'imaginaient pas à quel point ces actions collectives, solidaires, peuvent fabriquer de la socialisation. Ou peut-être certains se l'imaginaient un peu. Car pourquoi alors nous a-t-il été proposé ces séances de dynamiques de groupe [cf. chapitre 4 « le concours »] ?

Du point de vue de « l'objectif » de la grève – faire annuler le Décret du numerus clausus – ce fut un échec. Nous avons repris les cours en janvier. Et passé le concours en juin. Nous n'avons pas seulement échoué dans nos revendications. Nous avons échoué à faire émerger une alternative à ce concours. Concours qui n'a cessé de se durcir jusqu'aux années 2020. Et nous avons échoué à penser des études médicales recentrées sur la santé et la prévention malgré notre discours dénonçant les « mandarins ». Cette grève était corporatiste. Pas beaucoup plus.

Nous avions tout faux, mais j'y avais trouvé mon compte.

La mobilisation a continué l'année suivante, avec le problème des « reçus collés » ayant réussi leurs examens et trop mal classés pour être admis en 2de année. Une nouvelle grève démarra dès la rentrée de septembre. Les cours avaient maintenant lieu dans la « nouvelle faculté de médecine des Saints-Pères ». Grand hall, grande agitation, discours étudiants musclés, sans aucune réponse administrative ou politique. La situation avait été créée par l'ambiguïté de la notion de numerus clausus. Pas vraiment un concours puisque l'on passait des examens, qu'il fallait réussir pour être classé. Pas vraiment un examen, car le classement déterminait la possibilité de la poursuite des études. Le « ni-ni » était une erreur, due à la grève de l'année passée. On redoutait de prononcer les mots de sélection, de concours. Le bonbon était au poivre. Et déclencha une réaction à la hauteur de l'inanité de la solution trouvée : fabriquer des reçus collés.

Je participais de loin à cette agitation. J'y ai vu une espèce de monôme étudiant. Un espace-temps de transgression, de liberté, de « libération » disaient certains. S'exprimer sans limites, avoir des comportements répréhensibles dans les lieux publics, tout devenait possible, tout se faisait. Quel rapport avec la dimension politique d'une lutte étudiante ? Que signifiait voir des étudiants faire l'amour devant tout le monde, dans le hall ? C'était le reflet d'une époque diraient certains aujourd'hui, ou peut-être les prémisses des salles de garde de futurs carabins… Cette transgression apparaissait bon-enfant, s'exprimait sans violence. La drogue et l'alcool n'étaient pas encore au centre de la vie étudiante. Encore une fois, je me suis faufilé sans pendre totalement parti, sans engagements militants. Je soutenais, je ne participais pas. Comme si cela ne me concernait pas. J'avais réussi le concours, très bien classé. Tout cela constituait une réalité très lointaine. Je trouvais dans certaines disciplines matière à découvertes, à une balade dans l'inconnu. Deux réalités distinctes. La faculté de médecine, ses enjeux institutionnels et politiques, la tension du devenir médecin. Et l'acquisition de connaissances totalement nouvelles, déconnectées de toute construction du futur. A chaque année ses nouveautés. Années qui se sont enchaînées sans effort véritable, sans liens objectifs entre elles. Ce sont les expériences concrètes de l'hôpital et du métier de médecin qui m'ont tiré vers les enjeux de la profession et de l'institution médicales.

5- Le concours

Remercier Balint qui me fit comprendre que les chemins dans la médecine ne sont pas tous tracés.

Donc il fallait passer un concours. Pendant la grève je m'étais forgé un monde à moi, une expérience très personnelle, une démarche d'autoapprentissage, nécessaire pour mieux apprendre, car « soit (l'étudiant) est l'acteur principal de ce qu'il apprend, soit le développement de son individualité est handicapé » [ZJ 2022]. La grève, l'absence de cours n'était pas seulement pour moi cet espace de liberté qui m'avait continuellement manqué au lycée et que j'avais essayé maladroitement d'instituer par moi-même. L'absence de cours avait créé les « conditions environnementales » de l'autoapprentissage.

Je n'aurais peut-être pas été capable de discerner seul ces conditions si la faculté, sans doute désemparée par la prise de pouvoir des étudiants et cherchant une voie pour renouer le dialogue n'avait proposé aux étudiants grévistes des séances de « dynamique de groupe ». Facultatives, chaudement recommandées, elles étaient animées par des psychanalystes. Ce fut mon premier contact avec la psychanalyse, déterminante et, je pense, définitive ; cette approche ne m'a plus jamais quitté en tant qu'approche humaniste.

Voilà un groupe d'une vingtaine d'étudiants révoltés. Nous nous retrouvons dans une salle de TD, une salle que j'avais « marquée » de ma présence, assis en cercle autour d'un homme d'une quarantaine d'années, assis sur les mêmes chaises, fumant sa pipe et ne disant pas un mot, si ce n'est des mots de bienvenue et les règles de fonctionnement du groupe. Autorisation de dire tout ce que l'on veut, sans aucun jugement ni de lui ni d'aucun des participants. Nous voilà dans un dispositif si éloigné de nos expériences scolaires – dans lesquelles le maître parle et les élèves doivent se taire – que nous ne trouvons rien à dire pendant la première séance. Les langues se délient à la fin de la séance, hors dispositif, pour critiquer ce fumiste.

Pas question de revenir, dit la majorité. Je suis dans l'expectative. Est-ce de la fumisterie ? Pourquoi la faculté des sciences d'Orsay, si réputée, nous propose-t-elle cela ? L'étonnement ainsi qu'un sérieux socle de conformisme me pousse à y retourner. Même scénario. On ne dit presque rien et je n'ose pas parler non plus. Petit à petit, je me sens bien dans ce petit groupe. J'apprécie cet homme qui m'intrigue et me met en recherche sans aucune indication de chemin. Je sens que cet espace-temps offert me sert à construire dans ma tête une raison d'être là, de faire médecine. Si faire médecine c'est cela, ou si cela en fait partie, tellement loin des diktats familiaux ou scolaires… Je me sens pour la première fois de ma vie dans un élément que je peux m'approprier, justement parce que personne ne me propose ni ne m'oblige à rien. On me propose de suivre mon chemin, chemin à tracer par moi-même. Un chemin déterminant d'expérience personnelle, de construction d'un parcours singulier, d'une possibilité de ne pas viser un métier ou une carrière. Pour reprendre les propos du philosophe-médecin Georges Canguilhem [CG 2015] j'avais pressenti que ces séances n'avaient aucune visée normalisatrice, qu'elles me permettaient une démarche autonome de normativité. Je me suis construit mes propres normes. Ou avec la formulation de Cornélius Castoriadis [CC 1990], j'ai pu développer mon autonomie.

Quelques séances de ce type de groupe m'ont profondément transformé, bouleversé. Je regrette de ne pas avoir entamé immédiatement une démarche psychanalytique. Ces séances avaient été trop immédiatement productives. Le concours devenait psychiquement une simple formalité. Réussir ou échouer n'aurait pas de réel impact sur « mon » chemin, ce chemin qui se crée en le parcourant.

Par un autre hasard de ce même début de l'année 1972, je rencontrai une psychologue. En fait je n'ai jamais su qui était exactement cette personne vivant dans le quartier Villeneuve à Grenoble. Elle s'occupait ou s'inquiétait de mon frère aîné et avait demandé à rencontrer mes parents. Lors de sa venue à notre domicile elle avait demandé à me rencontrer. Cela s'est passé dans ma chambre, cette chambre où j'avais passé des heures, des jours, des semaines à lire, isolé, l'année de ma quatrième, année pendant laquelle je n'étais pas allé en classe. D'une voix douce elle me demande ce que je fais et si cela me plaît. Contrairement au psychologue et au psychiatre que j'étais allé consulter cinq ans auparavant, elle me donne envie de lui parler, librement, de mes soucis et de mes interrogations. Particulièrement l'interrogation sur « ce que je fais en médecine ». Elle me dit faire médecine peut être mon chemin si je le pense par moi-même. « Ce serait dommage, a-t-elle dit, de s'arrêter. Sans ces balises, quel chemin te resterait-il ? » Au bout de cet entretien, elle sort un livre de son sac à main et me le donne. « Lis-le, cela t'intéressera sûrement et te montera que les chemins dans la médecine ne sont pas tous tracés ». Il s'agissait de « techniques psychothérapeutiques en médecine » de Michael et Enid Balint [BalM 1966]. Des médecins, psychanalystes.

Je n'en étais pas à comprendre ou choisir mon chemin. J'avais à suivre un itinéraire balisé. Je n'avais aucune conscience de ce chemin à parcourir tout en le créant. Ce n'est qu'a posteriori que je peux en parler de cette manière. J'ai lu ce livre, page après page, pendant toute une année. Bien que je n'aie rien compris, j'ai toujours considéré ce livre comme fondamental. J'ai d'ailleurs, cette année-là, acheté un autre livre de Balint, le défaut fondamental. Quelle était cette pensée qui me parlait, me mobilisait ? En relisant ce livre des années après, tout m'a semblé évident, fluide, nécessaire. Sans avoir participé à des « groupes Balint » de médecins, j'ai passé ma vie à organiser des formations, des travaux de réflexion ou de recherche collective sur ce modèle. Il s'agissait de pouvoir faire s'exprimer chacun sur les rapports qu'il entretenait avec sa pratique ou ses projets, comprendre ce qui se jouait pour chacun dans sa pratique.

Arrivé au concours, je me sentais léger, sans pression. Le jour de l'épreuve de statistique, tout m'avait semblé facile. J'avais terminé toutes les questions avant l'heure limite. Ma légèreté s'est vite dissipée à la sortie de l'épreuve. Mes camarades avaient des visages fermés, bouleversés. Ils avaient – tous sauf moi – repéré des erreurs dans l'énoncé rendant impossible de répondre à la plupart des questions. Cela les soulageait dans la mesure où l'épreuve de maths est l'une des matières sélectives, comme un col du tour de France à vélo. J'étais catastrophé. Je n'avais pas remarqué d'erreur et avais traité toutes les questions. Seul contre tous, c'était forcément moi qui avais «foiré » et ne serai sans doute pas reçu au concours, ce qui n'avait rien de bien étonnant.

Au moment des résultats, tout a changé. J'avais 20/20 à l'épreuve de statistiques. Grâce à cela, j'étais très bien classé (17e sur 600 et 120 reçus). J'acquis, de ce jour, une aura à la faculté de médecine, l'aura de celui que l'on sollicite après un examen. Cette aura m'a accompagné toute la durée des études, pendant lesquelles je n'ai jamais échoué à un examen. Sauf le dernier, j'en reparlerai.

Reçu au concours, sans émotion particulière. J'étais déjà en montagne le jour des résultats définitifs, dans un stage UCPA à La Bérarde. Un autre évènement essentiel de ma vie s'était constitué : j'avais acheté une corde et des mousquetons pour grimper par moi-même. Un appel téléphonique de mon père. Tout était normal. Etre reçu ne devait plus m'étonner. Un ordre des choses qui m'a accompagné dans toute ma vie professionnelle. Non pas un ordre au sens de « mettre de l'ordre » ou d'une quelconque normalité. Une logique de ma propre normativité.

6- L'anatomie en seconde année

Dès mes premiers pas, j'avais éprouvé un sentiment de joie, j'étais entré dans la solitude des plans, des insertions, des irrigations et des innervations et tout un monde nouveau se dressait.

Le gros morceau de la seconde année, c'était l'anatomie, avec un excellent professeur, le Pr G, auteur d'un traité d'anatomie que je consulte encore régulièrement. Cours magistral plusieurs fois par semaine dont le samedi après-midi. L'amphi de la nouvelle fac de médecine des Saints-Pères était immense, plongé dans l'obscurité. Le professeur dessinait les schémas anatomiques en même temps qu'il en faisait une description orale et nous pouvions suivre sur grand écran l'élaboration progressive du schéma grâce à un Visio projecteur. Chaque détail était commenté et les schémas étaient simples, nous permettant de les dessiner sur nos propres cahiers. Cela me rappelait les conférences de connaissance du monde. Sauf que le « film » se construisait sous nos yeux. Tout, absolument tout m'était inconnu. Je n'avais aucune idée, aucune notion de l'intérieur de mon corps et à peine connaissais-je les noms des os des membres. J'étais dans un pays étranger, mystérieux, complexe, incroyablement bien agencé. J'attendais chaque séance pour reprendre mon voyage.

Cette matière, avec la sémiologie l'année suivante, purement descriptive, à l'image de la description d'un paysage par un géographe, m'a enthousiasmé. J'explorais un monde inconnu, grâce à un guide précis et précautionneux. Je n'avais pas l'impression d'apprendre. Nous sortions des sentiers battus de la science apprise jusque-là, avec ses formules et ses certitudes. Découvrir l'anatomie ressemble à la découverte d'un paysage qui se dévoile petit à petit, au fur et à mesure d'une lente progression « à la fois science et poésie (…) marchant au hasard (…) les cimes bleu derrière des sommets moins hauts, mais plus rapprochés (…) j'éprouvai un mouvement de joie réelle » [RE, 2011].

Premiers pas dans l'anatomie comme premiers pas dans la montagne. « Dès mes premiers pas (…) j'avais éprouvé un sentiment de joie (…) j'étais entré dans la solitude des [plans, des insertions, des irrigations et des innervations et] tout un monde nouveau se dressait » [RE 2011]. En anatomie, la description est minutieuse, précise, progressive. Elle laisse se dévoiler peu à peu la structure générale de l'objet observé qui n'est rien sans ce qui l'entoure. L'anatomie exigeait une description, une vue générale puis rapprochée, une science des détails, laissait se découvrir un panorama. Lors des examens, il me suffisait de visualiser intérieurement la partie anatomique que l'on me demandait de décrire, pour transcrire l'image persistante des dessins du professeur. Ses mots, son style, son intonation à l'évocation de telle ou telle région du corps, sa passion, tout se présentait à moi et « là, soudain, un évènement inexplicable s'est produit : je me suis enfoncé dans le terrain » [RO 2023]. En devenant capable, lors des examens, de rédiger une description minutieuse, dans une forme narrative sans m'en tenir à une carte trop simplifiée. L'anatomie et plus encore l'histoire racontée du corps, ses détails et ses bizarreries, m'était contée. J'avais un paysage devant les yeux. Un monde s'ouvrait, un gouffre dans lequel je pris plaisir à la contemplation. Jusque dans la manière de rédiger mes copies. Avec un succès indéniable !

La narration nous guide d'étape en étape. On voit l'aorte se dérouler/enrouler au sortir du ventricule gauche pour donner naissance aux carotides et à la sous-clavière gauche. Quoi de plus poétique que la veine grande azygos, azygos étant un nom forgé du grec au 16e siècle pour désigner « ce qui ne va pas par paire » ? Ou encore le « ganglion de la bifurcation », on imagine une patte-d'oie sur une route dans le désert, le vent, les poussières, une petite maison à l'embranchement, une possibilité de se protéger. Dans le corps humain, ce ganglion se situe à la bifurcation de la trachée en deux bronches et contribue à éliminer les particules dangereuses. Un peu plus bas sur les bronches, est « émise » une bronche plus petite appelée bronche de Nelson, comme l'amiral ! Pourquoi ce nom m'évoquant la défaite de Napoléon, procédé mnémotechnique assez efficace ? Pourquoi les deux bronches souches sont-elles différentes, l'une plus verticale que l'autre et les deux bronches de Nelson identiques ? Et ainsi de suite. L'anatomie projette dans une sorte de rêve. La description anatomique est évocation. Il est probable que les anatomistes des 16e et 17e siècles usaient d'analogies pour décrire les viscères. L'analogie, bien avant la science objectivante, est un procédé universel. Elle repositionne les êtres humains dans la grande chaîne du vivant, bien plus que l'anatomie comparée.

J'avais trouvé en ce professeur une analogie à cet espace – la montagne – qui ne s'est jamais dérobé devant mes besoins. Se sentir, sentir la joie, s'apaiser, appartenir, être enveloppé dans une aura de mystère autant que de « réalité », magnifiée par l'obscurité de l'amphi. Lire un cours d'anatomie du Pr G, c'était comme lire un « topo » d'une voie d'alpinisme. Chaque étape est décrite, chaque perception du lieu est précisée, chaque danger est signifié. En décrivant le plexus veineux hémorroïdaire, enflammé lors des crises d'hémorroïde, le professeur nous rappelait à notre « réalité » d'étudiant, de ce travailleur intellectuel que nous serons et à « ce qui nous attendait en restant ainsi assis toute la journée sur les bancs de la faculté ». La vie s'en mêlait et faisait prendre sens à la description.

Certaines parties du cours n'étaient, malheureusement, pas dispensées par le professeur, mais par des assistants, peut-être même des internes en chirurgie. L'enseignement en travaux dirigés d'une partie du cours d'anatomie se faisait dans les salles de dissection.

Il faut se représenter ce à quoi de jeunes gens de 18 ans sont tout d'un coup confrontés. Les TD avaient lieu tous les soirs de 17h30 à 19h. Nous savions tous, avant le début des cours que nous devrions faire des dissections de cadavre et nous redoutions le moment où nous passerions la porte des salles, où nous verrions pour la première fois des cadavres souvent pour la première fois de notre vie. Au 8e étage de la « nouvelle faculté de médecine » des Saints-Pères. La première fois, je montai à pied par les escaliers monumentaux pour retarder le moment décisif. Je redoutais l'odeur de formol, que l'on commençait à sentir dès l'étage inférieur. Les portes étaient fermées à clé. Tout le groupe d'étudiants attendait sur le palier. Puis un assistant ouvre la porte et j'aperçois les billards sur lesquels sont étendus les cadavres. 48 billards alignés en 6 rangées de 8. Sur chaque billard, un corps. Des corps dont il nous est d'emblée interdit de penser comme à des êtres qui furent vivants. La peur, les pensées qui nous assaillent, des pensées magiques, fort peu scientifiques. Ces personnes – je n'ai jamais pu me détacher de l'idée qu'ils furent vivants – dont l'âme rôdait et nous jugeait. Qui était ce vieil homme maigre que j'allais devoir découper ? Etait-il d'accord ? Probablement, car il avait « donné son corps à la science ». Pouvait-il se douter de ce qui l'attendait ? Alors je lui donne un nom, lui parle pour m'excuser et redouble de précautions pour ne pas le mutiler. Mes collègues me trouvent ridicule. Eux s'en sortent par la dérision et le détachement. Détachement qui me semble une parade. Ils déserteront bientôt les salles de dissection.

Je me raisonne. Ce ne sont que des corps. Des corps dont la vie s'est arrêtée à tous âges et dont l'âge ne veut plus rien dire. Ils sont peut-être conservés dans le formol et une chambre froide depuis des années. Hommes comme femmes. Leur nudité exposée est embarrassante, impudique. Il y a même une femme paraissant jeune, dont la mort n'a pas entamé une beauté certaine, renforçant le questionnement sur la personne qu'elle a peut-être été et dont nous ne saurons rien, dont nous ne devons rien savoir. De quoi a-t-elle pu mourir ? Un corps m'est assigné, avec trois camarades. Un vieil homme chauve, la couronne des cheveux en bataille, assez maigre, musclé. La peau tendue de son visage, la proéminence des dents tendant des lèvres émaciées et sèches me suggèrent Ramsès II. Ce sera son nom…

Je serai prêt à me battre, telle une Antigone, pour respecter et honorer mon Ramsès. Rendre les honneurs, ne pas laisser le corps être la proie d'étudiants négligents, afin que nous, les apprentis médecins, hommes de la science de la grande séparation entre nature et culture, nous nous permettions de traiter ces cadavres en défunts et pas seulement en objets de laboratoire. Le monde des défunts n'est peut-être pas si éloigné du monde des vivants… En occultant cette dimension anthropologique, traiter des cadavres en objets d'étude formate le jeune étudiant à une distanciation du corps, à une relation sans paroles avec le mort, alors que ce qui fait l'humain ce sont les modalités de sa relation avec les défunts, le dialogue qu'il entretient nécessairement avec eux. Dans l'apprentissage médical, on doit comprendre, assimiler et accepter de mettre l'autre à distance, de refuser toute rencontre, toute réciprocité. Le médecin apprend à lire le corps, à le lire comme une carte (théorique) et non comme un paysage (vivant). Entrer dans une salle pleine de cadavres, c'est avoir tout cela en tête, de manière implicite tant ces questions ne sont jamais traitées dans le cursus du futur médecin. J'ai supposé que cette entrée précoce en matière faite de dialogue impossible, de mise à distance de l'autre – de négation d'un autre possible – pour ne plus considérer que son corps comme chose sur laquelle le médecin peut, doit intervenir était là non seulement pour nous apprendre l'anatomie, mais aussi pour nous façonner, pour nous faire devenir médecins.

Il me faut respirer profondément, m'extraire du contexte, me concentrer sur un seul corps pour parcourir la distance qui sépare le corps qui m'est assigné du pas de la porte. Concentration extrême, je marche dans un tunnel, je n'entends et ne vois rien. L'enseignant nous demande de nous asseoir autour des billards. On ne va pas toucher les cadavres le premier jour. Il nous faudra d'abord amener la trousse de dissection dont l'enseignant nous détaille le contenu. Scalpel, pince, petite scie, gants… Il commence un cours d'anatomie sur le membre supérieur. Je n'écoute pas, personne n'écoute. Je suis, nous sommes tétanisés d'être dans cette chambre des morts. Le livre d'anatomie que lit l'enseignant – que l'on pourrait tout aussi bien lire nous-mêmes, nous allions le découvrir très vite – n'est certes pas le livre des morts tibétains. Aucun sens, aucune pensée n'émerge pouvant nous rassurer sur notre présence dans cette salle. L'enseignant fait ce qu'il peut. Il n'est pas à la hauteur du professeur et encore moins dans des conditions, dans un contexte si défavorable.

Nous avons fini par disséquer les cadavres. Une fois la personne oubliée, le corps pouvait redevenir un objet de curiosité. Cela m'a pris du temps. Je passais de longues minutes, revenant à la maison les soirs de dissection, à me laver les mains, les libérer de l'odeur du formol et surtout tenter de les épurer de toute « humeur mortifère », de toute potentielle influence néfaste du mort qui me hantait dans mes rêves. Entre curiosité et peur, je pris la tête d'un petit groupe d'étudiants qui désirait explorer le corps, tout en faisant montre de respect. Ce fut la seule manière pour moi de dépasser la peur. Nous n'étions qu'un petit groupe, très minoritaire. Un autre petit groupe avait pris le parti de « la déconnade » carabine. Autre manière de vaincre, de mettre sa peur à distance. La plupart ont petit à petit déserté la salle de dissection. Au point que le professeur a dû intervenir : les TD étaient obligatoires et il ferait l'appel à l'entrée, tous les soirs. Les étudiants avaient trouvé la parade : ils quittaient la salle dès que le professeur était parti. Un soir, il nous a enfermés dans la salle ; il ne viendrait ouvrir qu'à l'heure de la fin de la séance. Ce soir-là, il y a eu une panne d'électricité. Nous étions dans le noir, à devoir tâter des cadavres pour nous orienter vers la porte, fermée. Tout le monde criait, paniquait, tapait à la porte. Il n'a jamais recommencé, les étudiants l'ayant menacé de grève. Et ces TD se sont étiolés dès la fin du premier trimestre.

L'anatomie comme science et matière à enseignement relève d'une dialectique bizarre. Elle peut être une description poétique et passionnée de ce qui nous constitue et elle peut être une confrontation à nos mondes intérieurs et mystérieux. Comme le postule la philosophe Joëlle Zask, elle peut être un objet d'usage, ou un objet instrumentalisé ou utilitaire. Dans « l'utilisation », « la chose dont je m'empare est ravalée à un simple moyen que je conforme à mes besoins » [ZJ 2022]. C'est ainsi que j'ai perçu, dans ma scolarité, la façon dont on nous enseignait les sciences ou les humanités. Un savoir « utile », pour ma propre gouverne, pour mon insertion professionnelle, pour réussir dans la vie. Pas un savoir vivant, objet de curiosité, d'expérience. Dans « l'instrumentalisation », la situation est inverse « cette fois c'est le sujet qui est assujetti à un objet quelconque, par exemple (...) la volonté d'un supérieur hiérarchique » [ZJ 2022]. Comment situer l'enseignement de l'anatomie dès la 2de année de médecine ? Assujettissement, car, trop tôt enseignée et trop vite oubliée, il ne sert qu'à un façonnage de la pensée et de la conduite à tenir : penser le corps comme un agrégat de parties, penser le corps mort, déshumanisé. Moyen au service d'une fin implicite, simple utilisation des corps dans la dissection. A contrario, un usage respectueux, plutôt qu'une utilisation et son instrumentalisation, « suppose[rait] une relation d'égalité et de mutualité entre un sujet qui explore et un objet dont les virtualités sont multiples » [ZJ 2022]. Nous en étions loin. La médecine est bien inscrite dans notre modernité politico-économique utilitariste.

Le cours du professeur m'a permis de dessiner, d'apprendre à dessiner, à y prendre plaisir, à recommencer cette exploration graphique. Ce n'était plus le cas avec les TD, ou nous n'avions pas les conditions nécessaires pour dessiner – pas de table, mis à part le billard et son macchabée – et pas de guide d'exploration, l'enseignant ne savait pas dessiner et restait schématique. Cependant, telle qu'elle était organisée, la dissection a échappé à la maîtrise et au contrôle des enseignants. Une démarche personnalisée, individualisée d'exploration devenait possible par le simple fait d'une absence de contrôle de ce qui s'y faisait, réduisant la soif d'instrumentalisation inhérente à la formation scientifique de notre institution de formation. J'ai pu fait usage du corps et de l'obligation de disséquer. L'enseignant m'a laissé l'explorer par mes propres voies façonnant la possibilité d'une « expérienciation » personnelle. « Personne ne peut vivre une expérience à la place ou par l'intermédiaire de l'autre. Soit l'expérience est mon expérience, soit ce n'est pas une expérience (...) Par opposition au dressage ou à l'instruction, toute éducation véritable suppose cette autoactivité » [ZJ 2022].

Je ne crois pas que le professeur ait été au fait de ces considérations. C'était sa manière d'enseigner, tout comme l'organisation des TD et l'enfermement qu'il nous avait imposé. Le manque de contrôle – le rapport de force avec les étudiants à cette époque ne lui était sans doute pas très favorable – explique peut-être le laisser-aller en séance de dissection, qui a conduit à maintenir ouverte la possibilité de l'expérienciation. C'est par la grâce de cette possibilité de construire mon propre usage de l'anatomie que j'ai pu apprendre. En ce sens également, c'était un « bon professeur ». Ce que je percevais de lui me convenait, me suffisait, me convainquait qu'il avait su « instaurer un rapport au savoir comme processus créateur pour penser ». Il suffit parfois de peu de chose pour accepter de s'immerger dans l'apprentissage scolaire. Et de peu de choses pour en être détourné.

7- La sémiologie en troisième année

« Depuis que les hommes réfléchissent, il existe une autre forme de pensée, celle qui à travers les objets nous mène au-delà d'eux ».

Il entra dans la salle des fêtes de l'hôpital de Bicêtre où nous avions déjà pris place. Il monta sur l'estrade. Je l'avais déjà aperçu dans les jardins de l'hôpital où il nourrissait les nombreux chats rôdant dans les jardins. On disait qu'il habitait dans l'hôpital, sous les combles. Il monta les marches avec une raideur due à ses chaussures orthopédiques. Probablement un appariteur venant nous informer de l'absence d'un professeur.

« Savez-vous à quoi on reconnaît le diabète ? Il suffit de goûter les urines. Pas besoin de laboratoire. Vous avez le diagnostic aussi sûrement qu'une analyse de laboratoire. Cela n'est peut-être pas suffisant pour ajuster le traitement et encore... Vous n'y croyez pas ? » Il nous regarde, hilare et bienveillant.

Nous sommes dégoûtés. Jamais on ne tremperait son doigt dans les urines d'un patient. Encore moins mettrions-nous ce doigt à la bouche. Qui donc était ce vieillard faisant des blagues salaces ?

« Je suis votre professeur de sémiologie dit-il enfin ». Personne n'y croit. Il est trop vieux. S'il se promène dans les jardins de l'hôpital, cela signifie certainement qu'il est un pensionnaire de l'hospice. Pauvre homme déjà gâteux.

Je regarde les arbres de la cour par les fenêtres en hauteur, de vieux rideaux protégeant du soleil en cas de besoin. J'avais bien noté ces cours de sémiologie dans notre emploi du temps. Qu'est-ce que cela pouvait être, la sémiologie ? Je n'en avais pas la moindre idée. Au vu de l'entrée en matière, je n'étais pas rassuré. Je craignais l'ennui, les heures passées à regarder les oiseaux par la fenêtre en attendant la fin du cours. Un vieux pervers va nous faire un cours de je ne sais quoi.

Un ancien tableau d'école, bien petit pour une aussi grande salle, trône sur l'estrade. Le vieil homme s'est assis derrière le bureau. Il est venu les mains vides, sans document, comme s'il n'avait rien préparé. Il écrit son nom à la craie. Professeur D. Il a dirigé le service de médecine interne de Bicêtre.

Un collègue, un redoublant, vient s'asseoir à côté de moi. « C'est vraiment le professeur D. Tu verras, il est extraordinaire. La plupart des cours, on peut les sécher. Pas ses cours. Il nous explique ce qui n'est jamais écrit dans les polycops ».

Il continue. « En devenant des chercheurs de traces, vous deviendrez de bons médecins ». Il commence à vraiment me plaire. Il parle lentement, calmement, la voix légèrement chevrotante. Contrairement aux autres enseignants, il n'a pas commencé par nous informer des rigueurs de l'examen à venir, à nous mettre en garde contre quoi que ce soit. On sent une immense expérience et un respect de ses « futurs collègues » comme il nous appelle.

Grâce à son enseignement, je comprendrai ce qu'est la sémiologie, son importance. « Connaître les signes de santé ou de pathologie sans présager des maladies elles-mêmes est incontournable. Par cette connaissance fine, opératoire, pratique, vous serez ou pas des médecins compétents ». Son enseignement vise, nous précise-t-il à « ancrer en nous la vraie démarche de la médecine ». Ce n'est plus de la science à proprement parler. Plutôt un savoir, une connaissance fine de ce que donne à voir chaque malade. Ce que l'on ne peut récupérer qu'au « lit du malade » [BM 1992].

« Il y a longtemps que je ne pratique plus la médecine et je tiens à vous transmettre mon expérience d'avant », nous dit-il d'emblée. « A mon époque, les moyens modernes de diagnostic existaient peu : laboratoire ou radiologie. Pour arriver à un diagnostic, on devait tenir compte de tous les détails observables. Même les plus infimes ou les plus apparemment insignifiants. Je regrette que la médecine moderne, grâce ou à cause de ses facilités, s'éloignent de l'observation attentive, soigneuse. Raison pour laquelle je continue à enseigner cette matière. A essayer de vous convaincre de l'utilité de l'examen clinique approfondi ».

Il ne se faisait pas d'illusions. C'est dans son service que la première section de réanimation médicale avait vu le jour. Dans ce genre de service, « l'urgence impose de chercher vite, de ne pas perdre son temps » dans un examen médical approfondi. « Il ne faudrait pas que cela devienne la norme de la pratique en dehors de l'urgence. Je déplore que nous ne formions plus que des médecins pressés, pour qui toute situation est urgente et nécessite des réponses immédiates ». Ce premier discours m'a immédiatement conquis. La sémiologie semblait corroborer mes raisons de faire médecine.

J'adhérais à son discours dont j'ai pu mesurer la pertinence plus tard dans mes fonctions au Maroc. Les techniques modernes n'y étaient pas disponibles. La précision de l'analyse sémiologique que nous avait transmise ce vieux professeur m'a effectivement permis de sauver un grand nombre de patients.

Quelques décennies plus tard, l'examen clinique a presque disparu. Le bon sens clinique ne fait plus recette. Les technologies les plus avancées en tiennent lieu, très coûteuses et pas si souvent plus informatives que l'examen clinique.

Chaque année, une matière, un professeur, une situation avait revigoré ma motivation à poursuivre les études. En première année, ce furent les groupes de parole. En deuxième année, l'anatomie était une découverte quotidienne. En troisième année, la sémiologie joua ce rôle. Enfin, on rentrait dans « le vif du sujet », on commençait à raisonner en médecin et plus seulement selon les canons de la science roborative, disciplinaire, segmentée, objectivante et scolaire enseignée jusque-là. Je sentais bien qu'une telle focalisation scientifique était destinée à nous formater à une représentation du vivant et plus tard de la maladie, comme une grande mécanique qu'il nous appartiendrait de régler et d'entretenir. J'éprouve encore aujourd'hui une grande réserve face à l'idée mécaniciste du vivant, corroborée par cette idée du vivant que Primo Lévi exprime : « la matière vivante est en perpétuelle transformation et non une chose fixée » [LP 2005].

J'ai aimé cette discipline parce qu'elle ressemble à l'ethnographie. Les états pathologiques sont des associations de signes de base que l'on apprend à repérer, à distinguer. Comme la fièvre, la céphalée ou les réflexes. Ces signes, bien identifiés, permettent de reconnaître chaque situation rencontrée. La démarche ressemble au décryptage des lignages dans une population, à ce que Lévi-Strauss a appelé « anthropologie structurale » [LSC 2003]. Les signes médicaux permettent d'y voir un peu clair dans une situation singulière comme les structures sociales de base aident à comprendre la culture propre à chaque groupe humain sans pour autant envisager les groupes humains comme de simples assemblages. Je n'avais pas le bagage scientifique et intellectuel pour identifier cette analogie que je fais aujourd'hui entre sémiologie médicale et ethnologie. Je sentais que mon attrait pour « la géographie » s'y trouvait réanimé. Une approche non pas scientifique au sens de lois et de règles, une approche descriptive, nous donnant les outils nécessaires pour notre propre observation.

Les signes de la sémiologie sont inscrits sur le corps et dans la parole des patients comme les mots dans un livre ou les traces des animaux dans la nature. Nous devons apprendre à les lire. Tels des archéologues nous apprenons à pister et décrypter des traces dans des couches successives de réalité vécue témoignant d'une histoire. En sémiologie, il ne faut pas avoir d'idée préconçue de pathologie. Présupposer la présence d'une maladie nous focaliserait sur les signes les plus spécifiques, les plus évidents. La démarche sémiologique est ouverture à la trace, à l'exploration. Si elle se focalise sur la « pathologie » comme on nous apprendra à le faire dès l'année suivante, on risque de perdre la trace, d'arrêter sa recherche, de s'en tenir à la vérification de ce qu'on s'attend à trouver. En imaginant a priori la pathologie plutôt que de rechercher soigneusement les signes on tentera de la débusquer, négligeant de prêter une attention suffisante à l'intégralité des traces qui nous aurait peut-être évité d'emprunter de fausses pistes auxquelles nous conduisent parfois les démarches de dépistage de masse les plus récentes. Dans un cas, on explore, guidé par les traces. Dans l'autre, on se focalise sur une présence supposée, dont on ne recherchera que les signes spécifiques et évidents. Ce fut ma déception en quatrième année. On ne pistait plus. On débusquait la maladie. Cela reste une difficulté pratique pour les médecins aujourd'hui [MB 2023] [RO 2023].

Parce qu'un même signe peut prendre diverses significations en fonction de l'état de la personne, de son histoire et de son mode de vie sans être spécifique à tel ou tel organe ou telle ou telle maladie, le « pistage sémiologique », l'examen soigneux et exhaustif du patient, prend tout son sens. Il exige de s'intéresser au singulier. Il exige de « narrer une histoire ».

Rien à voir cependant avec « l'histoire de la maladie » que, plus tard, on aura à apprendre à rédiger. La maladie a bien une histoire, que l'on ne peut pas néanmoins réduire à une sorte de chronologie inéluctable, à une succession d'évènements concourant inéluctablement à la situation présente. Si la maladie a une histoire, elle est complexe. Elle traduit un ensemble de « ce qui est tissé ensemble. Les constituants sont différents, mais il faut voir comme dans une tapisserie la figure d'ensemble » [EM 2005]. Un bon exemple concernant la maladie est donné par l'historien de la maladie Mirko Grmek qui pensait qu'une maladie ne pouvait être correctement expliquée que relativement à toutes les autres maladies, exigeant de la comprendre au travers de la fréquence et la gravité de toutes les autres maladies à une époque donnée [GM 1983]. La simple chronologie des signes d'une pathologie est insuffisante pour en saisir toute la complexité et pour être capable d'en venir à bout, surtout à l'échelle d'une population. L'histoire du choléra au Maroc que je relate plus loin en fait foi. Le présupposé pathologique qui « modélise et stylise l'observation et exclut le négligeable » [MB 2023] devrait être réinterrogé.

La sémiologie ne relève donc pas d'une recherche de généralisation. Si les signes eux-mêmes sont généraux, ils ne prennent sens que relativement à d'autres signes, dans un ordonnancement toujours singulier. La forme narrative va permettre d'en relater l'ordonnancement particulier. En relisant l'histoire qu'il a élaborée, le médecin peut entrevoir ce dont souffre son patient, percevoir la « tapisserie » dans son ensemble. La sémiologie évite les spécifications trop rapides : on examine un genou, pas une entorse. Le diagnostic d'entorse résultera de l'association de signes, qui, regroupés dans un certain ordre, en permettent l'interprétation. La description précède la compréhension. Elle doit être le plus neutre possible. La nosographie précède la nosologie. Je découvrais que l'écriture des signes, objet de l'apprentissage de la sémiologie médicale, devenait, autant que l'anatomie, une base essentielle.

Base essentielle, car la perspective adoptée aspire à se représenter le monde tel que composé par l'autre ; c'est bien le malade qui présente ses signes au médecin-défricheur. « Adopter la perspective de l'autre, son point de vue, c'est comprendre par la subjectivation » [DP 2022]. Adopter la perspective de l'autre est difficile. L'anthropologue Georges Devereux, inventeur de l'ethnopsychiatrie, en a fait son objet de recherche. Il a étudié comment la population mohave du sud de la Californie envisageait les questions de maladies mentales, en adoptant leur perspective sans jugement autre que comparatif. Il a été très étonné : les personnes chez qui il avait décelé des symptômes d'autisme n'étaient pas considérées comme des malades, plutôt comme des personnes en possession d'un don précieux et ces personnes étaient plus souvent chamanes que les autres.

Nous occidentaux nous focalisons sur le comportement individuel et son rapport à la norme sociale. Les signes repérés sont interprétés dans un cadre pathologique (étiologie), l'anomalie repérée devenant immédiatement quelque chose d'anormal, à rectifier. Pour les Mohaves, comme pour beaucoup de civilisations contemporaines, les maladies sont comprises comme résultant des relations entre le monde des vivants et le monde des défunts, entre « nature et culture ». Le comportement de ceux que nous nommons autistes est interprété dans cette perspective et repose sur ce schème explicatif des maladies. Les autistes ne parlant pas sont assimilés à des morts et sont vivants ; ils sont de ce fait les intercesseurs désignés du monde des vivants avec le monde des morts. Ainsi, selon la perspective, un même signe peut être considéré comme relevant d'une pathologie, ou au contraire comme un don. En privilégiant la nosographie purement descriptive et classificatoire, la perspective qu'offre la sémiologie médicale permet de se focaliser sur le signe et non sur l'interprétation du signe. La question des causes, des mécanismes – l'étiologie – n'est pas son objet. On comprend mieux ainsi ce qui différencie la perspective psychiatrique de la perspective mohave sur la question de l'autisme : c'est bien le système explicatif, étiologique des maladies qui produit l'interprétation et conditionne les réponses [DG 1996]. On comprend mieux également pourquoi la sémiologie permet d'ouvrir à l'acceptation de différentes perspectives et permet d'accepter la complexité.

La démarche sémiologique m'a toujours semblé offrir le plus de perspectives à la démarche médicale, car laissant apparaître la perspective du malade, dans une approche symétrisante par laquelle le malade s'exprime, donne à voir et à entendre. Presque l'inverse de la démarche diagnostique inspirée du modèle du laboratoire. Dans le laboratoire, on « isole des éléments que l'on tend à confondre avec la réalité » tout entière [RO 2023], on y crée les conditions d'émergence de ce que l'on veut voir apparaître dans notre propre perspective.

Cette réduction de la réalité est si fréquente dans la démarche médicale qu'un de mes confrères a inventé un néologisme pour l'illustrer : « l'incidentalome ». Un incidentalome est un problème médical trouvé alors que l'on ne le cherchait pas. Il n'a été repéré que par la puissance des instruments que l'on utilise souvent à d'autres fins et serait probablement resté muet sans cette découverte fortuite. Sans le principe selon lequel une anomalie signe une pathologie, confondant anomalie et anormal [CG 2015], ces anomalies ne seraient pas repérées, ou seraient interprétées autrement. Ce sont les conditions mêmes de l'observation qui déterminent la nature de l'objet observé et qui « contraignent les observés à obéir à ce modèle » [DV 2014].

Afin de comprendre nos patients, il faut dépasser les modèles et « sans cesse retourner sur le terrain », vers l'observation fine et ouverte, ne jamais renoncer au singulier en pratiquant une « lecture patiente et précise, une sensibilité aux allusions et aux analogies, une capacité à visualiser l'espace, une imagination puissante et illimitée ». Nos médecins devraient mieux apprendre à « résister aux deux tentations de la prédiction et de la répétition qui fabriquent une cohérence artificielle ». Si la maladie parle ou émet des signes, « le problème est que son langage n'est pas toujours clair ». Si on néglige les indices, il devient impossible d'envisager la complexité. Réduisant la complexité à un ensemble de mécanismes simplifiés, on oriente la pratique médicale vers une opérationnalité certes efficace mais souvent désespérante pour la vie de chacun [RO 2023], car « le malade veut savoir et c'est lui qui décidera ».

C'est que « le progrès fait disparaître cette fonction du médecin dans le cadre général du processus de technicisation du monde » nous rappelle Karl Jaspers. Ce qui manque tant dans les études de médecine, conclut ce philosophe, tient au fait que la pensée ne devrait pas s'arrêter à la connaissance scientifique. « Depuis que les hommes réfléchissent, il existe une autre forme de pensée, celle qui à travers les objets nous mène au-delà d'eux » [JK 1970]. Pour devenir médecin au sens plein du terme, le médecin ne devrait pas se laisser dominer par ses seules connaissances, se laisser égarer par « la réalité » perçue comme reflet fidèle du réel.

8- La découverte de l'hôpital : le mini stage d'observation en service de médecine

Une femme était dans le coma et elle n'avait plus droit à l'intimité. Elle ne s'en apercevait pas, de toute façon.

En troisième année, nous avions un stage de découverte de la médecine hospitalière. Je fus affecté dans le service de réanimation médicale de Bicêtre. Il s'agissait d'un stage d'observation et d'immersion. En tant qu'étudiants en médecine nous étions affectés pour une semaine dans des services qui devaient théoriquement nous accueillir, nous guider, nous mettre sur les pistes de l'observation. Il n'en fut malheureusement rien. Personne n'avait le temps de s'intéresser à ces jeunes étudiants dont on ne comprenait pas la présence, plus dérangeante qu'autre chose. Je ne savais pas ce que je devais faire ou ne pas faire, où me mettre pour ne pas perturber les soins. Je n'eus aucune possibilité de suivre un externe ou un interne, de poser des questions, de comprendre le fonctionnement du service et encore moins les problèmes ayant conduit à hospitaliser les patients. Je déambulais dans les couloirs, essayait de regarder dans les chambres, n'osant pas y entrer. J'étais plongé dans un milieu que je ne comprenais pas.

Si j'avais osé rentrer dans les chambres, j'aurais pu essayer de décrypter les pancartes, sources essentielles d'information immédiate à l'époque. Les portes restaient grandes ouvertes. Dans l'une d'elles, une jeune femme était allongée, nue sur un lit. Elle avait un tuyau dans la bouche et j'entendais une machine qui envoyait de l'air par le tuyau. Elle avait aussi une perfusion dans le bras gauche. Tout semblait calme. Je n'osais pas la regarder, elle était nue, très belle. Une infirmière passa et me dit « T.S ». J'ai cherché plusieurs jours ce que signifiait « T.S ». Comprendre tout d'un coup que cette très belle jeune femme avait fait une tentative de suicide fut un choc. J'avais une peine immense pour elle, qui avait voulu mourir (peut-être) et qui était entre la vie et la mort. Je ne pouvais pas m'empêcher de penser à son corps éminemment désirable. J'avais honte de mes pensées si peu médicales. Cette image érotique persistera longtemps venant perturber ma compréhension du fait que les médecins livraient un combat pour la tirer d'affaire. J'étais en colère contre l'hôpital qui laissait cette porte grande ouverte. Une femme était dans le coma et elle n'avait plus droit à l'intimité. Elle ne s'en apercevait pas, de toute façon.

A l'hôpital comme ailleurs, les attitudes ou les comportements que l'on peut ressentir comme délétères peuvent s'expliquer rationnellement. Laisser la porte grande ouverte permettait d'organiser une surveillance de tous les instants. Il s'agit d'avoir la situation à l'œil, d'être sous le regard en permanence. La personne n'est plus une personne, elle devient un cas, une situation à contrôler et régler. Dans tous les lieux de pouvoir, il faut surveiller [FM 1975]. L'intimité n'est plus une question dès lors qu'une surveillance est requise. Toute situation de soumission ou de soin réclame surveillance. Jérémie Bentham avait imaginé une prison organisée selon ce principe de surveillance constante et généralisée, appelée « panoptique ».

9- Faire fonction d'infirmier sans compétence réelle

Sans y comprendre grand-chose, j'avais cependant saisi une idée forte : le médecin est le premier médicament de son malade. Je me sentais le droit d'agir selon cette réflexion.

Lundi 2 septembre 1974 à 14h30. Je me présente à l'entrée réservée aux professionnels de l'hôpital de Bicêtre, la porte à droite du passage pour les voitures. Un porche façon 19e siècle. De l'autre côté, les vieux bâtiments de 3 étages, disposés en longs immeubles parallèles ou perpendiculaires. Entre les immeubles, des rues bordées de tilleuls, encombrées de véhicules garés. Pour ma part, j'arrive en vélo. Je connais un peu les lieux. La salle des fêtes, notre salle de cours, est dans l'une des travées vers la gauche. Le service dans lequel j'ai effectué le stage d'observation se situe non loin de là. J'ai été affecté au service de psychiatrie (ouverte) de l'hôpital de Bicêtre comme faisant fonction d'infirmier l'après-midi. Une personne à l'entrée m'indique le deuxième bâtiment sur la droite, après le deuxième porche. Elle me demande de passer ma carte de pointage dans la machine. Je ne sais pas où se trouve cette carte. La femme me montre un tableau d'affichage. Les cartes sont glissées dans des réglettes et classées par ordre alphabétique. Les soignants qui arrivent prennent leur carte, la passent dans la machine et la remettent en place sans même y prêter attention. Ils referont le même geste huit heures plus tard, chaque jour. Et je ne le ferai qu'un seul mois de ma vie.

Une fois la troisième année de médecine validée, il nous était possible de travailler dans des services hospitaliers. J'étais allé au bureau du personnel de l'hôpital de Bicêtre pour poser ma candidature à un « petit boulot d'été ». Gagner un peu d'argent en découvrant l'hôpital de l'intérieur me semblait deux bonnes raisons de postuler, hôpital dans lequel j'allais ensuite faire une succession de stages. A part quelques visites de proches dans des cliniques ou à l'hôpital et le mini stage de découverte quelques semaines auparavant, je n'étais jamais entré dans un hôpital. Je ne savais pas comment cela fonctionnait. Je ne savais rien faire de concret. Aussi pensais-je qu'on me proposerait un poste de brancardier ou de garçon de salle. Le poste proposé est un poste de « faisant fonction d'infirmier » pour toute la durée du mois de septembre. Pendant tout l'été, m'accompagnant dans mes courses en montagne, je m'inquiétais. Rien ne nous avait été enseigné des gestes infirmiers ou des gestes techniques de base. Encore moins de la relation au patient. Comment allais-je faire ?

Le service d'après-midi commence à 15 h et se termine à 23 h. Je trouve sans difficulté le service au premier étage du bâtiment à droite après le porche. Je suis un peu en avance et décide d'aller me présenter dans le service. J'arrive dans une grande salle communiquant par une porte avec une autre salle équivalente. Dans chaque salle, une quinzaine de lits sont alignés de chaque côté d'une allée centrale. Les lits sont tous occupés. C'est un service d'hommes exclusivement. Certains sont allongés sur leur lit, d'autres déambulent dans la travée. Ils n'ont pas le droit de sortir.

Mon rôle ne m'a pas été expliqué. Il n'y a aucun autre professionnel dans la salle et pas davantage dans le carré des infirmières entre les deux salles. Je remarque un chariot portant des dizaines de petits flacons sur lesquels sont inscrits les noms des patients. Je devine qu'ils contiennent les médicaments à prendre le soir. Est-ce mon rôle de les distribuer ? A quelle heure ? Sur le chariot, il y a plusieurs seringues – en verre – dans une petite bassine oblongue en métal. J'apprendrai son nom : un haricot. Les seringues semblent remplies, prêtes pour l'injection. Chacune est munie d'une grosse aiguille.

Certains patients viennent me trouver. « Tu es le nouvel infirmier ? ». « Comment tu t'appelles ? ». « D'où viens-tu, où habites-tu ? ». Cela me permet d'engager une conversation, de ne plus penser à ce que je dois faire. Survient alors une infirmière, une vraie, une diplômée, celle de la salle d'à côté, à 15 heures pile. Elle me donne rapidement quelques informations. Dîner à 17h30. Médicaments dans la foulée. Toilette et couchage vers 20 h. Extinction des feux à 21 h. Il me reste 2 heures jusqu'à la fin de mon service à 23 h. Je lui demande quoi faire des seringues. Elle me répond brutalement que c'est à moi de faire les injections intra musculaires. J'essaie de lui dire que je n'ai pas appris, que je ne sais pas faire des piqûres. Elle ressort, furieuse qu'« on lui ait encore mis un incompétent ». Je suis d'accord, mais cela ne résout pas mon problème. Il me faudra aller la trouver au moment de la distribution des médicaments pour la regarder faire les injections, lui demander deux ou trois conseils qu'elle consent finalement à me concéder laconiquement. En l'observant, je comprends qu'il faut repérer le quadrant supéro-externe de la fesse et, après désinfection, y planter l'aiguille perpendiculairement à la peau, puis adapter la seringue à l'aiguille et, après avoir légèrement tiré sur le piston pour vérifier qu'on n'a pas piqué dans un vaisseau sanguin, appuyer doucement, fermement et régulièrement sur le piston pour injecter tout le liquide contenu dans la seringue.

Je suis plutôt habile de mes mains et réussis du premier coup. Les patients piqués ne se plaignent pas. « Tu ne fais pas mal », me disent-ils. Je pense qu'ils sont compatissants. Une fois cette compétence acquise le premier jour, je me sens plus léger en revenant le lendemain. Les deux dernières heures entre 21 h et 23 h ne m'avaient pas semblé longues. Tout juste le temps de finir ma tournée. Les jours suivants, ma technique s'affine et je deviens plus rapide pour finir ma tournée avant 21 h. Cela va être long, comme cela, tous les jours. Je dois prévoir de quoi m'occuper le soir. J'apporterai un livre. Je suis rapidement rappelé à l'ordre par la surveillante, passant par-là : « Il est interdit de lire pendant le service, rangez-moi ça. Votre travail est de surveiller les malades et de répondre à leurs sollicitations ». La situation se compliquait.

Ces deux heures creuses me semblaient interminables. Et pas moyen de partir plus tôt. Il fallait attendre la relève et de toute façon il fallait pointer.

Petit à petit, je m'aperçus que certains patients ne dormaient pas et je pris l'habitude d'aller les voir, de parler avec eux, de leur donner un peu de présence. Cela m'a donné l'idée d'organiser des échanges l'après-midi. Les séances photo étaient une habitude dans ma famille. Pourquoi ne pas en faire autant avec les malades ? Je leur proposais de regarder des photos, si possible des diapositives que j'amènerais, ou qu'eux se feraient amener. La plupart ont été ravis de la proposition. Ils ont fait apporter des photos par leurs proches. Quand c'était des diapositives, ils commentaient la photo devant les autres patients. J'avais organisé cela d'abord pour éviter mon propre ennui, pour finir par découvrir à quel point les patients eux-mêmes s'ennuyaient. Toute la journée, tous les jours, sans désirer pour autant sortir et rentrer chez eux, trop angoissant. M'occuper des gens qui tournaient en rond reposait sur une espèce de certitude intérieure : on peut, avec peu de chose, améliorer la vie des gens, instaurer une chaleur humaine. Calmer les malades sans les assommer de médicaments.

Si j'étais totalement naïf en matière de soins infirmiers, j'avais malgré tout déjà assimilé quelques pistes à propos de santé mentale. J'avais lu ce livre de Balint qu'une personne avisée m'avait donné quand j'étais en première année. Sans y comprendre grand-chose, j'avais cependant saisi une idée forte : le médecin est le premier médicament de son malade. Je me sentais le droit d'agir selon cette réflexion. J'avais bien en tête certaines phrases de Ronald Laing à propos des ressentis internes des schizophrènes pour qui « toute perception [peut entraîner] une menace de confusion » [LR 1970]. Je n'avais aucune idée du diagnostic de « mes » patients. Etaient-ils schizophrènes ? J'imaginais que non. J'aurais dû me méfier. Ma proposition de visionner des images et de les commenter pouvait être dangereuse pour certains patients. Je n'avais pas imaginé non plus à quel point l'ennui pouvait leur être nécessaire. Les propos de Laing étaient pourtant clairs : « toute technique qui s'intéresse à l'autre sans se préoccuper du soi, au comportement sans tenir compte de l'expérience, aux relations en négligeant les personnes qu'elles impliquent, aux individus sans tenir compte de leurs relations ne fait que perpétuer la maladie qu'elle prétend guérir » [LR 1969]. Je n'étais que très vaguement conscient des risques que je prenais : provoquer des décompensations délirantes ou violentes, ou ne pas assez tenir compte de ce que sont les patients, sans avoir travaillé au préalable avec chacun la dimension de leur soi, de leur vie, de leurs relations.

La surveillante est passée, un des derniers jours de ma présence dans ce service et m'a vigoureusement reproché ce que je faisais de manière totalement inconsciente. Non seulement je faisais courir des risques aux patients, mais je prenais des risques pour moi-même : visiblement, elle savait de quoi il en retournait. Comment certains patients allaient-ils interpréter cette offre de partage ? N'allaient-ils pas penser que cela pouvait être une sollicitation à plus d'intimité ? Ce n'étaient que des hommes, pensais-je naïvement, moi qui me situais à des années-lumière de l'homosexualité.

Cela n'a pas manqué. Un patient homosexuel, schizophrène, une fois sorti, a trouvé mon adresse et a sonné à ma porte. Il était là en réponse à « mes avances » et il était tombé amoureux. L'infirmière avait raison. Je ne pensais pas avoir fait quelque avance que ce soit de ce genre, ou au moins en étais-je totalement inconscient. Comment lui dire que je n'éprouvais pas de tels sentiments pour les hommes, lui qui était persuadé que j'éprouvais des sentiments amoureux pour lui ? Je redoutais de le faire souffrir. N'allait-il pas m'agresser ? Risquait-il de se suicider ?

Cette expérience me dévoila, alors que j'avais déjà approché Freud par ses essais sur la sexualité [FS 1962], une force structurant la relation thérapeutique et imposant aux thérapeutes d'en tenir compte, d'en faire l'analyse et de garder une vigilance. Quelques jours plus tard, je suis retourné dans le service faire part de cet évènement et de mon désarroi. J'appris que je n'étais ni le premier ni le seul à qui cela arrivait avec ce malade qui fut ré hospitalisé peu après. Cependant pas un mot sur cette question de la sexualisation de la relation avec les malades que j'avais touché du doigt. Comment comprendre notre attitude face aux autres ? Comment saisir qu'on peut nous prêter des intentions ? Comment être sûr de nos intentions ? Dit autrement, comment être médecin sans analyser la relation que l'on entretient avec ses malades ?

Un mois seulement et j'avais traversé une expérience déterminante et durable. Ce que j'avais fait était purement empirique, non pensé. Je pensais que les patients éprouvaient le même ennui que moi, voilà pourquoi j'essayais de favoriser l'implication, la contribution, le respect, ne tenant pas compte de la possibilité de perceptions délirantes. Avec plus de recul, avec plus d'expérience, cela aurait pu constituer les fondements d'une vraie démarche contribuant à stabiliser les patients. Leur permettant une moindre prise de médicaments, grâce à plus de présence psychique.

A 20 ans, on tente. En fin de compte, cette idée de la contribution, d'une contribution rendue possible, d'une contribution pouvant être refusée, d'une contribution même minime ne m'a plus quitté ensuite. Même après l'expérience vécue dans ce service. Bifurcation vers l'importance des questions de participation, de consentement, de place de l'autre, de soumission et de « servitude volontaire » dans la pratique.

10- Le stage en chirurgie : apprendre à mettre l'éthique dans sa poche

En privilégiant les moyens, la technique « enclave toujours plus fermement les activités médicales, elle assujettit le médecin ».

La quatrième année débute avec le premier stage d'externe. Bien classé j'ai pu choisir la chirurgie. Pas n'importe quel service. Le service de chirurgie digestive à Paul Brousse, le service dans lequel sera réalisée la première greffe de foie en France.

Début octobre, le bureau du personnel nous a remis une blouse blanche. Je me suis acheté un stéthoscope qui me sert encore. Un Lipmann. Sur le conseil du professeur de sémiologie. Ma tenue se complète de stylos billes, d'une réglette et d'un carnet bien en évidence dans la poche supérieure de la blouse. Grâce à cet attirail, je m'assimile à la grande famille des médecins qui circulent dans le service. J'appartiens à la communauté !

J'entre dans le bureau des externes, contigu à celui des internes qui, eux, se comportent déjà comme des chirurgiens. Je suis surpris de leur accueil, pas même un bonjour, aucun signe qu'ils ont conscience de notre présence. Je pensais qu'ils allaient nous briefer sur nos tâches. Quand ils se rendent compte de notre présence, quelques ordres fusent, impérieux. « Bass, tu rédigeras l'observation du patient que je viens d'hospitaliser ». Comme je sors de troisième année et que la sémiologie m'a captivé, j'entreprends un examen soigneux du patient, cherchant les moindres signes. Je prends soin d'écouter l'histoire de sa vie dans les moindres détails. Il m'explique l'origine qu'il impute à ses symptômes et comment il s'est retrouvé dans ce service loin de chez lui : il a déjà fait un long parcours avant son hospitalisation dans le service. Je consigne dans le dossier tout ce qu'il me dit, tout ce que l'examen montre, ainsi que tous les « signes absents ». Cela m'a pris du temps, beaucoup de temps et je suis très fier de moi. Bien sûr, je suis obligé de reporter au lendemain les autres observations que j'aurais dû faire ce matin-là. Ce n'est pas très grave. En fait si. L'interne est furieux et me menace de devoir rester dans le service jusqu'à ce que j'aie fini mon travail, quitte à ne pas aller aux cours l'après-midi. Que faire ? Un aîné me conseille de me taire et de le laisser dire. De m'en aller à l'heure de la fin du stage. Ne vais-je pas ensuite subir cet interne ? Par chance, c'est la fin de son stage dans ce service et je ne le reverrai jamais.

Petit à petit, mes compétences augmentent et j'arrive à faire mes observations dans les temps. J'ai bien compris qu'il faut « être synthétique » et « efficace ». Il s'agit de passer de la sémiologie à la pathologie, au diagnostic. J'aurai à présenter mes observations en staff, la réunion de service avec les médecins, les étudiants et les infirmières. Chaque « cas » doit être présenté par l'externe en quelques minutes. L'interne propose alors le diagnostic et la conduite à tenir, proposition discutée ensuite avec les chefs de clinique afin de recevoir l'aval du « patron », le Professeur M. C'est ma première présentation. J'ai le trac. Je me concentre : il faut aller à l'essentiel, mettre de côté ce qui me préoccupe de la personne dont je présente la situation. Je ne suis pas assez rapide, je m'embrouille sans doute, je ne suis pas sûr de ce que je raconte. Plutôt que de m'encourager et m'aider – c'est mon premier stage, mes premières observations, ma première présentation – je suis brutalement interrompu : « et donc quoi ? Que fait-on ? Monsieur l'Interne, veuillez compléter ce travail en quelques mots ». L'étudiant comme intrus, pensais-je, sans avoir saisi que l'on a attendait de moi que l'observation soit tout entière centrée sur le problème à résoudre. Le reste n'étant que scories perturbatrices.

En stage, pour apprendre à faire une observation, il faut donc apprendre à ne pas la faire, apprendre à résumer des situations dans les mots qui orientent et justifient « la conduite à tenir », les actes à effectuer et la suite probable, la perspective pour le patient. La clinique se résume à une relation directe et immédiate entre symptômes et thérapeutique. L'exploration sémiologique fine semble inutile. La sanction thérapeutique bien qu'ayant négligé l'exploration clinique, la recherche étiologique et la compréhension de la personne derrière le patient ne souffre d'aucun délai. En chirurgie arrive tout de suite la question du morceau du corps à enlever. Ou réparer. En chirurgie, j'apprends un nouveau métier auquel je ne m'attendais pas et qui ne me plaît qu'à moitié.

Passant en coup de vent dans le couloir, le nouvel interne me lance : « va faire un ECG (électrocardiogramme) au patient qui est aux urgences ». Je ne sais pas ce qu'est un ECG, encore moins à quoi ressemble l'appareil. Quant à savoir réaliser l'examen, personne ne m'a appris comment faire, aucun cours ne nous a encore enseigné la technique. L'externe de 5e année a entendu et me propose de m'aider. La coopération entre étudiants, une pédagogie efficace. Surtout quand les enseignants, ou du moins ceux chargés de nous accompagner dans l'apprentissage ne jouent pas le jeu. La technique est très simple, l'appareil est entreposé dans le couloir un peu plus loin. Si la technique est simple, la réalisation peut poser des difficultés. Le tracé de mon premier enregistrement ECG est illisible, parasité. Mon mentor est reparti. Je tente de poser à nouveau des électrodes, avec plus de pâte conductrice et aperçois un bouton « antiparasite ». Après plusieurs essais, j'obtiens une jolie courbe bien nette. Sans formation, je ne sais pas lire un tracé et ne peux donner aucune information au patient : « je vais donner le tracé à l'interne et il reviendra vous voir ». Quand il aura le temps…

Je me sens de plus en plus sûr. Je sais faire des ECG. Et j'apprends petit à petit à les lire, grâce au cours de cardiologie et surtout grâce au manuel que je me suis procuré. Plus confiant en moi-même, je circule maintenant, moi aussi dans les couloirs et y croise le patron. Homme dans la soixantaine, il en impose, cheveux blancs, sourcils en broussaille, blancs également, blouse blanche, un tablier en fait doté d'une grande poche par devant dans laquelle il glisse ses mains. Grand, fin, la blouse blanche de chirurgien boutonnée jusqu'au cou, il semble absorbé dans ses pensées. Tout le monde le craint. Je le salue, espérant qu'il s'enquerrait de son jeune étudiant, que je pourrais profiter de la rencontre pour obtenir quelques explications sur le cas présenté en staff. « Qui êtes-vous, jeune homme ? ». Je lui explique que je suis externe de 4e année, que c'est mon premier stage. « Eh bien ! Sachez, jeune homme, qu'une blouse doit être boutonnée jusqu'en haut. Qu'est-ce que c'est que cette tenue ? Dans mon service, on doit savoir se tenir digne. Je note votre nom et en tiendrai compte pour la validation de votre stage ». J'aurais dû m'en apercevoir plus tôt : la médecine – et plus encore la chirurgie – s'attache beaucoup aux apparences. S'intéresser au vécu des étudiants n'était vraisemblablement pas la première préoccupation dans ce service. L'attitude du patron avec ses étudiants reflétait-elle son mode de relation avec les malades, rendu acceptable par son excellence technique plus que probable ?

La colère finit par passer. Le « patron » était d'une autre génération. Son autorité reposait sur des compétences éprouvées, ce qui justifiait son attitude de mandarin. Son adjoint, le professeur agrégé B présenté comme son successeur, était lui aussi « top niveau » et réalisera la première greffe de foie française. Il me fallait supporter les « petits détails » de la vie quotidienne du service. Je devais mesurer ma chance…

Arrive ma première « garde ». Les externes participent à la permanence des soins par des gardes de nuit, de week-end et de jours de fête. Une garde de nuit démarre à 13 heures et se termine le lendemain à 7 heures. J'ignorais cela comme tout le reste. Je pensais rentrer dormir chez moi le soir sans imaginer une seule seconde qu'on pouvait faire autre chose que de dormir la nuit. Il allait falloir que j'avertisse mes parents que je ne rentrerais pas, qu'ils ne s'inquiètent pas, eux qui se couchaient scrupuleusement à 22 heures tous les soirs. L'interne me montre la chambre dans laquelle je suis censé dormir « si tout se passe bien ». En fin d'après-midi, je cherche où trouver à manger et je découvre la salle de garde des internes où sont livrés des repas. De vastes fresques d'orgies sexuelles ornent tous les murs. Après la remarque du patron sur mon apparence manquant de dignité, je découvre une autre face de la médecine, le double inversé de l'apparence. Les deux opposés indissociables : haute idée de soi-même et débauche. Système d'injonctions paradoxales. L'obligation d'une blouse bien boutonnée coexiste avec la pornographie la plus abjecte. Je mange en vitesse et me réfugie dans ma chambre. Comment comprendre ce que je viens de découvrir ? Ce milieu est-il réellement si glauque ?

Je m'endors. Le téléphone sonne. Il est 23 heures. Mal réveillé et encore abasourdi par mon expérience de la veille au soir j'entends une voix me demandant de venir au bloc. Que puis-je bien avoir à faire au bloc ? Je ne sais pas où est le bloc. Je commence lentement à me préparer et le téléphone sonne à nouveau. « Qu'est-ce que tu fous ? Ça fait 20 minutes qu'on t'attend ». Un appel est toujours une urgence.

Je comprends enfin qu'on m'attend réellement pour une intervention chirurgicale. Au bloc opératoire, une infirmière m'ouvre la porte. Je perçois de l'énervement. « Lave-toi les mains fissa ». Je me lave les mains. Elle hurle : « tu appelles ça te laver les mains ? » Je m'étais lavé les mains comme on se lave les mains avant de passer à table. Je finis par comprendre, voyant d'autres personnes devant les lavabos, que se laver les mains au bloc, c'est se brosser les ongles et la peau pendant de longues minutes avec la solution moussante désinfectante, sans toucher à rien, surtout pas au robinet. Une première consigne claire m'est enfin adressée : « laisse les mains en l'air, ne touche à rien ». Juste à temps, car j'allais poser mes mains contre mes hanches. « On va t'habiller ». L'infirmière apparaît avec une blouse ouverte dans laquelle je dois passer mes bras dans les manches « et ne toucher à rien ». Elle noue les cordons dans mon dos, puis prend les deux cordons du masque de la blouse et remonte le masque sur mon nez pour le nouer en arrière. Sans y penser, je baisse mes bras. « Espèce de crétin, il faut tout recommencer, enlève ta blouse et va te relaver les mains ». J'avoue mon incrédulité. Je n'ai touché avec mes mains propres qu'une blouse stérile. Pourquoi se laver les mains à nouveau ? La tension monte dans le bloc. Le chirurgien est prêt depuis longtemps. On n'attend plus que moi. Au bout du compte, j'ai « appris » à me laver les mains et à mettre une blouse chirurgicale sans qu'on me l'explique autrement que par des mouvements et des paroles excédées. Il est presque une heure du matin. Et je dois encore enfiler les gants stériles sans faute d'asepsie.

Me voilà dans la salle d'opération, à côté d'une table sur laquelle sont étalés un grand nombre d'instruments baroques, positionnée sur le côté gauche du patient, en tête de la table d'opération. Le chirurgien se tient à gauche de la table, le long du « billard », tenant un scalpel dans la main. Face à lui et à la tête de la table d'opération, deux femmes s'occupent de l'anesthésie. Je vois que le patient a une perfusion dans le bras droit. Sa tête est cachée par un grand drap vert. Il est lui-même recouvert d'un vaste « drap » vert muni d'une petite ouverture carrée au niveau de l'abdomen et a aussi un tube dans la bouche et une machine lui souffle de l'air dans les poumons. L'infirmière me dit : « on opère un vieux monsieur en occlusion intestinale. Une urgence, il peut en mourir ». Enfin quelqu'un qui me met au courant, néanmoins pas complètement, je ne connais pas l'extrême gravité de cette occlusion liée à un cancer du côlon. L'infirmière me reproche de leur avoir fait « perdre un sacré bout de temps ».

« Pince de Kocher », demande tout à coup le chirurgien, tendant la main droite vers moi. « Ça saigne, il faut clamper ». Ce doit être une demande à mon égard. Je regarde la table sur laquelle sont étalés des dizaines d'ustensiles. J'hésite, n'ose pas demander ; apparemment, la pince de Kocher, c'est le B.A.-BA. Je ne veux pas faire perdre encore plus de temps, alors je tends le premier ustensile venu. Le chirurgien me le lance à la figure. « Qu'est-ce que c'est que ce manchot, passe-moi la Kocher immédiatement ». L'infirmière vient à mon secours et me montre la pince en question, que je tends au chirurgien. « C'était pas bien difficile quand même, merde ». L'infirmière devait penser que je connaissais la pince de Kocher. Ou peut-être n'a-t-elle pas osé m'aider ?

L'occlusion, liée à un cancer massif du côlon, a envahi tout le péritoine. C'est ce que j'entends sans le comprendre tout à fait ni rien voir dans le petit carré, appelé champ opératoire.

Le patient donne des signes de faiblesse. « Il n'y a rien à faire, on referme » dit alors le chirurgien. Pas le temps de refermer, le malade meurt.

Le chirurgien – chef de clinique aguerri, en dernière année de clinicat – s'éloigne de la table d'opération, retire ses gants et les lance à l'autre bout de la salle, furieux. Je le retrouverai par hasard à l'hôpital d'Evry 20 ans plus tard, pour opérer ma belle-mère... d'un cancer du côlon ! Quand j'ai su que c'était lui, je me demandais s'il se souvenait de cette nuit. Non aucun souvenir. Et de toute façon un excellent chirurgien.

Nous sortons dans le sas et le chirurgien m'adresse des reproches devant toute l'équipe : « c'est de ta faute s'il est mort. Si on t'avait attendu moins longtemps... » L'équipe s'abstient de tout commentaire alors que le chirurgien accuse un jeune étudiant débutant d'être responsable de la mort du patient. Je suis stupéfait, tétanisé. L'infirmière finit par dire « n'écoute pas, il est fatigué, c'est insupportable de perdre un patient sur la table d'opération ». Pour ma première opération – enfin la première fois que j'assiste un chirurgien – j'aurais tué le malade.

Dès le lendemain, je veux en reparler, souhaite qu'il s'excuse. Je le croise dans le couloir. Il fait mine de ne se souvenir de rien, en tout cas pas de cette phrase prononcée. J'en parle à l'interne : « fais pas chier avec tes conneries ». Je décide d'aller voir le patron dans son bureau. Il ne se souvient heureusement plus de moi, cet externe en haillons. Je lui expose la situation. « Ecoutez, il faut vous endurcir. Dans votre métier, vous en verrez d'autres. Pourquoi voulez-vous qu'il s'excuse ? Sa parole a dépassé sa pensée, il était épuisé par plusieurs opérations successives et il est l'un de mes meilleurs chirurgiens. Alors, ravalez votre fierté et retournez au travail ».

Je suis de garde à Noël. J'ai maintenant acquis la connaissance des rituels : la chambre de garde, les appels téléphoniques, la vitesse de réaction, s'habiller au bloc, la pince de Kocher, tenir les écarteurs, observation réduite au minimum indispensable, la blouse boutonnée et le silence devant les aînés. Il m'en manque encore. Je vais le découvrir. Il est midi le jour de Noël. Un homme d'une quarantaine d'années arrive. Il a le bras cassé. Il a glissé dans sa cuisine en ouvrant les huîtres. Information qu'il m'a transmise et que j'ai soigneusement omis de transcrire : quel intérêt pour le chirurgien ? Je rédige mon observation (tuméfaction douloureuse de l'avant-bras avec hématome et déformation, impotence complète) et l'envoie faire une radiographie. Il s'agit bien d'une fracture non déplacée. Il suffit de lui faire un plâtre et il pourra rentrer chez lui pour le repas de famille. J'appelle l'interne, qui me répond qu'il arrive tout de suite. Je l'attends, donc, avec le patient. Au bout d'une heure, pas d'interne. Je le rappelle. « Je t'ai dit que j'arrivais, arrête de m'emmerder ». La langue médico-chirurgicale sait être châtiée.

Une heure plus tard. Le repas de famille est raté. Que dois-je faire ? Je sais que l'interne est en salle de garde puisque c'est là que je lui ai téléphoné. Il n'est pas au bloc, ou ailleurs, ce qui pourrait justifier un tel délai. L'infirmière des urgences me conseille de lui apporter les radios à la salle de garde. Ce que je fais aussitôt. Je découvre la salle de garde un jour de Noël : en plus des fresques obscènes, la salle de garde s'est transformée en lupanar. L'interne après qui je cours est assis à moitié nu devant la table commune, une fille nue sur les genoux, buvant de l'alcool, très éméchés. Je me tiens sur le pas de la porte, empoté, n'osant pas regarder les filles nues. L'interne me crie dessus : « petit con de merde, tu devrais savoir qu'il est interdit d'amener du travail en salle de garde. Fous-moi le camp ». Il est venu vers 16 h. Le patient souffrait. Il a fait le plâtre. Cela a pris 10 minutes. Le patient est rentré chez lui.

Et j'ai appris ce jour-là que, pour un médecin, il pouvait exister des choses plus importantes que les patients.

Ce souvenir se rappelle à moi à chaque fois que, par la suite j'ai dû intervenir sur le corps de patients : réduction de fracture, suture, ponction, pose de voie d'abord ou de sonde, prélèvement, sans oublier des actes apparemment anodins comme les injections, regarder dans les oreilles, ou prendre la tension. Notre attitude constante devrait être de soulager, de ne pas faire souffrir inutilement les patients, de prendre en considération leurs volontés et ressentis. « Primum non nocere ». D'abord ne pas nuire. Prévenir la douleur devrait d'abord consister en s'abstenir de faire mal ou réduire systématiquement la douleur d'un acte indispensable. Ne pas faire attendre sans raison valable un malade douloureux.

Comment comprendre que la modalité éthique du « respect et de l'écoute du patient » ait pu n'avoir que si peu de poids dans la situation que je viens de décrire ? Il y a bien sûr une certaine arrogance médicale, qui s'est développée avec la légitimation sociale de la médecine. Au point qu'il a fallu faire voter en 2002 une loi sur « le droit des malades » imposant de devoir demander son consentement au patientet d'en tenir compte…

Cette interprétation est toutefois insuffisante. Nos interventions se sont technicisées, sont devenues de plus en plus sophistiquées. Grâce à l'efficacité de ces techniques, nous nous centrons de plus en plus sur les modalités concrètes de notre intervention et de moins en moins sur le ressenti du malade. Parfois, même l'utilisation des techniques devient une fin en soi, transformant nos interventions en interventionnisme, les moyens techniques finissant par définir le problème à résoudre. Le moyen devient ainsi le marqueur du problème et non plus la souffrance ou la plainte du patient. C'est comme si nous n'étudiions les phénomènes physiques qu'à l'aide de techniques déjà connues [JF 2018]. La psychiatrie contemporaine en fournit de nombreux exemples. Comme la définition de la psychose dans le DSM (le dictionnaire américain des maladies mentales) dans lequel la psychose est un état mental amélioré par les neuroleptiques ! Utiliser des techniques en fin de diagnostic n'est bien sûr pas illégitime, souvent nécessaire. A contrario, faire de la technique un substitut au malade, parlant pour ainsi dire à sa place, est certainement un problème sérieux. La classique maxime « la fin justifie les moyens » semble s'être retournée en « les moyens justifient la fin » [AG 2012]. Et en privilégiant les moyens, la technique « enclave toujours plus fermement les activités médicales, elle assujettit le médecin » [JF 2018]. On risque alors de devenir ce médecin arrogant, lointain et sourd.

En me remémorant mon premier stage d'externe en chirurgie, je réalise à quel point cet axiome interventionniste façonne l'attitude des médecins et des soins. La question éthique me semblait barrée par la primauté donnée à la technique conduisant à un renoncement à la clinique [BM 2019].

Depuis ce jour, je m'interroge sur la manière de réformer la médecine, le système de santé. Je m'interroge sur l'écart perçu entre le discours éthique et les pratiques réelles, les discours on et off. Des deux exemples types que j'ai vécus dans ce service, j'en ai gardé deux idées fortes.

Tout d'abord le fait que certaines situations sont inévitables et nécessitent que l'on prenne soin des gens, comme cet homme qui s'était cassé le bras. Dans ce genre de situation, nous devons travailler à ce que le patient soit prioritaire, que nous établissions une relation de soin et de confiance systématique et immédiate. Pas question de faire attendre le patient. Pas question de ne pas se préoccuper de ce qui va lui arriver après mes soins.

Ensuite, toute situation est évitable dans une certaine mesure. A l'époque de mon stage en chirurgie, les scanners n'existaient pas encore et le diagnostic « peropératoire » était fréquent. Ne surestimons pas pourtant l'apport de ces technologies modernes qui nous dispensent d'observer et de réfléchir. Les raisons qui font qu'un homme de 84 ans présente une occlusion intestinale sévère ne sont pas très nombreuses. Le contexte clinique (l'examen, la palpation, l'état général, la durée d'évolution) nous oriente sur le diagnostic le plus probable. Cet homme est mort sur la table d'opération parce que sans doute son état était déjà très dégradé. L'opération était-elle justifiée ? N'aurait-on pas mieux fait de s'abstenir ? Ces questions sont des questions quotidiennes en médecine et plus particulièrement en gériatrie. Elles restent difficiles, indispensables, pour respecter la déontologie médicale du « primum non nocere ».

Il est regrettable qu'en préalable à toute intervention ou action ces questions ne soient pas suffisamment discutées. Elles deviennent au mieux des questions à se poser après coup en comité d'éthique. Dans le cas le plus habituel, on ne se les pose pas vraiment. Et quand un chirurgien se les pose à bon escient, on prend encore son questionnement pour un refus de soins.

Les choses ont sans doute évolué depuis ces années 60 et 70 dont j'ai tiré ces exemples marquants. Il reste que les questions que je soulève sont très loin d'être toujours travaillées.

11- Le toucher rectal en stage de médecine

C'est le moment, mon moment. Je prends un doigtier en plastique. Il encapuchonne 2 doigts, l'index et le majeur. Le pouce est en extension pour dégager l'index et les 2 derniers doigts sont repliés. Un peu de vaseline sur l'index. Je n'ai pas besoin de demander au patient de se mettre en position, les cuisses fléchies et ouvertes. Il sait.

Entre le début de ce deuxième stage et le précédent – en chirurgie digestive – nous avons une semaine de vacances passées à grimper dans les calanques de Marseille, à En Vau. Avec les copains de grimpe, on bivouaque dans le vallon au pied du col de la Gardiole. Camper était interdit. On n'y faisait que dormir. Et on « prenait la forme » pour la saison d'alpinisme à venir. Prendre la forme signifiait avoir réussi une ou deux des voies les plus difficiles d'En Vau, le pilier des Américains, la gamma, l'hyper calanque. Après ce stage en chirurgie, prendre la forme était indispensable pour réattaquer le stage suivant. Espérant une meilleure ambiance et une meilleure qualité de formation.

Ce deuxième stage d'externat se déroule dans un service de médecine à Bicêtre au printemps et à l'été 1975. Nous sommes accueillis par le patron qui présidera quelques années plus tard mon jury de thèse, et cela me semble bon signe. Il désigne pour chaque externe un interne-référent. « Mon » interne est une personne réservée, plutôt sympathique, assez ancienne mode, avec ses chaussures noires, sa chemise blanche et sa cravate rendues visibles par une blouse toujours ouverte. Nous ne sommes plus chez le Pr M. La médecine semble plus détendue. Curieusement, le fait d'avoir été chaperonné par un interne ne me laisse que peu de souvenirs. Nous suivions la visite et écoutions les médecins discuter entre eux. J'étais déjà compétent en rédaction d'observation des malades, observations jamais reprises ni commentées. Les discussions se focalisaient sur des détails que je ne comprenais que partiellement.

Ils regardaient parfois des radiographies, opinant de la tête. Je tentais de voir ce qu'ils voyaient et je ne voyais pas grand-chose. J'aurais voulu que « mon » interne me montre ce qu'il y avait à voir. Il aurait le temps plus tard, après la visite. Après la visite il était déjà accaparé par d'autres tâches, il rédigeait les ordonnances de sortie, les bons de transport et clôturait le dossier par une synthèse diagnostique, thérapeutique et pronostique. Je demandais à mes collègues externes de me montrer ce qu'il y avait à voir sur les radios. Ils me désignaient vaguement un endroit sur l'image. Je n'arrivais pas à voir. Pour eux, cela semblait évident.

La formation ressemblait plutôt à une imprégnation, un bain dans lequel on saisit par soi-même les outils nous permettant de surnager. A force de regarder, d'écouter, de sentir, d'imaginer, la science était censée rentrer.

Les cours de médecine de l'après-midi n'apportaient pas grand-chose de plus. Les mêmes difficultés se présentaient, la même indifférence aux étudiants comme substrat pédagogique. L'enseignant montrait des radiographies, pointait ce qu'il fallait voir. Je ne voyais rien, de ma place. Je me sentais de nouveau en CE2 avant que l'on corrige ma myopie. Dans les manuels, les photos étaient plus parlantes et des repères étaient placés à l'endroit adéquat. Etais-je le seul à ne rien voir ? Je m'aperçus qu'à force de ne rien repérer facilement, je passais beaucoup de temps à regarder les clichés et que, petit à petit, des détails me sont apparus. Lire et analyser des clichés, que ce soit des radiographies, des échographies, des scanners ou des IRM nécessite un long entraînement, que l'on ne nous a jamais proposé, sauf peut-être pour les étudiants qui faisaient des stages en service de radiologie. Je doute encore aujourd'hui de la capacité de mes collègues et de mon interne à avoir vu beaucoup plus que moi. Cela explique sans doute l'absence de réponse à mes sollicitations…

La pédagogie du tutorat procédait d'une excellente intention. Que manquait-il pour que cela soit réellement productif ?

L'apprentissage du toucher rectal peut nous éclairer sur le décalage entre les intentions pédagogiques et ses résultats. Nous étions six externes dans le service. Un matin, le chef de clinique nous informe qu'il y a « un cancer de la prostate » dans la chambre 8. Bonne occasion pour s'entraîner au toucher rectal ajoute-t-il. C'est un malade suivi par « mon » interne. Il nous transmet la technique, ce que l'on devrait sentir et ce qu'on va sentir sur ce patient. Tous les externes sont excités. Faire un TR. Un vrai geste médical. Pas comme les injections ou même la pose d'une sonde urinaire qui restent des gestes infirmiers. Une sorte de consécration. Chacun se bouscule pour être le premier. Pour ma part, je suis mal à l'aise et cela se voit. Je suis le rabat-joie, comme souvent. Je pense. Ce monsieur a un cancer. Il doit être très affecté. Un toucher rectal n'est pas un acte anodin. C'est douloureux. C'est surtout une atteinte directe à la pudeur et à l'intimité que l'on ne devrait réaliser qu'en cas d'absolue nécessité. D'autant qu'il s'agit d'un examen peu sensible, c'est-à-dire pour lequel le risque de se tromper par excès ou par défaut est important. On peut ne rien sentir d'une prostate pourtant envahie par un cancer et réciproquement. Dans cette situation notre patient a déjà un diagnostic de cancer. Alors tout le monde pense qu'on va pouvoir le palper.

Encore aujourd'hui examiner une prostate est difficile. Si le « TR » était le seul examen possible dans les années 70, de nouvelles techniques se sont développées depuis. Aucune de ces techniques (échographie, IRM ou dosage des PSA) ne s'est malheureusement révélée plus sensible ou plus spécifique. Trop de faux positifs, trop de faux négatifs. Faire ces examens donne seulement une vague indication sur l'état de la prostate. Cela n'a pas empêché une bonne partie des médecins et des urologues de considérer ces examens comme fiables et les a conduits à réaliser nombre de gestes invasifs comme la biopsie transrectale de la prostate, voire des ablations injustifiées avec tout leur cortège d'effets secondaires. On ne peut pas nier que le cancer de la prostate soit, dans sa forme (plus rare) invasive, un réel problème de santé. En promouvant, par ces techniques, un dépistage généralisé on espère, par un traitement précoce – comme pour le cancer de l'utérus – voir le nombre de morts diminuer. Malheureusement, ces techniques, si elles ont permis de détecter beaucoup plus de cancers et de les traiter plus précocement ces cinquante dernières années, n'ont pas abouti à une réelle diminution du nombre de décès par cancer de la prostate. Faut-il alors continuer de dépister de manière systématique ? Faut-il s'abstenir, tout en redoutant de « passer à côté » d'un cancer invasif ? L'incertitude continue. Les autorités déconseillent ce dépistage. Une majorité de médecins et d'urologues continuent de le faire.

Cela définit un contexte qui justifie d'apprendre à faire un TR. Bien plus encore à cette époque où aucune autre technique n'existait ; aujourd'hui, on cumule les quatre techniques. Le futur médecin doit savoir réaliser cet acte « dans l'intérêt de ses patients ». Et, nous l'avons déjà signalé, ce genre d'acte est narcissiquement valorisant pour le jeune étudiant.

Concernant ce patient, l'interne nous dit qu'il accepte. Est-ce un consentement ? Libre et éclairé ? [BM 2023]. Six "TR" à la suite, sans compter l'interne. Et sans compter que le chef de clinique, probablement d'autres internes et le patron étaient déjà passés par là… L'interne semble guilleret. Lui, le premier, a fait le TR, puis prescrit la biopsie et finalement fait le diagnostic. Il entre en vainqueur dans la chambre et demande au patient si, comme convenu, il accepte que les 6 externes s'exercent à faire le TR. Nous attendons à la porte. Moi derrière tout le monde, de plus en plus mal à l'aise. Si je refuse de faire cet examen, je vais être catalogué. A mon tour, j'entre dans la chambre. « Allez-y jeune homme. Faut bien apprendre ». Je m'interroge : « Oui, bien sûr. Comme cela ? A la queue leu leu ? Le cancer de la prostate n'est pas si rare qu'il faille le faire passer à la casserole de cette façon ». Je ressens une douleur dans mon bas-ventre, en sympathie avec le patient. Je ferais mieux d'attendre une prochaine fois. Mais la prochaine fois, ce sera pareil.

C'est le moment, mon moment. Je prends un doigtier en plastique. Il encapuchonne 2 doigts, l'index et le majeur. Le pouce est en extension pour dégager l'index et les 2 derniers doigts sont repliés. Un peu de vaseline sur l'index. Je n'ai pas besoin de demander au patient de se mettre en position, les cuisses fléchies et ouvertes. Il sait. Je suis très gêné de le voir me présenter son anus, comme un don naturel. J'enfonce mon doigt, de plus en plus profond. Cherche contre la paroi antérieure « la » masse de la prostate, que je ne trouve pas. Tout le monde l'a trouvée. Pas moi. Dois-je enfoncer encore plus mon doigt ? Je finis par sentir une vague masse au bout du doigt. Ouf, j'ai senti, je peux arrêter ce geste qui m'oppresse.

Tout le monde discute. Oui, la prostate a la taille d'une mandarine, est un peu dure, granuleuse, le sillon médian effacé. Tout le monde a l'air si sûr de soi. Je n'ai quasiment rien senti. Je pense à l'examen de statistique du concours de première année. J'étais le seul à ne pas avoir trouvé la faute de l'énoncé… qui n'existait que dans leur tête. Ils n'ont pas dû sentir de prostate, pas plus qu'il y avait de faute d'énoncé. Chacun parade. Comme en regardant une radiographie dont l'image semble évidente à tout le monde sauf à moi... Je m'interroge, mes collègues sont-ils des fanfarons ?

Le TR est heureusement un examen que l'on réalise rarement, sauf bien sûr le spécialiste en urologie qui par sa pratique a acquis une compétence à laquelle les autres médecins ne peuvent pas prétendre. Que tout médecin sache le réaliser n'apporte peut-être pas grand-chose au patient. Toutefois simuler une compétence en réalisant de tels actes sans en maîtriser la technique est pire. Dans ce domaine, l'abstention est peut-être préférable.

Nous voilà à nouveau à réfléchir aux « niveaux » d'action les plus pertinents, plus ou moins préventifs. A quel niveau est-il préférable d'agir, sans nuire ? Serait-il possible de prévenir l'apparition d'un cancer de la prostate sachant que les liens entre cancers, environnement et alimentation sont établis, que l'on sait que les agriculteurs qui utilisent de grosses doses de pesticides voient leur risque accru ? Ce serait l'idéal, d'une certaine façon. Cet idéal se heurte à la complexité de notre société et de notre économie. A défaut ne vaudrait-il pas mieux tenter de repérer ces cancers le plus tôt possible ? Cela reste, pour le cancer de la prostate une utopie. Où se situe l'intérêt réel du patient si on lui propose des techniques peu fiables, entraînant potentiellement des mutilations (prostatectomie) ? Comment pourrait-on éviter d'avoir à réaliser de tels actes, en en diminuant la nécessité ? Questions de santé publique non résolues à ce jour et laissées à l'appréciation de « l'éthique » censée nous permettre de faire nos choix.

Revenons à la logique de l'apprentissage qu'avait mis en place le chef de ce service. Aurait-il pu faire la part des choses ? Les remarques que je viens de faire ne faisaient pas l'objet d'une quelconque réflexion à l'époque. On nous apprenait à être médecins, pas à être des acteurs de santé publique. Et aujourd'hui ? Comment ne pas imaginer qu'un stage dans un service de médecine ne nous amène pas à nous interroger sur les causes systémiques des maladies, sur la manière dont chaque médecin devrait agir et réagir par rapport à ces dimensions multiples, sur l'évitement du trop de médecine, parce que trop de médecine nuit ?

Malheureusement, cette logique de santé publique reste encore la portion congrue des études médicales. Je le comprends aujourd'hui : mes réticences à réaliser le nième TR de ce monsieur n'étaient pas uniquement morales ou éthiques. Implicitement, j'interrogeais la nécessité de l'acte et ressentais l'insuffisance de la réponse médicale. Près de cinquante ans après je perçois bien à quel point cet événement somme toute marginal dans la totalité de ma formation m'a conduit à chercher d'autres voies pour faire mon métier de médecin, prenant au sérieux le terme « professionnel de santé ».

12- En prison

Tout doit se monnayer et cela heurte les principes qui sous-tendent l'exercice médical.

La sonnerie retentit au milieu de la nuit et me réveille. Est-ce un appel pour moi ? Je fais fonction d'infirmier la nuit à l'hôpital des prisons de Fresnes depuis quelques mois.

Le surveillant frappe à la porte de « ma cellule ». « Venez-vite, un détenu s'est pendu. Son voisin de cellule a appelé. Il n'a pas osé toucher au pendu. Venez vite ». Mon corps me transporte vers le pendu pendant que mon esprit se demande quoi faire, comment me comporter, si je peux vraiment être d'une quelconque aide.

J'entre dans la cellule et me précipite pour soulever le corps en enserrant ses jambes. Un coup d'œil m'a suffi pour évaluer la situation. Un homme d'une quarantaine d'années, obèse, s'est pendu avec ses draps à un barreau de la fenêtre. Il lui a fallu approcher la table de la fenêtre et installer une chaise sur la table pour attacher le drap, puis écarter table et chaise d'un coup de pied brusque pour se retrouver pendu.

Il est lourd. J'ai besoin d'aide. Je tourne la tête vers le surveillant. Il est resté sur le pas de la cellule. Il n'ose pas entrer. Je m'énerve et le menace de sanctions s'il ne vient pas m'aider immédiatement. J'ai peur de relâcher mon effort, de contribuer à la mort du détenu qui semble encore en vie.

Le surveillant finit par entrer, s'approche et coupe le drap avec un couteau qu'il avait pris la précaution d'apporter. Il doit avoir l'habitude. Le détenu s'effondre et je tombe avec lui, sous son corps. Quand je me dégage, je vois que le détenu respire. Je le mets sur le côté gauche, enlève le drap serré autour de son cou, desserre son col de chemise. « Appelez les pompiers. Il faut l'emmener à l'hôpital, vérifier ses vertèbres cervicales, ses reins, son cœur ». Le surveillant n'y semble pas disposé. « C'est très compliqué me dit-il et peut-être pas vraiment utile ». En effet, « extraire » un détenu, en pleine nuit, exige de multiples démarches. Ils ne sont que quatre surveillants pour toute la division. Il craint les réactions des autres détenus. Sa priorité est de maintenir l'ordre.

La mienne est la vie du détenu.

Je demande au surveillant la raison de sa réticence à entrer dans la cellule. « Ça porte malheur de rentrer dans la maison d'un pendu ». Le codétenu renchérit. Il n'en menait pas large quand il a vu le pendu. Il se trouvait enfermé dans une cellule porte-malheur. Dès que le surveillant a répondu à son appel, il est sorti dans le couloir, sans vouloir aider non plus. Les préparatifs de son codétenu ont bien dû faire du bruit, l'alerter ? Il n'a rien entendu dit-il, il dormait profondément assommé par les médicaments, le bruit de la chaise qui tombe et de la table renversée l'a réveillé.

Je suis rentré me coucher, accablé. Me demandant si j'avais agi de manière appropriée. Comme je quitte la prison à six heures, je n'ai personne à qui parler, à qui me confier. Le détenu n'a pas été hospitalisé. Il a survécu sans séquelles apparentes puis a été transféré dans une autre prison. Il fallait protéger tout le monde de son « daïmôn ».

Dès la quatrième année de médecine, nous avions la possibilité de travailler comme faisant fonction d'infirmier. Christian, mon ami depuis le premier jour de mes études de médecine m'avait proposé un travail de nuit en prison : faisant fonction d'infirmier, à l'hôpital des prisons de Fresnes. Entrer dans une prison ne m'était jamais venu à l'esprit. La prison était un monde inconnu, anormal et étranger. J'étais excité à l'idée de le découvrir. Aussi, quand Christian me demande : « ça t'intéresse un boulot en prison ? », je me sens immédiatement motivé. Son père est directeur de la prison de Fresnes et lui a proposé ce travail.

« Un plein temps, c'est beaucoup trop pour moi. On pourrait le scinder en deux mi-temps » propose mon ami. J'essaie d'y réfléchir. Mon expérience d'infirmier se résume au mois passé en psychiatrie à Bicêtre. Et mon expérience médicale se résume à deux stages d'externe, l'un en chirurgie digestive et l'autre en médecine cardiologique, en cours. Je suis tenté d'accepter. Je pourrai devenir autonome financièrement. Et je suis tenté de refuser : travailler de nuit ? En plus des gardes ? Des stages le matin ? Des cours l'après-midi ? Je suis encore en stage de médecine à Bicêtre et je serai bientôt en néonatalogie à Béclère et là, les gardes sont fréquentes. Alors, les nuits en prison, plus les gardes cela représentera une douzaine de nuits de travail par mois. Le stage en « néonat » commence tôt, vers 7 h. La nuit à la prison se termine à 6 h. Juste le temps de monter en vélo à l'hôpital, sans me reposer, sans déjeuner. Ce n'est pas bien loin et ça monte… Non, je ne peux pas refuser. Ce travail est une opportunité au vu de tout ce qu'on raconte sur les prisons. Je pourrai me faire une idée personnelle de ce qu'il se passe en prison et surtout contribuer à « changer les choses ». J'essaie de me convaincre que j'ai les compétences nécessaires… « Plus faux que le faux, pire que le mensonge » (Paul Valéry).

Christian ne semble pas avoir ces réticences. « On n'aura pas grand-chose à faire dit-il. L'infirmier de nuit n'a aucune des tâches infirmières les plus délicates comme préparer les piluliers, exécuter des prescriptions de soins. Tout au plus, distribuer des médicaments déjà préparés par une infirmière ». Je veux y croire et j'accepte. C'est très bien payé. Et c'est la condition pour que mon ami obtienne le mi-temps.

J'arrive un soir en vélo, seul mode de locomotion possible pour être à l'heure à l'hôpital le matin. Je mets un certain temps avant d'appuyer sur la sonnette, j'hésite, me retenant de repartir aussitôt. On me demande ma carte professionnelle de la Croix-Rouge d'infirmier des établissements pénitentiaires affecté aux prisons de Fresnes. Cela ressemble à l'entrée de mon lycée. Même petite porte basse, même nécessité de présenter sa carte (d'élève), même grand couloir sombre, même sensation d'un enfermement dans les heures à venir. Avec ma barbe et mes longs cheveux, je dois sembler un peu suspect. Le gardien me dévisage longuement puis me fait entrer dans une sorte de sas. Il regarde ce que j'ai dans mon sac, me palpe rapidement et ouvre la porte suivante, donnant sur un couloir étroit et mal éclairé. Peinture jaune délavé, sale, écaillée et déjà l'odeur âcre caractéristique de la prison. Une odeur que même les anciens détenus conservent des années, tenace, définitivement reconnaissable. Au bout, une porte donne dans une cour entourée de bâtiments de 3 étages, tous sur le même modèle, en pierre de meulière. Un surveillant m'ouvre et m'indique le bâtiment en face, l'hôpital, un grand édifice allongé. Cour pavée, hauts murs, fenêtres alignées, halo de lumière, contribuant à l'impression générale d'oppression. Je traverse rapidement cette cour, presque sans respirer et sonne à la porte extérieure de l'infirmerie. En prison, tous les déplacements sont entravés par des portes closes et la nécessité de signifier sa présence. Le judas s'ouvre. J'entrevois un œil suspicieux.

Me voilà à nouveau dans un sas. Une deuxième porte et je découvre à droite la loge des surveillants. Ils sont quatre dans une cellule transformée en bureau. Ils sont hilares. Ils se racontent des blagues en fumant et en buvant de la bière. La lumière dans le couloir est faible, c'est le soir, les détenus sont déjà dans leurs cellules, prêts à se coucher, pour peu dormir, le plus souvent. Immédiatement après ce bureau, un long couloir, bordé des portes des cellules des détenus et de grands escaliers qui montent aux étages. Je remarque aussitôt les judas. Un clapet en bois qui cache une ouverture dans la porte et fermé par un loquet. Une grosse serrure métallique encadrée en haut et en bas de deux loquets, de taille imposante. Long couloir aux murs jaune délavé. Dans ce bâtiment, tout est jaunâtre ou verdâtre, le vert hospitalier de l'époque, vert en bas des murs, jaune administratif en haut, une fine ligne rouge séparant les couleurs souvent détériorées par le temps, la saleté et le manque d'entretien. Impression de saleté alors que les sols sont récurés quotidiennement. Tout résonne. Chaque voix, chaque acte de chaque détenu se transmet amplifié. Pas besoin de micros ou de haut-parleurs dans ces vieux bâtiments, conçus dans l'idée du panoptique. L'intimité n'est préservée partiellement que par le bruit. Qu'en sera-t-il quand les détenus dormiront ? Le bruit, c'est aussi l'ouverture des portes. Le bruit des clés, des verrous, de la parole du surveillant. Cela n'a pas de cesse. On ne voit personne ; cependant la présence des détenus est attestée par le bruit et les plaintes. Je ne suis pas très étonné par ce que je vois. La prison a souvent été filmée. L'enveloppe visqueuse du bruit par contre n'est que suggérée dans les films. Le bruit est permanent, les sons sont aigus, répétés, sourds, violents, impudiques créant une enveloppe sonore dont on ne peut s'extraire et redoublant la sensation d'enfermement. La prison, c'est aussi la privation de silence.

Le surveillant m'ouvre une cellule sur la droite, m'indique que je dormirai là. Ah ? Je vais pouvoir dormir ? Il y a un lit, des draps propres et une couverture type SNCF, bien râpeuse. Un gros tuyau horizontal, sous la fenêtre haute à barreaux sert de radiateur, unique chauffage des cellules. Je suis en cellule ! Le surveillant est reparti discuter avec les autres. S'ils ont besoin de moi, ils viendront me chercher, précise-t-il et je serai réveillé de toute façon par la sonnerie, la même que celle de l'entrée. Stridente, brève, qui m'est vite devenue insupportable.

Assis sur le lit, je ne sais pas ce que je dois faire ou ne pas faire. Aucune consigne, aucun protocole. Une infirmière d'après-midi finit par arriver à la fin de son service et se présente. Une religieuse. Elle m'emmène à l'infirmerie – je découvre qu'une des cellules est transformée en infirmerie – et me montre les médicaments, répartis dans de petits flacons nominatifs, qu'il reste à distribuer pour la nuit. C'est un hôpital, tout le monde prend des médicaments. C'est une prison, tout le monde prend des psychotropes, pour se calmer, pour dormir, pour ne pas penser, pour oublier. C'est une prison, l'enfermement rend la respiration difficile. Nombreux sont les asthmatiques et autres insuffisants respiratoires, tant le fait d'être confiné presque toute la journée rend l'atmosphère irrespirable, aggravé par une intense consommation de tabac. Pour ces personnes souffrant de troubles respiratoires, la *ventoline* en spray n'existe pas encore. Le traitement consiste en des injections intraveineuses de théophylline, tous les soirs. L'infirmière me montre le plateau. Comme c'est ma première nuit, elle a préparé toutes les seringues et je n'ai plus qu'à faire les injections pendant mon tour auprès des détenus.

Je devrai faire ma tournée en arrivant tous les soirs. Tout sera préparé. L'armoire à médicaments est fermée à clé. En cas de besoin, un surveillant pourra me l'ouvrir. C'est conforme aux informations que mon ami avait fait valoir pour que j'accepte ce travail. Tout à coup, panique. Je vais devoir faire des intraveineuses. C'est beaucoup plus ce que à quoi je m'attendais. Je n'ai jamais appris à faire des IV. Je n'ose pas le dire à l'infirmière. L'atmosphère carcérale, le bruit, la saleté font monter mon angoisse. Comme les détenus, pour d'autres raisons, j'ai du mal à respirer.

L'infirmière s'en va en me souhaitant bonne nuit. Je reste là, seul, figé. Le surveillant arrive et me demande si je veux commencer ma tournée. Je m'entends répondre oui, comme un automate. Premières cellules, premiers détenus. Je suis très bien accueilli. Les infirmiers ont la cote. « C'est toi le nouveau toubib » ? Le fameux truand corse Mémé Guérini se tient en robe de chambre de soie devant la porte de sa cellule, entièrement capitonnée de velours rouge et me salue avec classe. Il discute comme à une soirée mondaine avec le surveillant, à qui il demande de me protéger comme il faut. Le surveillant rit, m'assure de ne pas m'inquiéter, que les portes ne peuvent être ouvertes que par un surveillant. J'aurai donc un garde du corps en permanence. Faut-il craindre d'en avoir besoin ?

Deuxième cellule. Un homme souriant d'une cinquantaine d'années, à la voix très douce et à la respiration sifflante. Je comprends qu'il attend son injection. Ici, la cellule n'est pas capitonnée. Dans quelques mètres carrés, ils sont quatre détenus, couchés dans des lits superposés. Une petite table, deux chaises. Les W.C. et le lavabo sont dans l'entrée à gauche, sans mur ou rideau de protection, interdisant toute intimité, même pour ses besoins physiologiques. Nécessité de surveillance, me glisse le surveillant, voyant mon regard s'arrêter sur le « cabinet de toilette ». « Pouvoir se cacher est dangereux. Ils en profitent pour se suicider ». Profiter ?

Le détenu debout sur le pas de la porte me tend le bras. Il a de grosses veines indurées, qui roulent sous les doigts. Il me voit trembler et dit « tu sais pas faire les IV ? T'en fais pas je vais t'apprendre ». Il n'est ni soignant ni enseignant, il a compris. Il propose l'aide que je ne n'ai pas su demander. J'ai honte, surtout devant le surveillant, qui rigole. « 4 ans d'études de médecine et tu ne sais pas faire d'IV ? ». Le détenu me guide : « serre le garrot ». « Choisis une veine bien grosse. Prends la seringue ». C'étaient des seringues en verre avec des aiguilles que les infirmières aiguisaient régulièrement. Je prends la seringue, sans savoir qu'il faut tenir le piston. Le piston s'échappe de la seringue, tombe par terre et se casse. Détenu hilare. Infirmier qui ne sait plus où se mettre. Je prends une autre seringue en remerciant secrètement l'infirmière d'en avoir préparé quelques-unes supplémentaires, pour le cas où des demandes me seraient adressées. « Tiens bien le piston » me dis-je. Le détenu m'explique « tire légèrement le piston une fois l'aiguille enfoncée dans la veine ». Tirer légèrement le piston. Eviter qu'il sorte du corps de la seringue. Constater le filet de sang dans la seringue qui atteste que l'aiguille est positionnée dans la veine et pousser le piston, lentement. « Ah non malheureux. Enlève le garrot avant ». Bien sûr, où avais-je la tête. En fait je ne savais pas qu'il fallait enlever le garrot. J'ai réussi ! Il a sa théophylline dans les veines. Il m'a appris à faire une IV. La situation s'améliore. J'ai retenu toutes les étapes, les difficultés et les risques. Je remercie ce détenu formateur. Je bénis le ciel d'être tombé sur une telle personne qui m'a accompagné dans mon incompétence. Aucun enseignant de la faculté de médecine ne m'avait enseigné ce geste essentiel. Un profane y a pourvu. Cette expérience d'apprentissage grâce au patient se renouvellera lors de mon séjour au Maroc.

Dans ce service, j'ai croisé certaines célébrités de la pègre : François Besse (l'ami de Mesrine), qui s'évadera peu après ; Zemmour, de la célèbre affaire du bar du Thélème etc. Tous des personnes charmantes… avec moi. Je prends l'habitude de ma tournée et ai maintenant le temps de discuter avec les détenus. La routine s'est installée et je fais mon service détendu. François Besse m'affirme que, tant qu'il sera là, il me protégera. Rassurant ? Il fait passer le message que je suis étudiant, que je dois passer des examens, que j'ai des gardes ailleurs et qu'il faut me déranger le moins possible. Aussi mes nuits me permettent de dormir correctement. La sonnette me réveille souvent, d'autant qu'elle est juste à côté de la porte de ma cellule. Heureusement, les appels me sont rarement destinés.

Je vais vite l'apprendre. La gentillesse et la protection se paient. En prison, rien n'est gratuit. Cela tient peut-être au fait que la prison elle-même a pour fonction de faire régler aux détenus la dette qu'ils ont vis-à-vis de la société. « On dit du condamné qui a purgé sa peine qu'il est quitte. Sa dette est éteinte et il ne doit plus rien à personne ; la société lui a en principe rendu, sous forme de peine, le mal qu'elle avait reçu. Donnant donnant » [JV 2019]. Les détenus sont dans une organisation – la prison – de « vrais monnayeurs ». Je te donne, tu me rends et on est quitte.

Pour comprendre cela et comprendre ma naïveté, j'aurais bénéficié d'avoir déjà lu l'essai sur le don de Marcel Mauss [MM 1985] qui décrit comment le don structure toutes les sociétés : tout don créé une dette et appelle un don en retour. Tout dépend alors de « l'esprit » qui anime ce don en retour. Un retour qui éteint la dette comme un remboursement aboutit à ne plus rien devoir au donateur, à en être libéré, à cesser tout lien. Tout le contraire est le retour qui vise à entretenir la dette. Dans ce cas, le retour est un nouveau don appelant lui-même un retour à son tour, le rendant itératif. Ainsi mutualisée la dette circule entre les donateurs et les donataires et structure ce qui relie les personnes. Rendant solides les liens qui les réunissent dans et par l'échange.

Rien de tel avec la prison. Le but est de se délier, de retrouver « le statu quo ante arithmétiquement rétabli par la compensation pénale ». Payer sa dette et être quitte. Le registre de la prison, son fondement même, relève ainsi du marché, pas de la générosité ou du lien. Chacun pour soi. Ainsi, ma protection n'était pas gratuite, c'était un service que les détenus me rendaient, dont ils attendaient des bénéfices. Tout était soigneusement comptabilisé. Je leur devais une forme de paiement.

Qu'attendre d'un toubib si ce n'est des médicaments ? Ce sera la monnaie d'échange pensent-ils. Je me refuse à considérer les médicaments comme une monnaie d'échange. Je refuse même de me sentir redevable. J'estime qu'ils prennent trop de médicaments, qu'ils se font du mal. Et que je ne suis pas en dette. Je leur donne déjà beaucoup par ma présence, ma disponibilité. Et ma sécurité n'était-elle pas la base de tout, de ma présence, des soins ?

Deux registres différents. Ma présence et mon écoute, ma disponibilité, un respect et une considération pour eux qu'ils n'obtiennent peut-être pas d'autres intervenants. Une valeur inestimable, pensais-je. Et d'autre part l'intérêt immédiat, le « marché » de ce dont les détenus estiment avoir besoin pour rendre supportable leur vie de reclus. Ce que je crois donner, je suis payé pour, ils ne me doivent rien ! Ce qu'ils m'offrent, je leur dois, c'est à moi de payer dans une démarche bien comprise de « gestion des intérêts » que chacun « calcule » pour son propre compte. Ils savent ce qu'ils attendent de moi et veulent l'obtenir et leur stratégie consiste à chercher à m'acheter.

Comme je ne joue pas leur jeu, que je refuse de m'inscrire dans leur perspective, la pression s'installe. Ils m'appellent de plus en plus la nuit, prétextant des malaises, des symptômes, des insomnies. Le lien se distend. Comment ai-je pu imaginer que des liens pouvaient se nouer ? Et les relations se tendent. Ce n'est pas aussi simple que d'être « simplement gentil » ou « à l'écoute ». Mon travail devient pénible et bientôt oppressant. D'autres médecins soumis à ce genre de pression cèdent plus facilement aux demandes.

J'ai toujours pensé nécessaire de faire la part des choses entre le mal-être et la réponse médicamenteuse. Il faut saisir la particularité de l'univers carcéral, du contexte de sa pratique. Comment peut-on vivre autrement en prison qu'avec un malaise permanent ? Quoi d'autre qu'un médicament pour passer ses journées et ses nuits sans trop de peine ? A l'époque, la prison n'était pas encore remplie de toxicomanes. Eux l'étaient devenus, par nécessité. Aujourd'hui, la drogue circule, on ne sait comment, librement dans les prisons, qui sont de gigantesques lieux d'addiction.

Quelle attitude adopter pour tenter de faire baisser la pression ? Une nuit, le surveillant me réveille, affolé. Un détenu dangereux – un assassin récidiviste – était extrêmement agité. « Il a fallu s'y mettre à quatre pour le maîtriser et alors que trois surveillants le bloquent au sol, il arrive encore à les faire bouger. Venez vite lui faire une piqûre ». Je dis au surveillant que je vais préparer une injection. Ce que je ne lui dis pas est que je remplace le *droleptan*, un puissant sédatif neuroleptique, par du sérum physiologique. Le patient semble indubitablement très agité. Les surveillants me dégagent la fesse du détenu et je lui fais son injection. « Vous pouvez le lâcher » dis-je, avec autorité, aux surveillants, « il va s'endormir ». Tout le monde est persuadé du contenu de l'injection. Le détenu, les surveillants. La tension baisse rapidement. L'injection a permis une désescalade de la violence. Mon attitude et ma présence étaient rassurantes, ma parole performative. Rassurés, les surveillants ont relâché le détenu, qui, « libéré » s'est calmé presque instantanément. Qu'est-ce qui compte le plus ? Le résultat, l'efficacité de mon intervention ? Ou le fait que j'ai menti à tout le monde pour être en accord avec mes conceptions ? Ne peut-on pas analyser ma réponse comme un (juste ?) milieu ? Dans l'acte, il y a le produit et l'injection. J'ai répondu en partie à la demande : faire une injection. J'ai respecté mon point de vue : j'ai remplacé un toxique par un produit inoffensif, sachant que ce toxique peut avoir des effets paradoxaux renforçant l'agressivité et la violence.

Non pas qu'il faudrait promouvoir une abstention médicamenteuse systématique. Ce serait pure idéologie. Ces médicaments restent souvent utiles en cas de crise. Leur faible efficacité sur les maladies elles-mêmes, surtout s'ils sont des monothérapies, c'est-à-dire des thérapies uniquement médicamenteuses devraient cependant rendre plus circonspects leurs utilisateurs. L'utilisation de placébos, comme cette injection ce soir-là, ou de médecines alternatives, censées être moins dangereuses, ne me semble cependant pas non plus de réelles alternatives. Par mon acte, j'avais tenté le diable… Le résultat obtenu lors de cette crise montre cependant une chose : les situations de crises, de violence sont bien souvent des crises systémiques et non pas seulement un problème du seul agité. Lequel peut être considéré comme porteur des symptômes d'un problème qui ne le concerne pas lui seul, mais bien d'autres acteurs, ainsi qu'une organisation – la société, la prison–. Il est difficile de faire admettre aux soignants, ou aux surveillants en l'occurrence dans cette situation, qu'ils sont parfois, sans en avoir conscience, partie prenante des symptômes de certains patients et qu'il leur appartient de travailler aussi cette dimension.

Ma témérité s'est vite heurtée à la finesse des savoir-faire acquis en détention par les détenus. Eux avaient la réponse ! Lors d'une de mes visites, un détenu glisse un billet de 100 francs dans ma blouse. Impossible de le lui rendre sans que le surveillant s'en aperçoive ; je ne veux pas que le détenu soit puni pour cela. Pendant l'injection, il me chuchote de lui rapporter une bouteille de whisky. Me voilà coincé. Je dois trouver le moyen de lui rendre ce billet, de rompre la sujétion dans laquelle il m'a placé. A la fin de la tournée, je signifie aux surveillants que je dois rapporter un médicament à un détenu. Le détenu en question est dans une grande cellule collective et un couloir la longe, séparée de la cellule par une rangée de barreaux et non pas un mur. Le surveillant me laisse y aller seul, n'ayant pas à ouvrir de porte. J'arrive à lui rendre le billet et lui manifeste mon mécontentement. François Besse me dit la nuit suivante qu'il faut que je me calme, qu'il ne peut pas tout pour moi et qu'en plus il va être transféré. Il demandera à un autre détenu de me protéger à sa place.

Tout cela pour rien. A la visite suivante, il me glisse à nouveau un billet de 100 francs. « Fais-en ce que tu veux, même si tu ne me rapportes pas de whisky ». La corruption s'installe et je me sens impuissant. Si je le dénonce, c'en est fini de moi, de ce rôle de soignant, de ce travail. J'ai pris un appartement en colocation et ai maintenant besoin de gagner ma vie…

Je réfléchis. On me connaît à l'entrée et on ne me fouille plus. Je peux essayer de passer une bouteille une fois, cachée dans mes bouquins. J'y arrive. Quelle erreur ! Tout le monde le sait aussitôt, tout le monde demande à son tour.

Ce travail était devenu impossible, trop dangereux. J'ai démissionné assez rapidement, après une vingtaine de mois de travail dans ce milieu. Déçu de n'avoir pas su trouver la bonne attitude, une attitude ne heurtant pas mes principes.

13- En réanimation néonatale

Ce grand docteur expérimenté, accessible à cette émotion. Tout d'un coup, cela justifiait tout ce que j'avais vécu antérieurement dans les autres services, effaçait tout ce qui me révoltait. On pouvait garder son humanité, bien que médecin.

Octobre 1975. Premier stage de 5e année : je choisis un service de réanimation néonatale. Cela correspond au stage obligatoire en pédiatrie. Le service sera facilement accessible depuis la prison de Fresnes où j'ai déjà commencé à travailler de nuit à mi-temps depuis le début de l'année. Le service se situe dans l'hôpital le plus moderne de l'époque : Antoine Béclère à Clamart. Célèbre pour son service d'obstétrique dans lequel les premières PMA françaises ont été réalisées. Le service de réanimation néonatale est rattaché à ce service. Il n'a rien à lui envier. La question du risque infectieux, de la contamination a été anticipée. Double sas d'entrée, dans lequel on quitte ses vêtements de ville, on se lave les mains et on revêt la blouse stérile, le calot, le masque. On m'explique fièrement que, de plus, le service est « en pression positive permanente » – ce sont les mêmes termes que ceux de la ventilation assistée des prématurés – ce qui signifie que l'air du dehors est refoulé en permanence diminuant encore les risques de contamination. Cette technique me semble très intelligente et j'en fais part à mon père, mathématicien spécialiste de la mécanique des fluides, qui douche immédiatement mon enthousiasme – sa vraie spécialité – et qui m'explique : ils ne doivent pas connaître les courants laminaires, qui permettent aux poissons de remonter les rivières sans s'épuiser. Dans tout flux, il existe un contre flux. Grosso modo. Donc si, grâce à une pression positive dans l'enceinte du service un écoulement d'air se fait à un certain endroit de l'intérieur vers l'extérieur, un autre courant se constituera dans l'autre sens au même endroit, même si des entrées d'air filtré existent par ailleurs. Autrement dit, cette technique est moins intéressante que ce qui m'avait été présenté. Je croyais savoir que cette technique avait été abandonnée depuis. Un de mes amis, installateur de ventilation, m'a raconté qu'il était en train d'installer un tel système dans un hôpital, en 2024… Il n'a pas voulu me croire au sujet des courants laminaires. Est-ce seulement du business ou a-t-il été prouvé que ces systèmes étaient efficaces ?

Et cependant, quel service ! Très vite, les externes sont formés et accompagnés par les internes à réaliser des actes techniques, à examiner des prématurés. On ne verra pas souvent le patron, le Pr G. On croise plus souvent son adjoint, le Dr D, une personne qui a illuminé ma vie d'étudiant en médecine. Le service est ultramoderne pour cette époque d'avant l'informatique et les technologies de surveillance monitorée. En l'absence de saturomètres à placer sur le doigt du patient pour connaître la quantité relative d'oxygène qu'il a dans le sang, la seule technique consiste à prélever du sang artériel dans l'artère radiale, au poignet. Mesure indispensable parce que l'un des problèmes principaux des prématurés est leur immaturité pulmonaire, exigeant souvent une ventilation et donc une surveillance de l'effet de la ventilation. C'est un acte très difficile que l'on répète tous les matins, le premier acte de l'externe arrivant dans le service. Il s'agit de prématurés, certains ne pesant pas plus d'un kilogramme. Des poignets d'un centimètre de diamètre. L'artère radiale, une fraction de millimètre. Une intra-artérielle est beaucoup plus délicate à réaliser qu'une IV malgré la compétence acquise à Fresnes. Encore plus chez un prématuré. L'artère est profonde. On ne la sent que par son faible battement et on ne la voit pas. On sait qu'elle est là. Alors on enfonce l'aiguille doucement, profondément – relativement ! – jusqu'à atteindre l'artère. Voir apparaître du sang plus clair, plus rouge que dans une veine confirme que l'aiguille est dans l'artère.

Le bébé n'aime pas cela. Cela semble lui faire mal. Sa bouche se tord, il tourne la tête à droite et à gauche, il agite ses bras et ses jambes, il gémit ; le cri est en partie empêché par le tube dans sa trachée, passant par la bouche pour la respiration artificielle. A chaque « gaz du sang », cela se répète. L'enfant est douloureux et inquiet. Les soignants et les médecins sont tendus, car cet acte est difficile à réaliser et les résultats attendus impatiemment. Il faut se dépêcher. Tout doit être terminé vers 8 heures. Je n'éprouve pas de difficulté à la réalisation de cet acte, alors je revendique de prendre mon temps. Il me faut respecter le rythme de l'enfant, le calmer, le tranquilliser, lui expliquer et plus généralement tout essayer pour minimiser sa souffrance. Mon interne, que j'estimais énormément, se moque de moi. « A quoi ça sert ? Il ne peut ni écouter ni comprendre et son ressenti est minimal ». Je ne suis pas du tout d'accord et en réfère au Dr D qui fait la part des choses, me donnant raison et estimant que l'interne n'a pas tout à fait tort. « Au moins, il ne m'envoie pas bouler », pensai-je, me remémorant le chef de service de chirurgie. Instinctivement je prends un temps préalable pour chaque enfant. J'ouvre les portes de la couveuse, parle avec douceur au bébé en lui expliquant que je vais lui faire un peu mal, que cela ne durera que quelques minutes. Je le masse un peu et lui chante une chanson. Je perçois une détente. L'enfant se relâche. Aussitôt, je lui prends son petit poignet et le pique. Incroyable, l'aiguille rentre facilement, j'atteins immédiatement l'artère. L'examen se finit très vite. Je chante à nouveau une chanson et replace l'enfant dans sa couveuse. Je répète cette modalité pour chaque enfant. Quand j'ai fini les prélèvements de tous les enfants dont j'ai la charge, je pense être très en retard. Moins que mes collègues qui sont loin d'avoir fini. Les enfants remuent et ils ratent l'artère. Il faut recommencer. L'enfant est de plus en plus agité. L'étudiant de plus en plus tendu. Un cercle vicieux s'installe.

C'est précisément ce cercle vicieux que j'ai intuitivement désamorcé, pour l'enfant comme pour moi. Très vite ma « technicité » est reconnue. Je serais un piqueur hors pair. Ce qui me conduit à seconder mes collègues quand j'ai fini ma part. Je sais que je ne suis pas un piqueur hors pair. Seule ma méthode importe. La prise en compte, La prise en considération de l'enfant et pas uniquement sa prise en charge. Je n'en parle pas avec ces termes, qui me seront soufflés des années plus tard par ma compagne, psychologue dirigeant une équipe de soins palliatifs à domicile. Je pressens que la technique ne peut aller sans aménagement. Qu'elle doit se doubler d'une humanité, qui disparaît de plus en plus avec la crise managériale des hôpitaux, entraînant une diminution du personnel et des lits par une politique de réduction des coûts.

Là encore, il s'agit de prévention. Créer les conditions pour ne pas – trop – nuire. Et ces conditions sont autant éthiques et morales que techniques. Cela ne va pas de soi de faire vivre artificiellement des enfants. Beaucoup meurent et c'est toujours un drame même si l'on sait que cela vaut peut-être mieux pour eux et pour leur famille. Ceux qui meurent, c'est toujours après que l'on a fait tout notre possible pour les faire vivre.

Ainsi se dégagent deux dimensions éthiques, que j'ai vécues dans ce service, dimensions opposées l'une à l'autre.

La mort d'un enfant dans notre société moderne, et peut-être de tout temps et de tout lieu est inacceptable. Plus généralement, les médecins sont formés à préserver la vie coûte que coûte, d'où toutes les réflexions actuelles sur la sédation, les soins palliatifs, le renoncement aux soins, la limitation des soins déraisonnables et l'euthanasie ou le suicide assisté. Ces évolutions heurtent les modalités d'être médecin, enseignées, acquises, internalisées par la plupart.

Mais préserver la vie n'est pas le seul moteur de la détresse éprouvée à la mort d'un enfant. Pas plus que la « sur-valeur » attribuée à l'enfance. J'ai pu voir le Dr D s'enfermer dans un bureau après la mort d'un enfant. Cet enfant n'était pas viable et on l'avait fait vivre presque quatre mois. Quatre mois sont une durée suffisante pour s'attacher. Suffisante pour s'affronter à des dilemmes intérieurs de plus en plus prégnants chaque jour. Jusqu'au jour où il faut bien constater l'impossibilité de continuer. Impossibilité morale, médicale, technique. Aussi le Dr D, en concertation avec l'équipe et les parents, avait décidé d'interrompre la vie artificielle bien avant la loi Léonetti sur les soins déraisonnables, loi qui légalisa des pratiques déjà courantes à l'époque. Ce genre de décision n'est jamais facile et est suivi d'un abattement parfois durable. Cela ne va pas de soi, interrompre une vie, même impossible. Cherchant le Dr D, je l'ai trouvé dans ce bureau, abattu, en larmes. Ce grand docteur expérimenté, accessible à cette émotion. On pouvait garder son humanité, bien que médecin.

Malheureusement, les choses ne sont jamais si simples. L'éthique ne se résume pas à l'expression de sentiments d'humanité. Cet enfant mort à 4 mois, pourquoi avait-il été réanimé ? Faire vivre cet enfant comme beaucoup d'autres était-il justifiable ? N'aurait-on pas mieux fait de le « laisser partir », une fois constaté son état catastrophique, épargnant aux parents un espoir et une attente insensés ?

Aujourd'hui on a appris que le devenir de tels enfants, et ce d'autant plus que leur prématurité est importante, n'est pas bon. Beaucoup souffriront à vie, suite à des problèmes de développement neurologique, des problèmes psychologiques. Au début, on s'est satisfaisait de constater qu'ils « rattrapaient » le poids de leur terme très rapidement après leur naissance, en en faisant des bébés indiscernables. Il n'en est pas de même du cerveau, apparemment. La rupture du lien mère enfant, du « peau à peau », de l'allaitement au sein, du bercement et de la voix et aussi les effets de soins douloureux réitérés et insuffisamment calmés, tout cela peut engendrer des traumatismes profonds et durables. Même bien calmées, bien prises en compte, les douleurs liées aux soins ont d'autant plus de conséquences qu'elles adviennent chez des nouveau-nés, des prématurés dont la psyché est immature, « archaïque », incapable de les comprendre. Plus tard, pour certains de ces enfants, surviennent des conduites d'automutilation, moyens pour eux de tenter de ressentir quelque chose. Les services actuels ont compris ces dimensions et font leur possible pour ne pas risquer cette rupture, pour atténuer ou supprimer la douleur. Il n'empêche. L'enfant n'est pas dans sa famille, mais bien l'inverse : la famille est dans ce lieu inhospitalier qu'est l'hôpital, l'enfant est l'objet de soins souvent contraignants, douloureux, les équipes sont pressurées, stressées etc. La question éthique de la réanimation des grands prématurés se pose sans doute encore.

A l'époque, poser ce type de questions n'était pas partagé par tout le monde, loin de là. J'ai essayé de poser ces questions lors d'un staff, à propos de cet enfant. Mal m'en a pris. Une des chefs de clinique, le Dr V était en « désaccord total » : « avec des gens comme toi, on ne ferait plus rien. Plus de progrès possible. Si tu penses réellement ce que tu dis, tu n'as rien à faire dans ce service. Rien qu'à te voir – je portais barbe et longs cheveux – tu nuis à l'image de marque de la médecine ». Personne n'a osé prendre la parole après cette diatribe.

J'avais aimé, plus, j'ai été exalté par ce service, par ce qu'on y faisait, malgré toutes les limites que je pressentais. Mes interrogations considérées comme nuisibles par cette pédiatre ne remettaient pas du tout en cause ce que nous tous essayions de faire, n'annulaient pas toute l'humanité décelée chez ce Dr D. Elles n'étaient exprimées que pour me permettre d'avancer, de me situer, de me construire comme médecin. J'étais né quelques décennies trop tôt apparemment. Même si la question que je posais à l'époque à propos de la réanimation des prématurés reste à mon avis non résolue. Peut-elle être résolue ?

Trouver dans sa formation, dans l'hôpital des espaces de réflexion, de théorisation, de progrès humain et pas seulement technique, est une nécessité et cela manquait à l'époque. Grâce aux comités d'éthique qui se sont constitués petit à petit depuis, ces espaces de pensée sont devenus accessibles aux soignants, aux étudiants. On ne peut que s'en réjouir.

14- La fondation Vallée et les enfants autistes

Peut-on parler quand le silence « vous pétrifie intérieurement, un silence recouvrant les désirs » ? Se mettre à l'écoute du silence de ces enfants et échapper à la logorrhée insignifiante de l'ignorance.

Depuis mes premières lectures « hors cadre », j'étais attiré par la psychiatrie et la psychanalyse. J'avais lu quelques livres de Freud et assisté à des cours de psychanalyse à la Sorbonne. L'époque – le milieu des années 70 – était à la critique radicale de la psychiatrie. Michel Foucault enseignait au collège de France et nous nous battions pour entrer dans la salle de conférence. L'« histoire de la folie » et « surveiller et punir » étaient des best-sellers. Dans son sillage des groupes militants radicaux s'étaient formés, parfois avec sa participation : groupe information asiles, groupe information prisons, groupe des handicapés méchants, auxquels je me joignais de temps à autre. J'aimais leurs réflexions, sans en être un militant. Ils m'ont ouvert des univers passionnants, dans lesquels la pensée se construit en se déroulant, sans objectif performatif, contrairement à ce qu'il est attendu des étudiants à l'université. On n'y discutait pas tant Freud d'ailleurs – je m'en étonnais – que Bruno Bettelheim, les antipsychiatres anglais et le célèbre livre « voyage à travers la folie » de Mary Barnes, Franco Basaglia et son expérience à l'hôpital de Parme et bien sûr Deleuze, Guattari et Oury et leur fameuse clinique de Laborde près de Blois. Le film « Family Life » de Ken Loach nous avait subjugués. Les auteurs américains radicaux nous passionnaient également : Herbert Marcuse, Ervin Goffman et bien d'autres. Ainsi que les mouvements féministes. Je participai au « centre d'orthogénie » de Bagneux pendant un temps, accompagnant des femmes en Hollande se faire pratiquer des IVG, avant la loi Veil. Des médecins militants pratiquaient des IVG par la méthode Karmann, la méthode par aspiration, dans leur cabinet, illégalement. Plus tard, je fus un membre actif du planning familial de la Drôme. Cette dimension d'un certain engagement féministe est peut-être aussi ce qui m'a motivé dans le mouvement des crèches parentales.

Me retrouver auprès de « fous », ou d'autistes, voir par moi-même ce que cela pouvait signifier, essayer de repérer chez des malades ce que ces auteurs nous donnaient à voir, telles étaient mes motivations à choisir un stage en psychiatrie. Une place était disponible à la fondation Vallée à Gentilly, institution pour enfants autistes, dirigés par une sommité, le Pr M, psychiatre, psychanalyste. Ce centre était réputé pour accueillir et faire vivre le mieux possible des enfants autistes dans une perspective clairement pluridisciplinaire : psychologique, psychanalytique, éducative, artistique, parentale. Je ne comprends d'ailleurs pas comment les polémiques ultérieures sur la prise en charge des enfants autistes ont pu se constituer si violemment. Tout le monde travaillait en communauté thérapeutique, dans un processus permanent de recherche collective, dans lequel les parents étaient impliqués. Le Pr M était loin d'être le seul. A la même époque, à Lyon le psychiatre Jacques Hochmann [HJ 2022] menait une approche pluridisciplinaire de la prise en charge des enfants autistes ou psychotiques. C'était une tendance forte de l'époque que le militantisme « anti psychanalytique » de certains parents est venu contrecarrer.

Je suis choqué de voir des parents « qui se disent guerriers de l'autisme parce qu'ils sont entrés en guerre contre les troubles de leur enfant » [KN 2024] et des soignants faire à ce point fi de l'histoire, des efforts de toutes ces équipes. Mère d'un enfant autiste, la philosophe Naomi Klein est atterrée par certains parents qu'elle rencontre aujourd'hui dans sa quête de soins : « Certains parents se conseillaient mutuellement d'atroces traitements, comme des soins visant à changer le comportement par un système de récompenses et de punitions et qui vise encore trop souvent aujourd'hui à éteindre de manière cruelle tous les signes de différence autistique chez les jeunes enfants. Le secret, c'est l'intervention agressive précoce m'a dit l'un des parents » [KN 2024].

Rien de tel à la fondation Vallée à l'époque. Mon expérience à la fondation Vallée contredit toute cette polémique. L'approche du Pr M était au fondement d'une manière humaniste et non pas techniciste d'envisager la médecine, la psychiatrie, les personnes souffrant de troubles mentaux. Manière qui pratique le respect, l'écoute, la coopération de tous, y compris familles et malades. Qui vise plus à permettre de vivre avec ses différences que de guérir à tout prix.

L'autisme est une situation particulièrement difficile et sérieuse, dont on ne guérit pas, une sorte de modalité particulière de rapport au monde, contradictoire avec l'idée de société, voire de famille. Une bonne « prise en charge » comme celle que j'allais trouver dans cette fondation pouvait faire évoluer quelques-uns, les moins atteints, à condition d'imaginer des démarches leur permettant de faire société a minima. Pour les autres, la guérison ou une vie plus ou moins normale était hors d'atteinte, imposant de leur procurer des conditions adaptées à leur propre vie. Aujourd'hui, faire croire aux parents que les nouvelles thérapies cognitives, comportementales ou autres vont pouvoir faire évoluer les enfants vers, par exemple, une intégration en milieu scolaire normal relève d'une forme de cruauté. Ce milieu est souvent trop complexe, trop sophistiqué pour de tels enfants. Il leur demeure incompréhensible et enfants comme parents souffrent de cet impératif de normalisation, même bien accompagnés, individuellement, par des personnels formés. Cependant le désir parental est là, la culpabilité également. « C'est le propre de la perversion que de faire croire à l'autre qu'il a le choix, quand toutes les réponses possibles à ce choix font chuter celui qui s'y engage dans l'inhumanité. La seule possibilité est alors de ne pas y répondre » [DA 2001].

Pour arriver à prouver l'efficacité de leurs méthodes, tellement plus performantes puisque basées sur la neurologie (les « neurosciences ») plutôt que la psychiatrie, il aura fallu étendre la définition de l'autisme pour parler aujourd'hui de troubles du spectre autistique, c'est-à-dire ces formes d'autisme minimal qui peuvent évoluer vers une forme de normalité. Cela pourrait provenir aussi, en suivant Georges Canguilhem [GC 2015] de la confusion existante et entretenue entre anomalie et anormalité. Une anomalie est une variation physique ou mentale. La norme elle, est sociale. Confondre les deux conduit à biologiser exagérément la dimension psychologique et sociale des comportements. Ainsi, les « neurosciences » ont pris l'ascendant sur la psychologie. Ces troubles sont devenus tellement fréquents et si divers que je me demande quel rapport existe entre ces troubles et l'autisme que j'ai pu approcher à la fondation Vallée à l'époque.

L'approche humaniste voulue par le Pr M était structurée par un espace, une temporalité, un respect pour les patients sans but opérationnel immédiat, sans obligation de résultat. Une approche que je n'avais jamais rencontrée jusqu'alors, sauf peut-être dans les groupes de parole qui nous avaient été proposés en première année. J'étais en attente de nouveau, d'une pratique ne relevant pas principalement de la rationalité instrumentale et de l'efficacité immédiate, cette idéalisation managériale de la technique et de la science.

Je ne fus pas déçu. A l'arrivée des nouveaux externes et des nouveaux internes, le Pr M nous a réunis. Il nous a longuement parlé des enfants et de leurs parents, de la souffrance des uns et des autres. Il a insisté sur le fait que ces enfants, dans une première rencontre, ne nous sembleraient pas atteints d'une grave maladie, qu'ils nous sembleraient normaux, sauf peut-être ce qui concerne leur réticence au contact et à l'échange. Certains ne parlaient pas du tout, d'autres beaucoup. Nous essaierions d'engager le dialogue avec eux et cela pourrait fonctionner dans une partie des situations. Les « muets » se détourneraient de nous, de toute façon. Notre rôle d'apprenant serait de ne rien faire, d'attendre, d'être là parmi les enfants et les soignants. Aucune nécessité de « faire des observations » à la mode hospitalière. Par contre, nous pouvions noter nos sentiments, nos émotions, nos ressentis, nos pensées émergeant de nos rencontres. Il précisa qu'il nous faudrait du temps pour entendre ce que nous devions travailler à écouter attentivement : ces enfants ne vivaient pas dans la même « réalité » que nous, leurs propos étaient totalement imaginaires, même si certains étaient capables de construire des réalités concrètes à partir de cet imaginaire délirant.

Nous voyions le Professeur de temps en temps, au milieu des équipes et des enfants. Les enfants semblaient le connaître, certains lui tenaient la main pour se promener dans le jardin. Il ne faisait pas de suivi des enfants, il vivait avec eux, donnant et partageant de son temps. Il nous adressait la parole, nous n'étions pas transparents. Régulièrement, nous nous réunissions autour de lui et de ses assistants. Parfois, il invitait un collègue qui venait parler de son expérience, de ses doutes, de ses théorisations, y compris les plus éloignées de ses propres conceptions, par exemple le Professeur DR, pédopsychiatre de l'hôpital Necker, dont les conceptions étaient aux antipodes de celles du Pr M, s'attachant à rechercher les causes génétiques de certaines maladies psychologiques de l'enfant. Dans ce cadre, il reprochait à la psychanalyse de culpabiliser inutilement les parents. Il se servait des enfants de la fondation Vallée pour ses recherches, faisant des prélèvements sanguins ou de liquide céphalorachidien sur les enfants, à la recherche de facteurs biologiques, ce qui terrorisait les enfants et me mettait en colère. Plus proche de la démarche du Pr M nous avons pu rencontrer le professeur A, également neuropsychiatre, insistant sur le versant psychorééducatif et sans objection à la psychanalyse, étant lui-même psychanalyste. Les discussions portaient sur l'action à mener avec les enfants et les familles et les désaccords, quoique nombreux, étaient plus constructifs que les oppositions étiologiques amenées par le Pr DR. Les enfants tutoyaient tout le monde, y compris le professeur. Je n'étais pas un étudiant incompétent, juste une personne parmi d'autres avec laquelle ils se construisaient des tranches de vie.

Dans ces débats que je peinais à comprendre vraiment, j'avais le sentiment d'être à une vraie place de ma vie. Ebranlé et enthousiasmé par la manière de traiter les enfants, je me mettais à lire des livres en rapport, pour essayer de comprendre ce que je vivais. Les discours et les réunions avec le Pr M ne me suffisaient pas. J'avais besoin de reprendre tout cela à tête reposée. Alors j'ai lu « graine de crapule » de Fernand Deligny, vu son film « ce gamin-là » et lu Maud Manoni « l'enfant sa maladie et les autres » à partir de son expérience dans l'externat médico-pédagogique de Thiais. Je comprenais la réflexion de Deligny. Il pensait profondément que, tout muet et apparemment sourd qu'ils étaient, le problème de ces enfants était plus une question d'intégration neuropsychique qu'une question sensorielle. Pour le dire comme un autre de ses ouvrages, les enfants avaient des oreilles. Ils entendaient sans doute, en donnant l'impression de ne jamais écouter, de se réfugier dans le silence, dans ce que Bettelheim appela une « forteresse vide » [BB 1969]. Le silence des enfants est encore plus terrible que le silence des adultes ; encore un texte de Deligny.

Peut-on parler quand le silence « vous pétrifie intérieurement, un silence recouvrant les désirs » [DA 2001] ? Se mettre à l'écoute du silence de ces enfants, échapper à la logorrhée insignifiante de l'ignorance est l'enseignement sans doute le plus fondamental acquis à la Fondation Vallée. Car forcer ces enfants à parler aurait relevé d'une forme de violence. « Dans violence, il y a viol. Intrusion, forçage, humiliation. Mais aussi le silence » [DA 2001]. Cette mise à l'écoute et ce silence terrifiant que j'allais retrouver chez des patients déments. De ces personnes silencieuses, emmurées, inaccessibles, nous ne comprenons pas le projet ; encore un texte de Deligny. Ce que je cherchais à comprendre n'était pas de l'ordre médical, étiologique ou thérapeutique. Je cherchais à comprendre pourquoi je considérais la démarche du Pr M si juste. Pourquoi elle m'atteignait si profondément, si puissamment.

A la fondation Vallée, les actes, attitudes et soins étaient pensés, relevaient d'un choix délibéré. Ce choix s'inscrivait en opposition à ces discours idiosyncrasiques de la plupart des soignants quand ils affirment que c'est aux parents de faire le choix parmi les solutions proposées, laissant croire que la réponse au problème de leur enfant résiderait dans leur libre arbitre. A la fondation Vallée, j'ai rencontré un médecin, une institution, un projet thérapeutique évitant aux enfants de se voir imposer une vie-quête qu'ils ne sont pas capables d'assumer. Je reste encore aujourd'hui persuadé qu'il faut à tout prix se garder de l'impératif de normalité, de la jouissance qu'engendre la toute-puissance médicale, d'une réponse trop immédiate aux nécessités internes des parents, jamais assez travaillées. A la fondation Vallée, on comprenait la détresse des parents et on la rattachait à une insuffisance d'aide et d'accompagnement.

Et le fait que les moins atteints puissent se constituer en « tricksters », en « enfants malins » face à des « parents dévorants », dévorants de désir, de rachat d'une faute qu'ils pensent qu'on leur attribue, ne change rien à la question de fond. Les autistes sont vulnérables à toutes les volontés de les sortir de leur état, parents comme médecins pouvant de ce fait plus être leurs bourreaux que leurs soignants. Posture encore renforcée par le fait que les parents sont porteurs de ce que Marguerite Duras attribue à son héroïne dans « un barrage contre le Pacifique » [DA 2001] : une « espérance infatigable, incurable » conduisant à un « désespoir de l'espoir même ». Je pense que le Pr M comprenait très finement cette dimension héroïque des parents. Faire l'économie de ces questions conduit à nombre de dérapages. L'approche humaniste, douce, lente et progressive permettait de désamorcer le désespoir en comprenant mieux la construction psychique et sociale du petit malade. Permettant de passer de l'espérance à la responsabilité [cf. épilogue].

Cette attitude avec des personnes dont la souffrance nous est incompréhensible et qui se rendent à ce point inaccessible était un mystère exaltant. Je tenais une motivation professionnelle. J'avais trouvé mon chemin. Devenir psychiatre, ce genre de psychiatre. D'autres lectures, d'autres discussions. Françoise Dolto, Mélanie Klein et un peu plus tard Alice Miller. A force de lire, d'approfondir, d'explorer, sans jamais trouver d'accompagnement dans mon cursus de formation, trop autodidacte, je me suis perdu. Tous ces auteurs, ces psychiatres rencontrés étaient beaucoup trop savants et puissants. Je ne serai jamais à la hauteur.

J'ai quand même tenté, par des expériences ultérieures – stage d'externe en psychiatrie adulte, stage d'interne en psychiatre adulte – d'emprunter la voie de la psychiatrie. Ces expériences n'ont pas été suffisamment probantes pour me convaincre de poursuivre dans cette voie.

Un jour, lisant le roman d'Howard Buten « quand j'avais cinq ans je m'ai tué » |HB 1981], je ressentis ce qui m'avait fait renoncer à la psychiatrie. L'incompréhension et l'absence trop fréquentes d'une écoute sérieuse, la difficulté pour un praticien de passer outre à la norme de l'institution.

15- Le service de neurologie et la consultation publique de son patron

Il n'était pas question d'éthique, ou s'il en était question, il s'agissait d'une fiction d'autojustification.

Faire un stage en neurologie me semblait une évidence. Après avoir rencontré des enfants autistes, avoir été sensibilisé à leur difficile prise en charge, j'imaginais rencontrer en neurologie la finesse nosographique, la précision de l'examen clinique qui me semblait un peu manquer en pédopsychiatrie.

Le premier jour du stage, nous sommes conviés par le professeur L dans son laboratoire au rez-de-chaussée d'un des anciens bâtiments de l'hôpital de Bicêtre. Son apparence et sa tenue me font plus penser au professeur M, chef de service de chirurgie digestive à Paul Brousse qu'au professeur M. Grand, raide, longue blouse blanche descendant au-dessous des genoux et boutonnée jusqu'en haut, ne laissant dépasser que le nœud papillon, il est debout devant ses étagères, derrière son bureau. Sur les étagères sont alignés un grand nombre de bocaux de verre. A y regarder de près, ces bocaux renferment les cerveaux de patients décédés. Des centaines de bocaux, sur les étagères en chêne verni, contenant chacun un cerveau dans du liquide. Du formol ? « Les diagnostics en neurologie, nous informe le professeur sont rendus possibles grâce à l'examen des cerveaux. La neurologie cherche l'origine des troubles neurologiques dans l'organe cerveau, y compris les maladies mentales » précise-t-il. Je pense « me voilà chez DR » et commence à regretter mon choix. Je cherchais la finesse nosographique que j'avais rencontrée dans les cours de sémiologie, me voilà dans la recherche étiologique. Après tout pourquoi pas ? J'allais peut-être enfin comprendre l'importance du lien entre les signes cliniques et l'anatomie pathologique, lien qui était délibérément passé sous silence chez le Pr M. En travaillant sur ces correspondances anatomocliniques [FM 1963] – cette conviction que la maladie résultait d'une altération d'un organe – je pourrai devenir un fin diagnosticien.

Le professeur semblait éprouver une grande fierté à nous montrer ses bocaux. « Ah celui-là, je m'en souviens bien. Une femme décédée de sclérose en plaques. J'y ai cherché et trouvé les plaques ». Nous n'entrerons plus jamais dans le laboratoire. Nous ne serons jamais conviés à examiner des cerveaux. Je suis déçu. Plus encore que la clinique, l'anatomoclinique aurait représenté une approche radicalement différente de toutes celles que j'avais connues jusqu'alors, où la clinique était enseignée et expérimentée d'un côté, l'anatomie pathologique étant pour sa part une discipline à part. Pourquoi alors nous accueillir dans ce laboratoire ? Pourquoi cette mise en scène ?

Venu chercher une clinique précise, une démarche d'exploration systématique je pensais que le travail dans le service auprès des malades me l'apporterait. L'examen clinique reste, en neurologie et contrairement au reste de la médecine, d'une importance primordiale, par exemple dans le cas des accidents vasculaires cérébraux (AVC). Cliniquement, le diagnostic clinique d'AVC est souvent évident. La radiologie ne devient intéressante qu'en tant que radiologie interventionniste, curative. Autrement dit inutile d'adresser des malades ayant fait un AVC si notre intervention n'est pas suffisamment précoce, moins de 4 heures après l'accident.

Affecté à la consultation, je pouvais à loisir observer les internes et les chefs de clinique faire leur examen clinique. Je les écoutais en tirer des conclusions précises sans pour autant avoir de solutions à proposer aux patients. Malgré ses insuffisances évidentes – une médecine avec une nosologie très riche, très fine, une étiologie très souvent inconnue et des réponses thérapeutiques rares, plus ou moins palliatives – je comprenais pourquoi cette discipline était considérée comme « l'aristocratie » de la médecine. La complexité du comportement humain et la diversité des troubles rencontrés venaient se heurter à la complexité en miroir du cerveau, véritable défi. Ce que l'on appelle aujourd'hui neurosciences n'est qu'une continuation du laboratoire du Professeur L, avec des moyens plus sophistiqués : des IRM en couleurs plutôt que des cerveaux dans des bocaux. Malgré ces moyens techniques autrement sophistiqués, la relation entre anatomie (du cerveau) et clinique (des troubles) n'a pas énormément progressé. Il ne fait toujours pas bon de se voir diagnostiquer un AVC, une sclérose en plaques ou une maladie de Charcot (sclérose latérale amyotrophique).

Affecté à la consultation, j'assiste également à la consultation du patron. La consultation du professeur se fait « en public » dans la grande salle de la bibliothèque du service, magnifique pièce à l'ancienne, avec de grands placards vitrés recouvrant tous les murs, remplis de livres reliés et scrupuleusement rangés. D'un côté sont disposées trois rangées de chaises, soit une trentaine de chaises. Côté fenêtre par laquelle on a vue sur le jardin de l'ancien hôpital, un petit bureau et une chaise. En face des chaises sur lesquelles nous venons nous asseoir, un divan d'examen. Plus en arrière un paravent. Quand nous entrons, le professeur est assis à son bureau, blouse ouverte. En Neurologie, le patron se déplace dans les couloirs la blouse ouverte, le thorax en avant, lui donnant une apparence de sûreté de soi, inspirant confiance. Il se frotte les mains. Il semble excité à la perspective qui nous attend. Le silence se fait. Tous les internes et chefs de clinique, tous les externes sont présents. L'agrégé du service, le professeur S est assis un peu à l'écart. La surveillante et quelques infirmières sont regroupées à l'une des extrémités de la dernière rangée de chaises.

L'apparat et le rituel de la consultation publique objectivent la rivalité qui se joue avec la neurologie de la pitié Salpêtrière. A Bicêtre aussi, on expose sa science. Tout le monde se tait, impressionné, subjugué. Nous attendons.

Enfin, le professeur se lève, tourne lentement les pages du dossier posé sur la table. Il soupire et se met à pérorer. « Une Sclérose en plaques. D'évidence. Je vais vous le montrer ». Je comprends que le diagnostic a été difficile. Peut-être a-t-il été l'objet de controverse ? C'est l'acmé. Le dévoilement public de la décision diagnostique. Qui ne serait pas impressionné ? Charmé ?

« Faites-la entrer ». Une femme d'une quarantaine d'années, présentée comme la sœur d'un célèbre écrivain – précision indispensable dans l'optique aristocratique, néanmoins inutile, car elle lève une partie de l'anonymat requis par une présentation en public – émerge de derrière le paravent, en slip et soutien-gorge, hésitante, troublée devant tout ce monde, claudiquant, les deux bras devant la poitrine. Elle se fait immédiatement reprendre sèchement. « Voulez-vous bien marcher normalement ? Laissez vos bras ballants et marchez jusqu'au divan d'examen ». Cette situation est très pénible pour la patiente et aussi pour une partie des spectateurs. Non seulement elle est en petite tenue, mais marcher est précisément ce qu'elle n'arrive plus à faire correctement. « Faites comme si personne d'autre n'était dans la pièce » ajoute le professeur. Bien sûr. Pas de problème pensai-je. Tout d'un coup, le professeur se rapproche d'elle et la prend par les épaules, la forçant à faire un grand pas en avant. Qu'elle n'arrive pas à faire, à cause de sa maladie. Elle manque de tomber. « Allongez-vous sur le divan ». Pas de formule de politesse, pas d'accompagnement. Le patient ne semble pas avoir d'existence propre. Il se résume à un corps porteur des symptômes appropriés à la démonstration. Le professeur teste la force musculaire, « tape » sur les réflexes, recherche le réflexe cutané plantaire, demande à la patiente si elle voit double. « Evidemment dit-il, pas la peine de demander en fait ».

Tout cela se déroule en quelques courtes minutes. Le professeur la renvoie derrière le divan. « Vous avez vu ? C'est pathognomonique. Une paralysie focale, aucun doute ». Quelle virtuosité ! En quelques secondes, il réalise un test sémiologique, l'interprète, le valorise. D'où je suis assis, je ne vois pas le résultat des réflexes, ni ne peux comprendre comment l'examen de la force musculaire, si rapide, a pu être parlant. Comme pour le toucher rectal ou les radiographies, je ne vois pas grand-chose. Je comprends qu'on a voulu nous montrer les signes de la maladie, les examens à faire. C'est malgré tout insuffisant pour me permettre par la suite de réaliser une prise de réflexe. La malade n'a pas prononcé une parole, aucune question ne lui a été adressée. Quel était l'intérêt de ce spectacle ? « Dans peu de temps, je pourrai l'ajouter à ma collection » nous annonce le professeur, alors que la patiente, derrière le divan entend tout.

Nous étions contraints d'assister chaque semaine à cette grand-messe. Plus le temps passait, plus j'étais contrarié. Mes raisons étaient d'ordre éthique, politique, croyais-je. Comment traiter les patients comme cela ? La réification du patient était totale. J'assistais à la réduction d'un patient à un corps inhabité et à une maladie. Se déroulait devant mes yeux l'apologie d'une forme de médecine techniciste, froide, rendue d'autant plus froide qu'il s'agit le plus souvent, en neurologie, de situations dépassées ou de pathologies sur lesquelles on est impuissant. Je ressentais – on nous rendait témoin de – cette tension entre la volonté de savoir, le pouvoir et l'impuissance. La présentation théâtrale est alors le simulacre nécessaire pour imaginer et convaincre d'une puissance ou d'une efficacité largement fantasmée, parfois inexistante.

Ma colère rentrée ne manqua pas de se manifester. Nouvelle séance de consultation publique. Le professeur nous annonce l'installation du premier scanner parisien à la Pitié. Il se réjouit. « Dorénavant, nous n'aurons plus de problèmes diagnostiques », prophétise-t-il. « Nous saurons pré-mortem de quoi souffre le patient ».

Alors la clinique va mourir, me disais-je. Ce que j'étais venu chercher dans ce service était déjà du passé : la clinique, la sémiologie fine seraient reléguées au second plan. Plus besoin de ces vieilleries. L'imagerie qui correspond si bien à notre modèle épistémologique anatomoclinique supplantera bientôt tous nos examens et était espérée, car elle mettrait un terme à nos interrogations diagnostiques.

Sans m'apercevoir que je parle à voix haute, je dis « si je comprends bien, on fera bientôt un scanner à toutes les personnes qui se plaignent de mal de tête ». Le patron m'a entendu. Evidemment. Le silence total lors de cette consultation était la règle. « Répétez ce que vous venez de dire jeune homme », ordonne le professeur. Je m'exécute. Et me fait exclure de la consultation pour le restant de mon stage. J'avais uniquement gardé le droit d'assister à la consultation des internes et des assistants. Quant à ma note, elle ne fut pas brillante.

Dans un autre contexte, un contexte dans lequel la réflexion, le doute et la discussion auraient constitué la base de l'enseignement et de la pratique, il m'aurait répondu, sans doute prouvé que j'avais tort, que le scanner était une avancée merveilleuse en neurologie. Cela aurait nécessité un minimum d'ouverture à la contribution. Ma remarque n'était cependant pas totalement infondée, comme lors de mon examen de clinique médicale ou en néonatalogie. Si les diagnostics sont plus rapides, plus précis, grâce aux IRM et permettent d'intervenir en radiologie interventionnelle pour désobstruer les vaisseaux bouchés dans le cerveau lors d'un AVC – ce qui est salvateur pour ceux qui peuvent en bénéficier – les bénéfices restent minces en matière de santé de la population.

Faire acte de présence à cette consultation, accepter de se taire, était-ce approuver, consentir à la mise en scène ? Probablement pas, sauf à penser que le consentement est là pour rendre impossible tout refus [BM 2023], car prendre part à ce simulacre était une obligation, pas un choix. Etait-ce une forme de participation que tout en moi réprouvait ?

Prendre part n'est pas équivalent, ne suffit pas pour participer. Participer, nous rappelle la philosophe Joëlle Zask [ZJ 2011] suppose trois niveaux d'engagement : bénéficier, prendre part, contribuer. Prendre part sans pouvoir contribuer rend problématique l'idée même de participation. Elle pourrait garantir peut-être – c'est ce que j'ose espérer – que la présence obligatoire, n'étant pas une participation réelle, pleine et entière ne signe aucun assentiment à ce qu'il s'y fait ou dit. Mon observation aurait-elle pu être considérée comme une contribution ? Sans volonté de partage et d'accompagnement du savoir de l'apprenant au travers de ses réflexions, dans ce qu'il est capable de comprendre et de mobiliser à chaque étape de son apprentissage, ma remarque ne pouvait qu'être perçue comme une impertinence. Le silence aurait-il été préférable ? Sans doute, le silence aurait été trop assourdissant pour moi. Il m'était impossible de me taire, d'être simplement heureux de « prendre part », d'être bénéficiaire de la manne du professeur, bénéfice justifiant le retrait de toute contribution, l'abandon de toute réticence.

Malgré tout, ma réflexion avait à voir avec une idée un peu floue de ce que la technique peut produire comme excès. Je percevais le fonctionnement de ce service comme une sorte de culte destiné à faire taire les excès prévisibles de la technique, de ces techniques trop sûres d'elles-mêmes, des positions de pouvoir, d'emprise et de soumission [CJ 2020] et [KI 2009].

Car la technicité, en même temps qu'elle assujettit son utilisateur et ses bénéficiaires, « enclave toujours plus fermement toutes les activités ». Dans le domaine de la santé, « elle assujettit le médecin comme le malade et elle régule le procédé thérapeutique » [JF 2018]. Ma critique des scanners était une intuition juste. L'interdiction d'en parler, le silence imposé sur les enjeux éthiques des nouvelles technologies furent des marqueurs puissants et durables de ma vie professionnelle et un moteur de mon intérêt pour la question de la participation.

16- Externe en psychiatrie adulte. Encore une consultation publique

Par son organisation, par ses méthodes, chaque profession élabore une « perspective spécifique sur les gens qu'elle traite ».

La fin du second cycle des études s'approche. Fin d'un cycle, pas fin de la formation. Je dois encore choisir le sixième et dernier stage d'externe. Après les cinq stages déjà effectués, je suis circonspect, c'est le moins que l'on puisse dire : à « chaque fois, il y a quelque chose qui n'a pas été transmis ».

Je choisis mon dernier stage de nouveau en psychiatrie, à l'hôpital Paul Brousse dans un service de psychiatrie ouvert. Ce service incluait également un « long séjour » pour personnes âgées. J'espérais réitérer l'expérience de la Fondation Vallée et retrouver un service où l'on réfléchit, où l'on positionne les étudiants dans cette posture de réflexion. Telle était ma représentation de la psychiatrie.

Je suis rapidement déçu. Le service imite en tous points le service de neurologie, organisant là aussi une consultation publique, montrant son besoin de s'exposer. Un patient était présenté devant tout l'aréopage psychiatres, médecins, infirmières, assistante sociale, internes, étudiants. L'atmosphère y était moins aristocratique, moins guindée qu'en neurologie. La reproduction de l'exposition publique de patients ne manifestait que la volonté de la psychiatrie de faire jeu égal avec la neurologie, de résoudre une sorte de complexe, de prouver la valeur des diagnostics en psychiatrie. Nous sommes entassés une trentaine dans une petite pièce. La psychiatre-chef de service, le Dr J, est assise à côté du patient, lui-même assis. Quelques-uns ont pu s'asseoir. Les autres restent debout derrière. Ici, pas de paravent. La psychiatrie ne dénude pas les corps. Elle dénude les âmes, par contre. En posant des questions sur la vie intime du patient, ses pensées, ses rêves, ses désirs, ses colères, ses relations. Comment parler de soi devant tant de personnes inconnues ?

Le plus souvent, la cheffe de service, qui mène l'interrogatoire, n'est pas le psychiatre du patient. Je vois le patient perdu, apeuré, cherchant des yeux son psychiatre à qui il s'est déjà confié, ou se tournant désespérément vers « son » infirmière qui – il semble le désirer – pourrait parler à sa place. Nous sommes nombreux. La pièce est minuscule. Il fait très chaud. Ce n'est pas ce qui fait transpirer le patient. Il transpire de frayeur. Il ne sait pas ce qu'il fait là ni à quoi cela va lui servir, n'ose pas ouvrir la bouche. J'éprouve une sympathie pour lui, compatis à son malaise. Je ne serai pas plus capable que lui de prononcer un mot. Je ne risque rien ; la psychiatre n'interroge jamais les étudiants.

Quelle est la finalité d'une telle mise en scène du malade, ou plutôt de sa pathologie ? Le diagnostic est déjà fait depuis longtemps, il n'y a pas d'enjeux de savoir ou de prescription. Cette réunion me semble une réaffirmation de la place de chacun, du rôle et du pouvoir médical « pouvoir de la psychiatrie à définir un individu comme un cas de maladie, enjeu central pour sa domination » [BR 1998]. Elle renforce également la cohésion de l'équipe. Elle réaffirme la fonction de la psychiatrie : « recoller les morceaux» épars de la personne malade mentale dans une métaphore de la clinique de la schizophrénie (personnalité clivée), pour laquelle la psychiatrie tente de réduire l'éclatement de la personne. Seul le psychiatre possède la légitimité d'explorer le cas, la crise, le comportement, la profondeur, le temps, le milieu de vie, appréhendés dans leurs interactions multiformes [BR 1998], afin de transmettre à chaque acteur une sorte de conduite à tenir, d'attitude à adopter dans son champ plus limité de compétences.

Ces consultations publiques étaient source d'émotions intenses, souvent négatives ou pénibles. Aucune organisation n'était prévue pour en faire part, se confier pour les surmonter. Cette impossibilité du ressenti, d'une réflexion éthique a dès lors à voir avec une « sauvagerie radicale avec les effets dévastateurs que cela suppose, même dans le corps. Alors la douleur est trop grande et la personne abdique » [DA 2001]. Abdiquer : ne rien dire, encaisser, finir par considérer tout cela comme normal.

Dans ce service, il s'agit de faire des diagnostics, de traiter, pas de construire, comme à la Fondation Vallée les conditions d'une vie suffisamment bonne pour des patients porteurs de maladies incurables. Les patients sont là en raison d'un épisode de crise, dans le décours d'une maladie chronique suivie « en ambulatoire » déjà connue. La démarche diagnostique y est rare. Le dossier déjà volumineux « détermine à l'avance sous quel jour les choses devront apparaître », choses que les patients ont repérées et qui leur permettent de reconstruire le compte-rendu qu'ils font d'eux-mêmes et de leur maladie [BR 1998]. Le travail des psychiatres est de comprendre les raisons de la décompensation et de trouver le bon remède (médicamenteux) par approximations successives, en augmentant ou en diminuant – beaucoup plus rarement – les doses, en ajoutant des médicaments à une liste déjà longue. Une fois apaisés les patients pourront reprendre une vie la plus normale possible. Ils auront été soignés, ils iront mieux.

Les staffs, appelés réunions de synthèse ont pour but de faire le point sur la réponse au traitement grâce à l'observation sur la longue durée des infirmières et des aides-soignantes, qui consignent leurs observations dans le dossier. Chaque profession agit dans le cadre, produit et rend compte d'une « perspective spécifique sur les gens qu'elle traite » [BR 1998], qui délimite les lignes de force du pouvoir dans l'institution. Ainsi, même si la perspective des soignantes est essentielle au devenir des patients, les soignantes sont rarement au staff, représentées par la surveillante… et le dossier. Les médecins quant à eux ne font que peu de visite dans les services. Les patients sont reçus dans leur bureau à intervalles assez longs, pour des durées assez courtes. Le psychiatre lit le dossier et pose des questions au patient dont les réponses sont réinterprétées dans le cadre de sa pathologie. Seule la parole du psychiatre compte, elle se veut performative. Il s'adresse au malade pour lui signifier où il en est, ce qui ne va pas, ce qui s'est amélioré et prescrit à cette occasion, outre le traitement médicamenteux, un traitement « comportemental » : l'attitude et les manières d'être dans le service qui, tout en signant la maladie représentent ce qu'il faut réformer pour espérer sortir. Le monopole des psychiatres en matière de prescription résulte de la légitimité qu'ils ont de définir, seuls, les cas par leur étiologie, c'est-à-dire par l'exploration « en profondeur ». J'ai retrouvé exactement le même modus operandi quarante ans plus tard à l'hôpital psychiatrique de Grenoble, preuve s'il en faut qu'il s'agit d'une méthodologie bien fixée.

Si les infirmières ne participent pas au staff du service, dans lequel on discute des « cas », elles ne sont pas sans influence. Même absentes elles tiennent une place importante, puisque leur proximité constante avec le patient, le temps long font d'elles des observatrices de la réalité vivante du patient. Elles seules sont capables de « définir le degré de dangerosité de chaque cas » [BR 1998] et leur évolution jour après jour. Cela ne suffit pas pour qu'elles aient la légitimité de participer à la « définition des cas ». Cependant, elles pèsent sur la décision du médecin.

Le staff constitue un espace de synthèse entre la profondeur – le cas –, le temps – le comportement du patient – et l'espace – la manière d'investir le lieu, la relation entre l'intérieur et l'extérieur –, portés respectivement par les différentes catégories de professionnels : psychiatre, médecin traitant, infirmier, psychologues, travailleurs sociaux. Il est un effort pour défragmenter la personne, pour la percevoir autrement qu'à travers sa maladie. Ce faisant, elle réaffirme la prééminence de la démarche médico-psychiatrique, seule capable de singulariser suffisamment la situation dans ce qui nécessite cette mise en scène propre à obtenir « le consentement actif à être dominé (Gramsci) » [BR 1998].

Ces staffs ne sont pas sans effets formatifs. Ils m'auront permis d'approfondir ma connaissance de la pharmacologie des psychotropes, renforçant les connaissances acquises par mon travail en prison.

Revenant de ma saison d'alpinisme, après les vacances d'été, je suis affecté au secteur long séjour. Expérience terrible que de découvrir la manière dont l'institution pensait à l'époque l'accueil des personnes vieillissantes, ayant besoin d'aide et sans ressources suffisantes pour bénéficier de ces aides à leur domicile. Les EHPAD sont censés avoir apporté du mieux, ce qu'on ne peut que constater, au moins sur un plan superficiel : des chambres individuelles, une prise en charge médicale mieux assurée. Cela ne suffit pas. La pensée implicite de parcage, de mise à l'écart, est toujours présente. La nécessité de « faire des économies » de restreindre les budgets est encore un moteur principal, portée par des managers et la théorie du management. Ce n'est qu'en

« récupérant » les pensions des personnes âgées hébergées – fort habilement, en demandant aux résidents de payer leur hébergement, à l'inverse du long séjour hospitalier pris en charge par l'assurance maladie – que les conditions matérielles se sont améliorées. « Vous ne voulez plus de dortoir ? Alors, payez ».

J'arrive le premier jour dans la salle des femmes. Cela ressemble à la salle de Bicêtre où j'ai fait mon premier travail d'infirmier. C'est différent, cependant. Cela sent mauvais : urine, excréments, sueur, saleté. Les patients crient, sont pour la plupart alités. Deux rangées de lits. Peut-être 20 patients dans la même salle. Ils ont l'air de s'ennuyer. Beaucoup manifestent leur désespoir, hurlent leur désir d'en finir. Ils savent que seule la mort leur permettra d'échapper à ce qu'ils vivent. Ils ne comprennent pas ce qui leur arrive, comment, après une vie autonome, de travail, de famille, ils sont là, seuls et en collectif, invalides et laissés en l'état. L'hospice pour les indigents est encore une fonction hospitalière bien présente. Dans les EHPAD un effort est fait pour occuper – un petit peu – les gens. Les repas ne se prennent plus au lit, mais dans de vastes réfectoires. Le partage des temps et des espaces ainsi que la commensalité sont toujours imposés. Dans le vaste dortoir, ce partage des repas se fait dans les odeurs et les cris. Cris redoublés des cris des soignantes excédées. Je constaterai que, dans des chambres individuelles des EHPAD, les dérapages restent fréquents. Invisibilisés.

17- L'expérimentation de médicaments

« Si on a reconnu qu'un principe est mauvais, même les conséquences qui peuvent paraître bonnes ne le sont pas ».

La technicienne du laboratoire de recherche pharmacologique en était à son troisième essai. Il fallait me monter une sonde jusqu'au cœur en passant par les veines du bras. Je faisais le cobaye pour expérimenter de nouveaux médicaments. En essai thérapeutique de Phase II dirait-on aujourd'hui, c'est-à-dire en testant la molécule, ses effets désirables et indésirables chez un petit nombre de volontaires rémunérés.

Allongé sur le divan d'examen, j'étais au milieu de tout un appareillage typique de tout laboratoire. A ma droite, un écran vidéo, dont le fond verdâtre scintillait. A ma gauche un vélo ergométrique, une petite table sur laquelle était disposé un appareil à ECG, un masque de respiration avec son ballon, une bombonne à oxygène, des ampoules remplies de médicaments destinés à me réanimer en cas de besoin.

Le professeur G, chef de service de pharmacologie était là, en blouse blanche. Il avait fait l'annonce en cours : il recherchait des volontaires pour tester « scientifiquement » de nouvelles molécules prometteuses. C'était très bien rémunéré : 4 000 francs par molécule, pour 3 journées de présence et pas fatigant. Cela tombait à point : je venais de démissionner de la prison et cherchais de quoi gagner ma vie.

Nous aurions à tester deux molécules : un nouveau bêtabloquant – l'acébutolol – que l'on devait comparer au bêtabloquant de référence à cette époque – le propranolol – et un placébo. L'autre médicament était une benzodiazépine dont j'ai oublié le nom à comparer avec le valium. Les comparaisons entre la nouvelle molécule, la molécule de référence et le placébo expliquent la durée de notre engagement : trois jours pour chaque médicament.

La sonde doit être montée par l'intermédiaire d'un cathéter placé dans une veine de mon avant-bras. Trop tendue, probablement pas très habituée, la technicienne n'arrivait pas à me poser ce cathéter. Je lui demande d'arrêter. « Je vais me monter cette sonde tout seul », lui dis-je. Elle n'est pas du tout d'accord, évidemment. Mais, fort de mon expérience à la prison, je prends l'ensemble cathéter-aiguille et me l'enfonce du premier coup dans une bonne veine. La technicienne est sidérée. Je lui demande alors de sécuriser le « cathé », en le faisant tenir avec du sparadrap et en y branchant un flacon de sérum physiologique. Nous voilà prêts à monter la sonde. L'appareil radioscopique est placé au-dessus de mon thorax et branché au « scope ». Je propose d'emblée de faire le geste moi-même. Je sentirai ce que je fais et m'arrêterai si la sonde ne prenait pas la bonne direction.

C'est un peu la panique. Ils craignent que je me déclenche une syncope mortelle. Rien de tout cela n'est arrivé. J'ai monté tranquillement la sonde en surveillant sa progression sur l'écran. Directement là où il fallait, dans l'oreillette droite. Les chiffres de pression s'affichent immédiatement. Ma tension est parfaite, mon rythme cardiaque n'a pas varié.

Après une demi-heure de repos, l'expérimentation commence. On me fait prendre un comprimé blanc. Personne ne sait, de la technicienne, du professeur ou de moi quel médicament je prends : nouvelle molécule, ancienne, ou placébo. C'est ce qui s'appelle le double aveugle.

On me fait alors monter sur le vélo et pédaler comme pour un test d'effort, en augmentant la puissance jusqu'à atteindre un rythme cardiaque suffisant, à environ la moitié de ma fréquence maximale autorisée à mon âge (22 ans), soit 100 pulsations par minute pour une puissance d'environ 150 watts. Fréquence atteinte avant essoufflement. On vérifie ainsi que je n'ai pas de contre-indication à continuer le test. Manifestement, l'ECG que m'avait fait passer le professeur G lors du recrutement ne suffisait pas. Il fallait plus de précautions.

Après je pédalerai 5 minutes toutes les 30 minutes à l'issue desquelles on enregistrera toutes les variables : tension, rythme, pressions intra cardiaque, tracé ECG. Toutes les demi-heures, on me prélève du sang par le cathéter, pour mesurer en particulier le taux de médicament et aussi kaliémie, natrémie, glycémie et peut-être encore d'autres mesures.

Sentir les effets du médicament, observer les mesures des variables affectées, comparer ce que je ressens aux mesures effectuées, tout cela me passionne et me semble beaucoup plus intéressant que d'être simplement chercheur. De nombreux chercheurs de laboratoire ont historiquement testé leurs produits sur eux-mêmes. J'ai un peu l'impression de partager leur démarche.

Manifestement, le premier médicament ingéré a de l'effet. 30 minutes après la prise, je sens mes jambes se couper dès 75 watts. Le cœur refuse d'accélérer au-delà de 80 pulsations par minute. La tension artérielle non plus ne monte pas autant. Cet effet durera environ quatre heures, puis je retrouverai progressivement en une douzaine d'heures ma « forme » habituelle. Je sais donc que ce n'était pas un placébo. Le bêta bloquant est un médicament qui protège le cœur en bloquant l'augmentation de son rythme, en bloquant la tension artérielle, en protégeant des troubles du rythme. Raison pour laquelle on le donne dans le traitement de l'hypertension, de certains troubles du rythme et en traitement post infarctus du myocarde.

Le deuxième jour, il est évident que l'on m'a administré le placébo. Rien ne se passe. Aucune fatigue ressentie. Ma « tolérance à l'effort » est intacte. Le test dure cependant aussi longtemps que l'autre. Il faut vérifier que certaines variations ne sont pas « physiologiques » chez moi.

Le troisième jour, je prends le 3e comprimé. Cela pourrait être l'un des comprimés que j'ai déjà pris. Pour assurer la rigueur du double aveugle, nous sommes plusieurs cobayes, pour lesquels 3 comprimés ont été sélectionnés au hasard, un peu aménagé quand même, car, sur le nombre de cobayes, les 3 types de comprimés devront avoir été pris. Ce n'est que plus tard, au dépouillement et à l'analyse des résultats, que la teneur exacte de ce qu'on a ingéré sera connue.

Les effets du 3e comprimé sont exactement les mêmes que ceux du premier. On me fait remarquer que cela ne signifie pas forcément qu'il s'agisse de la même molécule. Peut-être la nouvelle molécule a-t-elle exactement les mêmes effets que l'ancienne.

L'expérimentation de la benzodiazépine est plus simple. Pas de sonde, pas de scope, pas de vélo. Un cathéter est implanté pour réaliser des prises de sang toutes les demi-heures dans le but de connaître la cinétique d'absorption/élimination du médicament. Et chaque heure, je dois réaliser des tests psychologiques et cognitifs qui me rappellent le Dr Kreisler et qui me font me souvenir de sa prescription de valium.

Les tests sont à effectuer en temps limité. Chaque test est différent et chacun est semblable. Les questions sont analogues, rédigées suffisamment différemment pour qu'il soit impossible de retenir les réponses. Ces tests sont standardisés, leur dynamique et leur fonction sont les mêmes, la comparaison d'un test à l'autre est ainsi rendue possible.

Je n'ai souvenir d'aucune difficulté à réaliser ces tests d'un moment de la journée à l'autre. La seule impression que j'ai ressentie est une lassitude et une envie de dormir. Peut-être mes tests avaient-ils montré des différences de performance. Je n'en ai pas moi-même ressenti les effets, contrairement aux bêta bloquants.

Sitôt pris dans ces études, je m'interroge. Ai-je fait le cobaye uniquement pour de l'argent (facile) ? Deux tests, 8000 francs. Autant que 6 mois à la prison… Je tente de me rassurer. Si je n'en ai pas tiré d'expérience existentielle aussi forte qu'en prison, j'en ai gardé une passion pour la pharmacologie. Plus tard, comme médecin coordinateur en EHPAD j'ai longuement travaillé avec des pharmaciens pour établir « la liste des médicaments à utiliser préférentiellement », formulation du décret spécifiant les missions du médecin coordinateur. Je me suis passionné pour l'excès de prescription, les coûts vertigineux et abusifs de certains médicaments, les effets secondaires, la cinétique et les modalités de la prise etc. J'en ai fait mon mémoire universitaire de médecin coordinateur et ai publié deux articles sur la question.

J'éprouve cependant encore une gêne. L'argent reçu représentait une grosse somme. Pour peu de travail. Comment une telle somme pouvait-elle être allouée à des cobayes étudiants en médecine ? D'où venait cet argent ? En acceptant de travailler pour le laboratoire de pharmacologie de la faculté de médecine, j'acceptais en fait de travailler pour un laboratoire pharmaceutique. Les laboratoires sont des entreprises privées qui fabriquent des médicaments dont on ne peut nier pour nombre d'entre eux la nécessité et l'efficacité. Le bêta bloquant testé est devenu indéniablement un « médicament de référence » en médecine cardio-vasculaire, car il n'agissait que sur le cœur, contrairement à la précédente molécule de même classe qui pouvait avoir des répercussions sur la respiration en particulier pour les asthmatiques. Il s'agissait d'un réel progrès thérapeutique comme il y en a assez peu dans l'histoire des médicaments : en cardiologie, plusieurs nouvelles classes de médicaments ont été découvertes à cette époque et constituent maintenant un large arsenal thérapeutique. Ces entreprises privées contribuent souvent à améliorer la santé publique. Cette amélioration n'est cependant pas pour elles un but en soi, ce serait plutôt un moyen. La vraie finalité, leur moteur principal, est l'argent, le business, le profit que la fabrication et la vente de médicaments autorisent. Et ce moteur a conduit certaines de ces entreprises à fabriquer des médicaments dangereux et inutiles ou n'ayant que peu d'effet en matière de santé publique comme dans les traitements récents contre le cancer où le constat a été fait en 2014 dans le *Journal of Américan Medical Association* que « les 71 dernières molécules labellisées par la Food and Drug Administration des USA dans le domaine de la cancérologie augmentent en moyenne l'espérance de vie des patients de... 2,1 mois » [BM 2018/2]. La connaissance de cette tension entre économie et éthique était déjà connue à l'époque. En acceptant ce travail, je ne suis pas sûr de n'avoir pas accepté de contrevenir aux principes éthiques qui me guidaient depuis le début des études. Je n'étais pas sûr de n'avoir pas contribué à commercialiser un psychotrope dangereux.

Tel que le système fonctionne, éviter complètement les conflits d'intérêts des médecins travaillant pour les laboratoires privés est presque impossible sauf si les profits étaient bannis du domaine de la santé. Comment en effet rester objectif face à l'intérêt de l'entreprise ? Comment tenir un discours de vérité sur les médicaments produits ? De plus, il y a quelque chose d'immoral dans l'immensité des profits réalisés par l'industrie pharmaceutique : ils résultent pour une part importante du fait que l'essentiel de la recherche fondamentale est réalisé par des laboratoires publics, ou grâce à l'argent public. Charge alors aux laboratoires d'établir la pertinence clinique des découvertes fondamentales par les études cliniques ainsi que la fabrication et la vente, c'est-à-dire leur développement. Le coût important des études cliniques ainsi que de la mise en fabrication conduit les laboratoires à déposer des brevets sur les molécules inventées par d'autres pour « se rembourser » de leurs investissements, justifiant et légitimant les prix de plus en plus élevés et excessifs demandés. J'ai toujours pensé que la recherche thérapeutique et le développement des médicaments devraient reposer sur des institutions à but non lucratif, ne laissant aux labos que la fabrication, l'ingénierie de production. Cela permettrait de disposer de médicaments à prix acceptable, évitant à la société et à chacun d'entre nous d'en payer la note. Cela permettrait aussi d'éviter de mettre sur le marché des médicaments dont le rapport bénéfice-risque n'est pas prouvé. Nous sommes très loin – c'était il y a un siècle à peine – de l'inventeur du premier vaccin contre la poliomyélite – Jonas Stalk – qui avait fait don de son invention à l'humanité à la condition que personne ne gagne jamais d'argent avec, permettant de sauver des millions d'enfants.

18- Stage chez le praticien

Pour devenir ce médecin que j'imaginais j'ai appris contre quoi et pour quoi me battre. Ce serait nécessairement un chemin à défricher.

« Ah ! C'est vous le stagiaire. Suivez-moi et asseyez-vous sur la chaise à ma droite ». Le médecin généraliste chez qui la faculté de médecine m'envoie faire un stage d'une semaine vient de me faire entrer dans son cabinet à Clamart. Il m'explique rapidement que je suis en stage d'observation. Peut-être me demandera-t-il d'examiner un patient ? Il se relève et sort dans le vestibule dans lequel une porte s'ouvre sur la salle d'attente. Plusieurs personnes attendaient déjà quand je suis arrivé et avaient manifesté leur mécontentement quand le médecin m'avait fait entrer avant tout le monde. La première patiente lui fait remarquer et c'est seulement à cette occasion qu'il explique que je suis un stagiaire étudiant en médecine. « Ah ! Vous auriez dû nous le dire tout de suite. Il faut bien que les jeunes apprennent ».

La patiente, une dame d'un certain âge, entre dans le cabinet et me fait un grand sourire. Elle sait. Elle est solidaire. « Asseyez-vous et dites-moi ce qui vous amène ». « Docteur, je viens pour mon renouvellement ». Le médecin sort une petite fiche cartonnée d'une boîte métallique et la lit rapidement. Cette petite fiche cartonnée de format 9x5 tient lieu de dossier. Rien à voir avec les classeurs chargés de l'APHP. « Les analyses et les comptes-rendus sont rangés ailleurs, dans des chemises » me précise le docteur.

« Très bien madame Dertit, je vois. Avez-vous eu des problèmes particuliers depuis notre dernière consultation ? Des maux de tête, des palpitations, des picotements dans les mains ou les pieds ? »

Le médecin se tourne vers moi pour m'expliquer que Mme Dertit souffre d'hypertension et qu'elle prend un traitement depuis plusieurs années. « Ça commence bien, me dis-je. Le médecin prend sa mission de maître de stage au sérieux ». « Allez vous allonger, je vais vous ausculter ». La femme enlève ses vêtements du haut pour ne garder que son soutien-gorge et s'allonge. On perçoit l'habitude. Ce n'est qu'une routine pour elle comme pour le médecin. En quelques minutes, le médecin lui prend la tension ausculte rapidement son cœur, ses carotides, prend son pouls. « Tout va bien, Mme Dertit. Vous avez 14/9, un cœur régulier, pas de souffle. Vous pouvez vous rhabiller ». « Ah docteur, je voulais vous dire, j'ai souvent les chevilles qui gonflent et je me sens essoufflée quand je monte les escaliers ». Je perçois un léger agacement du médecin. La consultation va prendre plus de temps que prévu et il y a déjà plusieurs personnes dans la salle d'attente, cela a l'air de le stresser. « Bon, relevez votre jupe et enlevez vos bas ». Il regarde les chevilles qui sont légèrement enflées. « Ce ne sont pas des œdèmes » me dit-il en aparté, « ils ne prennent pas le godet ». Expression médicale par excellence, signe connu de tous les médecins, qui les réunit dans une franche connivence. Je suis heureux de partager maintenant cette connivence, comme si j'étais déjà docteur. Les œdèmes qui prennent ou pas « le godet », je sais ce que cette expression signifie : prendre le godet signifie laisser une dépression sur la peau après l'avoir comprimée avec le doigt. Si l'œdème ne prend pas le godet, il s'agit juste d'une infiltration sous-cutanée qui signe une simple insuffisance veineuse. Dans le cas inverse, il faut suspecter une insuffisance cardiaque. « Ce n'est qu'une insuffisance veineuse, Mme Dertit. Votre cœur fonctionne normalement ». « Mais et mon essoufflement ? » « Simple fatigue sans doute. Si cela persiste, revenez me voir. Je vais vous donner du Daflon pour vos jambes. Vous verrez, vous vous sentirez rapidement mieux. Rhabillez-vous ». Je me demande ce qui l'autorise à dire cela sans plus d'exploration. Un essoufflement anormal, cela peut être grave. A l'hôpital, on lui aurait sans doute fait un ECG. Je comprendrai au bout de quelques jours de stage que rien ne l'autorise à répondre cela. Il n'en sait rien et il n'a pas le temps. Il sera toujours possible de s'en occuper lors de la prochaine consultation, un mois plus tard. Rien ne presse dans le suivi des maladies chroniques. La chronicité c'est le long terme qui laisse ouverte la possibilité de reprendre les choses ultérieurement. Et s'il s'avérait que c'était une urgence, la patiente irait sans doute d'elle-même à l'hôpital.

Cela ne fait pas dix minutes que la patiente est entrée. Pendant qu'elle se rhabille, le médecin s'est assis à son bureau et a rédigé l'ordonnance, signé la feuille de soins. En fait il a recopié l'ordonnance précédente et a ajouté le daflon. « C'est 38 francs », dit-il à Mme Dertit qui vient de finir de se rhabiller et qui s'est rassise en face du docteur. Elle sort un billet de 50 francs de son sac à main et le pose sur le bord du bureau à sa gauche. Elle semble connaître le fonctionnement de ce cabinet. Le tiroir de droite du bureau sert de caisse. Le médecin ouvre le tiroir et sort la monnaie : un billet de 10 et deux pièces d'un franc qu'il place en regard du billet de 50 francs. Il discute encore quelques instants de choses et d'autres avec la patiente, faisant montre d'une sociabilité agréable que la femme semble apprécier. Il se lève alors pour prendre congé de sa patiente en faisant glisser tout l'argent posé sur le bureau dans le tiroir d'un ample geste du bras – le billet de 50 et la monnaie – comme s'il n'y avait pas pris garde. La femme, comme moi, a remarqué l'erreur. Elle semble accoutumée à cette manière de faire. Déjà, le médecin pose la main sur la poignée de la porte et la dame sort du cabinet en remerciant le docteur. J'essaie maladroitement de signaler l'erreur au médecin, mais il fait déjà entrer le patient suivant.

Je lui dirai après les consultations. Il pourra mettre de côté l'argent qu'il doit à la patiente.

Mais non. Le même manège recommence pour plusieurs patients, souvent des personnes âgées. Cela ressemble à une escroquerie.

Je n'arrive plus à me concentrer sur les consultations, sur les pathologies, sur les examens. Examens si rapides que je n'ai bien souvent pas le temps de comprendre de quoi il s'agit. Et encore moins de comprendre les prescriptions, d'apprendre la pharmacologie standard.

Pour de l'observation, c'est de l'observation ! Est-ce cela la médecine générale ? Quelques minutes par patient. Une écoute sommaire. Un examen bâclé. Un désintérêt pour la personne. Une attitude vénale ? Non, ils ne doivent pas tous être comme cela. Je n'ai tout simplement pas tiré le bon numéro. La faculté sait-elle ce qui se passe chez ce médecin ? Comment a-t-il été choisi ?

En débutant ce stage, je ne connaissais rien du fonctionnement des cabinets et j'étais impatient de le découvrir. Dès la première matinée, j'ai compris que le généraliste s'occupe de « petites choses », des soucis de la vie que l'on n'apprend malheureusement pas à la faculté. La pathologie traitée à l'hôpital lui échappe en grande partie et nous qui y sommes formés, qui ne sommes formés qu'à cela avons du mal à adhérer à cette dimension pourtant indispensable de la médecine.

Le médecin chez qui j'ai effectué mon stage a cependant fait plus. Il m'a aussi montré les mauvais travers techniques et humains de la médecine. Pour devenir ce médecin que j'imaginais j'ai appris contre quoi et pour quoi me battre. Ce serait nécessairement un chemin à défricher.

19- L'examen de clinique médicale à Marie Lannelongue

Notre apprentissage de la pratique médicale est encore très centré sur la « résolution de problèmes », le ponctuel, l'individuel et l'immédiateté. La pratique n'est malheureusement pas suffisamment organisée ni réellement orientée pour agir en termes de santé publique.

De toutes mes études, je n'ai échoué qu'à 2 examens, en toute fin de 6e année. L'examen de « thérapeutique » et l'examen de « clinique médicale ».

Je n'ai pas compris ma note à l'examen de thérapeutique, que je croyais avoir réussi et que j'avais bien préparé. Depuis ce fameux examen de statistiques au concours de première année – j'étais le seul à ne pas avoir reconnu la soi-disant erreur d'énoncé – je me faisais confiance à l'issue des épreuves. Je me jaugeais assez exactement, ce que j'avais su, ce sur quoi je m'étais trompé, la note probable que j'allais avoir. Le grand nombre d'examens que l'on passe tout au long des années d'étude de médecine forme un échantillon suffisant pour assurer sa conviction. Je pensais donc avoir réussi, comme tous les autres examens. J'ai été recalé et obligé de repasser cet examen en septembre.

L'examen de clinique médicale est d'une nature différente. Cela se passe « au lit du malade », dans un hôpital du CHU. Je suis convoqué dans le centre médico-chirurgical Marie Lannelongue, centre réputé de chirurgie thoracique et cardio-vasculaire. Le professeur m'accueille froidement. Faire passer des cliniques médicales à des externes ne semble pas le réjouir. Il donnait l'impression que cette fonction d'enseignement lui faisait perdre son temps. Impression que j'ai souvent rencontrée plus tard en enseignant à l'université où j'avais le sentiment que certains de mes collègues auraient préféré une université sans étudiant.

Le professeur me tend un dossier. Je dois le lire, aller examiner le patient et rédiger une sorte de synthèse que je lui présenterai. Mon vécu à la fondation Vallée m'avait convaincu de la possibilité de discuter les cas, les situations des patients. Il s'agit d'un homme d'une soixantaine d'années qui vient de subir une intervention sur une valve cardiaque. Sa valve mitrale était détériorée et il souffrait d'insuffisance cardiaque invalidante. Nul doute que la pose d'une prothèse valvulaire était indiquée et l'opération un succès. Le patient se sentait beaucoup mieux qu'il ne l'avait jamais été et était reconnaissant à ce médecin et au centre Marie Lannelongue. Je note les raisons encore fréquentes à l'époque de sa maladie valvulaire : une angine mal ou insuffisamment traitée, compliquée d'un rhumatisme articulaire aigu et d'une endocardite. Traiter les angines par quelques jours de pénicilline met à l'abri du risque d'endocardite, ce qui n'avait pas été possible pour cet homme de 60 ans né dans les années 1920, longtemps avant la découverte de la pénicilline. L'utilisation systématique de la pénicilline dès les années 1950 a progressivement fait disparaître cette cause de valvulopathie et donc de cardiopathie invalidante.

Je suis interrogé sur cette problématique. J'explique cette question de l'angine, de l'absence de traitement satisfaisant, de la complication et des conséquences cardiaques. La question qu'il me pose est alors la suivante : « faut-il traiter systématiquement par pénicilline tous les enfants ayant une gorge rouge, ou se plaignant d'avoir mal à la gorge ? » La réponse attendue à l'époque était oui, sans équivoque. Je me prends malgré cela à élaborer sur le risque que l'on prendrait à donner trop d'antibiotiques, au risque de résistance, au risque de ne plus pouvoir traiter les maladies infectieuses à l'avenir si les prescriptions ne sont pas rigoureusement encadrées voire limitées. Ce risque commençait à être connu et les infectiologues tentaient d'alerter le monde médical. J'avais lu plusieurs articles et ma réponse me semblait légitime. Le professeur m'interrompt. « Vous dîtes n'importe quoi. Tout vaut mieux que mourir d'une insuffisance cardiaque à cause d'une endocardite. Jeune homme, vous devriez savoir qu'il faut traiter systématiquement toutes les angines ou suspicions d'angine. Je ne peux pas valider votre clinique médicale ».

Ma remarque n'était pas sans fondement. Dans le service de pharmacologie, dans lequel j'avais travaillé comme cobaye, j'avais entendu des discussions sur l'irruption des résistances aux antibiotiques. Les pharmacologues et les bactériologistes étaient déjà inquiets à cette époque. La résistance aux antibiotiques est devenue depuis un problème mondial de santé publique. Peu de nouveaux antibiotiques sont apparus ces cinquante dernières années et l'utilisation massive et systématique – surtout en France – des antibiotiques a déclenché l'apparition de bactéries multi résistantes. Notre capacité à affronter les maladies infectieuses à l'avenir est compromise. En ce qui concerne les angines, un test minute existe depuis une trentaine d'années, permettant de se dispenser d'antibiothérapie si le streptocoque n'est pas retrouvé dans la gorge des enfants. L'assurance maladie en a fait l'un de ses combats : « l'antibiotique ce n'est pas systématique ». Il aura fallu attendre le milieu des années 1990, 20 ans plus tard, pour que se déclenche une prise de conscience et 2003 pour que les premiers plans de lutte contre l'antibiorésistance soient mis en place. Et malgré tout cela, les médecins français sont restés de gros prescripteurs d'antibiotiques et la consommation est repartie à la hausse.

Pour mon examinateur, sa conviction était faite : il était impératif de prescrire des antibiotiques pour toute angine *afin de prévenir* les endocardites du rhumatisme articulaire aigu. C'était vrai uniquement pour une partie des angines, les angines à streptocoque. Un grand nombre des pharyngites ne sont pas dues à des streptocoques et sont le plus souvent virales, donc sans danger cardiaque. Le test minute permet de faire la distinction et même sans test minute, il était déjà possible de réaliser des prélèvements dans la gorge et d'avoir une réponse bactériologique rapide par examen direct. On peut admettre la lourdeur de ce genre de prélèvement, la difficulté de le réaliser chez des enfants, l'organisation que cela suppose. Est-ce la seule raison d'une sous-utilisation du test minute encore aujourd'hui, même après la routinisation de ce genre de test lors de l'épidémie de COVID ? La facilité de prescription des antibiotiques – dans une « liberté » de prescription sans cesse revendiquée – n'incite pas à réaliser ce genre de test. Et la chronophagie du test ne se limite pas à sa réalisation. Un test « négatif » impose ensuite au médecin une longue explication aux parents qui attendent aussi, pour leur part, une prescription de la part du médecin, souvent considérée comme seule susceptible selon eux de régler rapidement le problème, de faire baisser une fièvre inquiétante, un mal à la gorge pénible. La prescription fait gagner du temps au médecin sans que les conséquences à long terme de sa prescription soient réellement mises en balance. L'on mesure à quel point la dimension de santé publique d'une pratique médicale est le parent pauvre de notre médecine et de notre système de santé. Nous apprenons une pratique médicale ponctuelle et instantanée. Cantonnée encore trop souvent à la « résolution de problèmes ». Elle n'est ni suffisamment organisée ni réellement orientée pour agir en termes de santé publique. Notre apprentissage de la pratique médicale est encore très centré sur le ponctuel, l'individuel et l'immédiateté. La pratique n'est malheureusement pas suffisamment organisée ni réellement orientée pour agir en termes de santé publique.

Voilà le type de discussion à laquelle j'aspirais. Mon échec à cet examen témoigne, même si longtemps après, de la difficulté du travail de la pensée dans la pratique.

20- Interne à Saint Jean de Maurienne

Par un « mystère de la conjonction sporadique de phénomènes psychiques » me voilà transporté en Savoie.

J'avais refusé de « passer l'internat », mes expériences hospitalières ne m'avaient guère convaincu de continuer dans cette voie. De plus, l'internat ne conduisait à l'époque qu'aux « spécialités » ou à la médecine hospitalière. Pour terminer les études, un stage interné d'un an au moins était requis. Je n'avais aucune piste. C'était à moi, à chacun, de trouver un service, un hôpital proposant des stages. Mon père s'en inquiète. Je réponds évasivement qu'il n'y a pas de problème, il y a de nombreux postes d'interne partout. « Où ? » me demande-t-il, « tu as des pistes ? ». Je lui réponds : « Il y a des postes à Saint-Jean-de-Maurienne ». J'ai prononcé le nom de cette ville tout à fait au hasard, le premier qui me soit venu à l'esprit, comme « médecine » après l'injonction « alors quoi » consécutif à mon refus de m'inscrire en géographie. Mon idée bien vague était de partir quelque part en montagne. Je connaissais Saint-Jean-de-Maurienne de nom, nous y passions quand nous allions en vacances à Valloire. Saint Jean, Saint-Michel, col du télégraphe, Valloire pour s'arrêter aux Verneys, sur la route du Galibier.

Y avait-il seulement un hôpital à Saint-Jean-de-Maurienne ?

Comment chercher ? Je n'avais pas d'annuaire de la Savoie. Internet et le minitel n'existaient pas encore. A la poste, probablement, doit se trouver le bottin de Savoie. Saint-Jean-de-Maurienne a effectivement un hôpital. Ils cherchent des internes. « Quand êtes-vous disponible ? » En quelques heures j'avais résolu mon avenir. J'allais partir à Saint-Jean-de-Maurienne comme je l'avais étrangement assuré à mon père. Conjonction, hasard, coïncidence improbable, véritable expression de la « synchronicité », ou plus simplement expression de mon désir de combiner médecine et montagne ? Comment avais-je pu être aussi affirmatif, exprimer ce dont je n'avais aucune connaissance ? En citant Saint-Jean-de-Maurienne, je m'étais senti intérieurement absolument sûr et en même temps je n'en savais rien. Une sorte d'anticipation inconsciente, une connexion acausale révélant « le mystère de la conjonction sporadique de phénomènes psychiques ». L'arrangement acausal que je venais de vivre et qui m'étonne encore aujourd'hui, est issu vraisemblablement de ce qui forme la base de tous les processus d'information et de connaissance permettant au savoir de progresser [VFM 1983], processus très opératoires donc. Cette « intuition » avait dénoué l'inquiétude et cette nouvelle intrusion de mon père dans mon avenir. En quelques minutes, je m'étais replacé dans ma propre trajectoire. Continuer « ma » médecine et la concilier avec la montagne.

J'ai emprunté la 2CV fourgonnette de Christian, mon copain de fac, y ai mis le peu d'affaires en ma possession et suis parti trois jours plus tard. Je me présente à l'hôpital, en contre-haut de la ville. Le directeur me fait remplir les papiers, y compris ceux de la faculté et descend me présenter aux autres internes soulagés de me voir arriver. L'internat est un bâtiment en face de l'hôpital. Nous sommes six internes pour tout l'hôpital : un couple de médecins libanais, deux hommes dont l'un faisant une deuxième année et une femme originaire de Tours. La cuisine de l'hôpital nous sert les repas dans le réfectoire. J'ai une petite chambre. Je connais déjà les chambres d'internat. Pas de peintures obscènes par contre dans la salle commune.

Le lendemain, je prends mon poste en chirurgie. Il y a deux chirurgiens, généralistes. L'hôpital comprend deux services de chirurgie, un service de médecine orienté cardiologie, une maternité, des urgences, un service de rééducation physique. D'autres chirurgiens viennent opérer à l'hôpital : ORL, ophtalmologiste. Hôpital situé dans une vallée entourée de nombreuses stations de ski, l'activité hivernale est intense, presque exclusivement orthopédique. Le SAMU n'existe pas encore et nous sortons avec les pompiers sur les accidents de la route ou de montagne. Comme je suis le seul « alpiniste » parmi les internes, les pompiers m'emmènent quand il faut descendre dans un ravin dans lequel une voiture est tombée. Je me sentais dans mon élément, légitime dans ma peau de médecin. J'aurais peut-être aimé me spécialiser en médecine de montagne. J'y ai renoncé, intervenir en montagne auprès de blessés graves ou de personnes déjà décédées m'aurait peut-être détourné de l'alpinisme.

Le Dr M, l'un des chirurgiens, est un passionné de ski de randonnée. Dès notre première entrevue, nous parlons montagne. Il m'emmènera dès les premières neiges. « Enfin un vrai amoureux de la montagne » dit-il, heureux de m'avoir comme interne. Sa femme est infirmière responsable du bloc opératoire. Les opérations se passent en famille. Il opère fenêtre ouverte, juste recouverte d'un grillage anti-insectes. Cela lui permet de voir si la neige est tombée, de faire des projets de randonnée, d'essayer de nous convaincre de l'accompagner. Et par la même occasion de purifier en permanence l'atmosphère du bloc, avec un taux d'infection postopératoire remarquablement bas. Plus tard, après mon départ, l'hôpital sera modernisé, mis aux normes de la bureaucratie sanitaire. Les blocs seront borgnes, ventilés artificiellement. L'air filtré. Le Dr M m'a relaté que la courbe des infections postopératoires a immédiatement grimpé. Il a été accusé d'incompétence, incompétence pour laquelle les autorités l'ont obligé à prendre sa retraite.

L'autre chirurgien, une femme, ancienne militaire est très différente. Elle n'est pas formée en orthopédie, elle n'est pas à sa place… Je l'ai vue opérer des doigts, se faisant tenir devant elle le livre d'anatomie par une infirmière. Ne pas trouver l'appendice d'un enfant opéré pour une appendicite. Se faire surprendre à ne pas savoir lire des radios. Nous redoutions d'être de garde avec elle, de devoir faire l'aide opératoire avec elle. Malgré ces déficiences qui ont conduit l'administration à exiger son départ, je la trouvais sympathique, parfois touchante. Comment était-elle devenue chirurgienne ? Pourquoi avait-elle choisi cette discipline qui semblait beaucoup l'angoisser ? Quand elle est partie, le Dr M s'est retrouvé seul. Empêché dans sa passion pour le ski de randonnée par la garde permanente.

Le Dr M nous faisait confiance tout en nous conduisant et nous accompagnant au plus fin dans nos apprentissages. Il semblait heureux d'être là, dans ce petit hôpital, après avoir quitté le CHU de Grenoble. Sa maison était ouverte et il nous y accueillait. J'avais retrouvé un lieu vivant et chaleureux que je n'avais connu qu'enfant, chez les Jouvet. Au début de l'hiver, aux premières neiges, je me suis fait une entorse du genou. Plâtré pendant 1 mois, cela ne m'a pas empêché de faire mon métier d'interne. Montrer mon plâtre aux enfants que je plâtrais les détendait, leur faisait accepter plus facilement leur incapacité temporaire. Le plus grave dans cette affaire est que j'ai manqué une bonne partie de la saison de ski, des randonnées avec le Dr M.

Très vite, vivre à l'internat ne m'a plus convenu. J'avais besoin de distance, de solitude et de calme, de me fondre dans le paysage, de me faire accepter par la vie montagnarde. J'avais sympathisé avec un couple venu aux urgences. La jeune femme faisait une fausse couche. Elle et son compagnon quittaient la vieille maison qu'ils louaient dans un petit village isolé, à Orellette, au-dessus de Saint Michel de Maurienne, à une vingtaine de kilomètres de l'hôpital. Ils s'y étaient installés comme éleveurs de chèvres, venant de Touraine. Ils m'ont proposé de reprendre la maison à leur départ vers Modane, puis Bramans. Occasion que j'ai saisie immédiatement, même s'il fallait descendre les lacets de la route enneigée pour aller à l'hôpital tous les matins. Grande maison chauffée par un seul poêle à bois, orientée plein sud, avec un unique robinet d'eau froide et où l'on ne pouvait se rendre qu'à pied par un sentier raide depuis le parking de l'église. Le paysage est somptueux : je contemple tous les soirs le coucher du soleil sur les aiguilles d'Arve par la fenêtre de la chambre. Au printemps mon potager a produit légumes et pommes de terre en quantité gigantesque, la terre avait eu le temps de se reposer et était riche des lisiers des vaches et des moutons d'antan. De jeunes bergers sont venus s'installer au printemps, dont les troupeaux faisaient l'alpage au-dessus du hameau, à l'Arpont. Vivre en Montagne, isolé. Faire des courses d'alpinisme avec des amis locaux. Faire mon jardin. Continuer les gardes à l'hôpital. Sympathiser avec les habitants d'une « communauté » perchée en altitude. Une vie de rêve… Pourquoi n'y suis-je pas resté ?

Le médecin du service de médecine était un peu l'antithèse du Dr Martin. Très technophile il organisait son service comme dans un CHU, avec les mêmes travers autoritaristes que j'avais déjà rencontrés, loin de concevoir son métier comme un humanisme. Sa rigueur et sa compétence m'ont cependant beaucoup apporté et sa médecine protocolisée semblait réellement efficace même si cela conduisait un peu trop à mon goût à réduire les patients à leur pathologie. Il entraînait « scientifiquement » une équipe de compétition de ski de fond et j'en garde encore des principes d'entraînement pour l'escalade. Quand j'ai quitté son service Mme M, fut heureuse de me voir revenir en chirurgie. C'était évident pour elle que je préférais la médecine de son mari...

J'ai passé un an dans cet hôpital, très heureux. Je n'avais plus qu'à passer ma thèse. En novembre, mon ami Pierre, guide de haute montagne, m'a proposé d'être le médecin d'une expédition de grimpeurs au Sahara qui devait partir à la fin du mois. Je n'avais pas de passeport, je n'étais pas équipé... Et malgré tout, début décembre j'étais dans le bateau à destination d'Alger au départ de Marseille. Le voyage allait durer 3 mois. Nous avons grimpé dans l'Aïr, puis à « la main de Fatma » à Hombori, non loin de Gao au Mali, là où Jean-Marc Rochette est venu grimper deux ans plus tard... répétant les voies que nous avions ouvertes [RJM 2024]. Un aller- retour Alger Lomé, en passant par Tamanrasset, les dunes géantes du Ténéré et Agadès à l'aller, Gao, l'immense et plat Tanezrouft et Reggane au retour. L'arrivée à Marseille est déprimante. Il fait froid et il pleut, en février. Christian a déménagé dans les Cévennes au nord de Montpellier et je m'invite chez lui. Un projet y serait-il possible ? Ce ne sera pas possible, Christian a déjà décidé de repartir à Paris où il rachètera un cabinet à Châtenay-Malabry. Mon autre ami proche, Denis, est interne en psychiatrie à Morlaix et me propose de l'y rejoindre pour faire un semestre d'interne en psychiatrie. Avant de partir à Morlaix, je règle la question de ma thèse. Je réaliserai l'enquête à Tournai et la rédaction de la thèse avec Christian, tout en travaillant en Bretagne avec Denis. Avant de partir, seul, au Maroc (Denis et Christian m'y rendront visite tous les deux, chacun à son tour). Stage interné en milieu alpin avec acquisition d'expérience de la médecine de traumatologie, médecin d'expédition, médecin au Maroc avec ses pathologies infectieuses, puis études de santé publique et de sciences humaines. Tel serait mon parcours après la fulgurance imaginaire qui m'avait conduit à Saint-Jean-de-Maurienne, imaginaire qui s'est révélé bien réel. Je ne suis pas resté à faire médecin en montagne, comme mon collègue de l'internat qui s'est installé à Modane et marié à une infirmière de l'hôpital. J'avais trop de choses à découvrir, à expérimenter, à étudier. J'avais vécu cette proximité de la montagne. Je la revivrai plus tard.

21- Remplacer des médecins

Derrière une médecine souvent routinière, il m'a montré ce que peut être une présence réellement accompagnante.

Ce médecin de Clamart, un modèle à ne pas suivre. C'était une certitude. Une dérive du paiement à l'acte, une source de détournement, un contrôle de la pratique peu précis et lointain, un système incontrôlable sans autodiscipline. Comment résister à de l'argent facile ? En multipliant les actes, en dépassant les tarifs ? Jusqu'aux extrémités vénales de ce médecin ? Comment faire une médecine de qualité si on est pressé par le temps, si on court après les actes ?

Malgré tout, je comprenais intuitivement cette sorte de nécessité pour le patient de montrer sa reconnaissance à son médecin en « l'honorant » grâce à son paiement, comme s'il pensait ainsi s'acquitter de la dette qu'il aurait contractée et qui le prémunirait d'une trop grande dépendance. Ce paiement somme toute « modéré » eu égard à l'importance du service demandé et obtenu permet-il de s'acquitter complètement, de ne plus rien devoir ? Est-ce que, par la médiation du paiement et quel que soit son montant, le patient peut se sentir quitte et le médecin dégagé de tout engagement ? Ce médecin de Clamart était-il convaincu que ce surplus prélevé sans réel consentement lui était dû ? Et la patiente, pensait-elle cette manière d'agir justifiée – « il le mérite bien » ?

Le patient a toutes les raisons d'être immensément redevable à son médecin. Et se sentir redevable revient à être en dette. J'emploie le mot dette dans un sens anthropologique [MM 1985] et non économique. Il ne s'agit en rien d'une dette d'argent. Le paiement direct au médecin n'a que peu d'impact sur cette dette, que l'on pourrait nommer « dette de reconnaissance » et le paiement sera toujours insuffisant pour manifester, prouver la gratitude. A mon médecin, je lui dois tant. C'est que cette dette de reconnaissance doit être envisagée au niveau symbolique et non au niveau d'une réalité économique. Il s'agit d'un ressenti moral, de la moralité de la vie dans une société d'humains, une gratitude qui « ajoute à la somme due le poids infini, inévaluable, impondérable de sa reconnaissance, intermédiaire entre l'ordre du don gratuit et l'ordre du donnant donnant » [JV 2019].

Le paiement monétaire a une logique opposée à la dette de reconnaissance, quoique les deux coexistent dans la relation médecin/patient. Une dette économique, par définition, peut – certains disent doit – être remboursée et s'éteint par le paiement. La dette de reconnaissance, au contraire, suggère la réciprocité, suggère que celui qui reçoit la reconnaissance – le médecin – puisse à son tour s'en sentir redevable, le conduisant à rendre quelque chose d'au moins équivalent : son attention, sa gentillesse, sa disponibilité, sa compétence. Cette dette de reconnaissance est ainsi toujours circulante, jamais éteinte, permettant de construire de solides liens entre le médecin et son patient. Malheureusement, nous vivons dans une modernité utilitaire, économiciste, un système de service, un fonctionnement marchand. On paie pour un service rendu, un dû revendiqué par celui qui rend le service. Ce type d'échange a pour fonction d'effacer la dette, estimant qu'ainsi – c'est l'un des mythes fondateurs de notre modernité – personne ne doive plus rien à personne et que chacun s'estime quitte. « Les bons comptes font les bons amis ».

L'attachement du malade à son médecin ne rentre pas dans les calculs des prix et des coûts. Voilà le paradoxe : la reconnaissance est une sorte de don adressé par le patient à son médecin, sans calcul, externe au paiement du service. Ce don, « paiement » en retour, symbolique, engage patient et médecin dans la relation. Sans cette dimension de réciprocité, il n'y aurait tout simplement pas de médecine. Peut-être notre organisation se dirige-t-elle vers une relation désincarnée, calculatrice, faisant des médecins davantage des techniciens du corps que des soignants. En témoigne le développement de la téléconsultation : on paie un service à un inconnu, qui passe notre corps sur le banc diagnostic, comme nos autos au garage. A-t-on été soigné ? Les médecins devraient se réapproprier ce niveau symbolique, l'importance de la relation, avant que le « marché » ait définitivement ruiné ce qui constitue la grandeur de la médecine.

Au début de ma carrière, j'étais très loin de cette compréhension. L'expérience de Clamart m'avait forgé une certitude : ne jamais faire de médecine libérale, ne jamais me retrouver dans une relation d'argent avec les patients, certitude dont on voit bien l'insuffisance. Sans avoir les références théoriques pour penser cette relation à l'argent, mon opinion était faite : le paiement à l'acte créait les conditions de la corruption. Contrairement à tous mes collègues internes, j'avais résolu de ne jamais faire de remplacement en libéral. Mes collègues internes de Saint-Jean-de-Maurienne acceptaient de remplacer les généralistes alentour et ne comprenaient pas mon opposition. « Tu peux te faire un mois de salaire en un week-end », me disaient-ils, ce qui au passage concourrait à renforcer mon opposition. Ils le sentaient, puisqu'ils ajoutaient aussitôt « Tu seras confronté à plein de situations dans lesquelles il faudra prendre tes responsabilités, c'est très formateur ». Je considérais cet argument comme purement rhétorique, simplement destiné à me convaincre. La vérité c'était l'argent à se faire. Facilement. Et cela renforçait mon hostilité à ce genre de pratiques.

J'ai résisté jusqu'au printemps. Un jeudi soir, un médecin de la maison médicale de Modane m'appelle à l'internat. Il doit s'absenter ce week-end alors qu'il est de garde et aucun de ses collègues n'est libre. Je suis sa dernière chance.

Ce médecin exerçait dans une maison médicale qu'il avait créée avec des collègues. Un secrétariat commun et la présence d'infirmières et de kinésithérapeutes complétaient l'équipe. Une tentative de sortir du cabinet personnel. Cela ne devait pas être un mauvais bougre. Et c'était pour dépanner.

Ce fut le premier d'une longue série de remplacements que j'ai justifiés par la possibilité – en gagnant ma vie facilement – de reprendre mes études à Bordeaux puis à l'EHESS. Nous allons le voir, cette période de remplacements en médecine générale m'a également permis de rencontrer des gens intègres et intéressants. Des personnes qui cultivaient réellement le lien avec leurs patients.

J'arrive le vendredi soir à la maison médicale de Modane. Bâtisse moderne, fonctionnelle. Les cabinets médicaux sont au rez-de-chaussée. Au centre, un patio avec le secrétariat. Quelques plantes vertes. Le médecin m'attend. « Tu as déjà remplacé ? Non ? Bon, ce n'est pas difficile. Voilà mon ordonnancier, les feuilles de maladie, les certificats d'arrêt de travail et d'accident du travail. N'oublie pas de signer la feuille de maladie et d'indiquer les honoraires perçus. Pour le reste, fais ton métier de médecin. Si quoi que ce soit te semble grave, tu ne t'emmerdes pas, tu appelles les pompiers ». « Au fait, quel est le montant des honoraires ? » « Tu es vraiment débutant. Je te les inscris sur une ordonnance. Voilà ma trousse d'examen. Il y a tout ce qu'il faut plus quelques médicaments essentiels injectables ». Une chambre est aménagée au premier étage pour les remplaçants. « Tu iras manger au restaurant au centre-ville, ils mettront tes repas sur ma note ».

Voilà pour la formation se résumant à quelques informations rapides. Il est pressé de partir. Je me retrouve seul à tourner en rond dans le centre médical vide. Je monte dans ma chambre et m'allonge avec le bon bouquin qui m'accompagne en permanence.

Peu de souvenirs des patients que je suis tous allé voir à domicile. Bon souvenir de déplacements dans les villages, sur les routes de montagne, de vieilles fermes savoyardes. De toute façon, je suis si stressé à chaque appel que le trajet est le seul moment où j'éprouve un peu de relâchement.

Le week-end se passe, lentement. Je dois attendre le retour du médecin le lundi matin avant de filer à l'hôpital. Il se fait attendre, je vais être en retard. Enfin le voilà, je suis impatient de débriefer, d'avoir son avis, de me rassurer. « Combien t'as fait ? » Je commence à lui raconter les patients, les raisons de leur appel, ma réponse. « Non, non, dis-moi seulement combien t'as fait ». Je comprends subitement qu'il parle du nombre de malades et je lui en donne le nombre, les heures d'appel. « D'accord, mais ça fait combien ?» Il voulait savoir la somme d'honoraires encaissés, pour la partager en deux, une moitié pour lui, une moitié pour moi. Je n'avais rien calculé. J'ai compté billets et chèques pendant qu'il s'impatientait. Il me donne mes honoraires en liquide et me salue. Rien. Absolument rien sur le contenu de ma garde. Comme si je n'étais pas venu pour autre chose que la petite liasse de billets que je glisse dans une de mes poches.

Je redescends à Saint-Jean-de-Maurienne préoccupé de savoir ce que j'avais pu faire de bien ou de mal. Je n'en saurai jamais rien. Ce médecin ne m'a jamais rappelé. Je ne faisais pas l'affaire, manifestement.

Plus tard, à mon retour des USA, j'ai vécu plusieurs années à ne faire que des remplacements. Nous avions créé une « société de remplacement médical » avec des copains que j'avais rencontrés en grimpant dans les rochers de Fontainebleau. Chaque remplacement semblait construit sur le même modèle que celui de Modane. A la différence que je prenais de l'expérience et de l'assurance que je me faisais plus confiance. La plupart du temps, j'arrivais chez le médecin à remplacer quelques minutes avant son départ. Juste le temps de me transmettre quelques informations sur le fonctionnement du cabinet et parfois sur quelques malades. Et de faire les comptes à leur retour. Cela m'a permis de sillonner la France : Modane, de nouveau, dans un autre cabinet, la Sologne, les monts d'Arrée, l'Auvergne, la Sologne, la Picardie, la Brie, l'Aube, la vallée de la Loire, la banlieue parisienne. Presque tous les cabinets se ressemblaient, tous fonctionnaient de la même façon. Clamart n'était jamais bien loin.

Mais pas tous. Dans certains cas, le médecin ne partait pas et nous mangions ensemble avec son conjoint, parfois ses enfants. J'ai découvert des figures inoubliables comme ce médecin féru d'histoire avec qui nous discutions longuement tous les soirs, le Dr G à Arcy-sur-Aube. Il semblait si heureux de trouver du répondant intellectuel qu'il finit par m'appeler « professeur » et me rappellera plusieurs fois pour venir le remplacer. Un autre médecin, dans l'Oise, à Conchy les Pots était un grand érudit, ainsi que sa femme. Je le remplaçai à l'automne, il aimait faire l'ouverture de la chasse. Dans sa grande maison, ancienne ferme restaurée, nous passions nos soirées ensemble dans leur immense bibliothèque où nous discutions littérature et musique. Sa femme me fera découvrir une version parlée et accompagnée du poème de Garcia-Lorca « chant funèbre pour Ignacio Sanchez Mejias ». Version dont j'ai malheureusement oublié les références.

Le seul médecin que j'ai remplacé à de multiples reprises est le Dr B à Orly sur Morin près de Coulommiers en Seine et Marne. Pour la première fois, un confrère me faisait totalement confiance. Il ne voulait plus d'autres remplaçants. Il prenait le temps de discuter avec moi quand j'arrivais – il ne partait bien souvent que le lendemain – et à son retour, il prenait le temps de faire le point. Je le sentais extrêmement attentif à ses patients et très apprécié. Me faisant confiance, ses patients m'ont également rapidement fait confiance. Malgré tout, j'étais loin d'une médecine qui me convînt. C'était le défilé toute la journée. Parfois plus de 40 consultations. Beaucoup de visites à domicile, parfois éloignées. Je me prenais à m'impatienter lorsque des patients étaient trop lents pour se déshabiller ou se rhabiller. Je me demandais à quoi je servais, à prendre la tension et ausculter les patients à toute vitesse, comme le médecin de Clamart et à recopier l'ordonnance précédente. A donner des antibiotiques aux enfants fiévreux pour satisfaire les parents, comme pour me dédouaner de ce que j'avais reproché à mon examinateur de clinique médicale à Marie Lannelongue. Cette médecine ne me satisfaisait pas. J'aimais les contacts avec les patients, qui restaient superficiels, faute de temps. Comment pourrais-je être un « médecin-médicament » ?

Je finissais à l'époque un DEA de socioéconomie du développement à l'EHESS, enseignais la santé communautaire au CHU Saint Antoine, animais un séminaire dans le service de médecine sociale. Mon projet était de quitter – sans avoir réellement eu l'intention d'y entrer – la médecine générale, de cesser de faire des remplacements, que je ne faisais que temporairement, pour me « subventionner ». L'occasion s'est présentée fin 1989, une fois mon DEA validé. J'avais été recruté à mi-temps par le CRESIF (comité régional d'éducation pour la santé d'île de France) en tant que responsable de la formation et de la recherche. C'était tout ce qu'avait eu à me proposer le patron de médecine sociale de Saint Antoine, le Pr P de qui j'espérais plus.

J'avais prévenu le docteur B que j'arrêtais à la fin de l'année. Il est tombé gravement malade exactement au même moment. J'avais pris des engagements ailleurs et avais refusé de revenir malgré la demande insistante et désespérée de sa femme. C'était très inélégant de ma part. J'aurais dû l'aider dans ce moment de sa vie, je n'ai pas fait preuve de compassion. Le Dr B demeure dans mon souvenir une personne intègre et respectueuse. Derrière une médecine souvent routinière, il m'a montré ce que peut être une présence réellement accompagnante. Il aurait souhaité que je prenne sa suite. Je l'ai su par sa fille plus tard. Sa droiture, sa confiance et sa demande n'auront pas été suffisantes pour me faire bifurquer. Il n'a pas eu – ou il est venu trop tard – le pouvoir d'un Dr D, d'un Pr M ou d'un Dr M qui m'ont accroché, chacun à leur façon, à la médecine. Le Dr B m'a permis d'oublier les déconvenues de mes expériences précédentes de remplacement. J'y allais en confiance.

D'autres expériences ont été plus difficiles. Comme ce médecin remplacé une seule fois dans une petite ville de Sologne. J'arrive dans son cabinet, une ancienne longère restaurée. Ce médecin se faisait remplacer à l'ouverture de la chasse, sa femme restant à répondre au téléphone. Il me fait visiter le cabinet. La salle d'attente est sale, les peintures écaillées, le carrelage abîmé, les fauteuils défoncés. Cela m'étonne. Tout le reste est restauré avec goût. « Vous êtes en train de refaire la salle d'attente » ? « Ah non, pas question, pour qu'« ils » me la dégueulassent ». Cette réponse m'abat. Je vais devoir passer une semaine entière à côtoyer un malotru, un chasseur imbu de lui-même, satisfait des exploits cynégétiques qu'il me relatait chaque soir triomphalement.

Mal à l'aise, j'en arrivais à commettre des fautes.

Pendant un repas de midi, une femme appelle, paniquée. Son fils de trois ans a avalé une bille. La femme du médecin me transmet le combiné et j'interroge la mère : « comment est l'enfant, est-ce qu'il respire normalement, est-ce qu'il montre des signes inquiétants » ? Apparemment rien de sérieux, la bille ne semble pas être restée coincée et je décide de ne pas aller voir l'enfant qui résidait loin. « Le temps que j'arrive, s'il y a une détresse respiratoire, j'arriverais trop tard », me dis-je avant de répondre à la mère. « Rappelez-moi si cela ne va pas ». La femme du médecin est catastrophée, en parle à son mari « il ne s'est même pas dérangé, il est complètement incompétent ». Cela n'a heureusement pas eu de conséquences.

Le reproche était justifié. J'avais vraiment fait une grave bêtise dont les conséquences auraient pu être tragiques pour cet enfant même en reconnaissant que je serais sans doute arrivé trop tard en cas de détresse respiratoire. Cependant il ne s'agissait pas de cela. Quelle que soit l'issue, ma présence aurait dû être auprès de la mère. Malgré tout ce qui me séparait de ce médecin et de sa femme, ce reproche a été salutaire et m'a plus rapproché de la médecine que beaucoup d'autres expériences moins négatives. Un médecin pouvait être un sale type tout en étant réellement et sincèrement concerné par ses malades. J'avais été pris en faute et il me fallait reconnaître ma faute. Je ne devais pas la rejeter sur le contexte, celui d'un médecin exécrable et irrespectueux, dans lequel il me fallait exercer, contexte qui n'aurait pas dû altérer mon jugement. Tout aussi exécrable qu'ait été cette personne, je devais reconnaître son jugement. Cela ne se renouvellerait pas, me promis-je à l'issue de ce remplacement. Il ne m'a évidemment jamais rappelé.

Le contexte d'exercice de la médecine générale est parfois délétère et peut amener le médecin à abandonner. Le Dr N que j'ai remplacé à Plonévez du Faou en Bretagne centrale avait créé son cabinet dans ce petit bourg dans lequel deux autres médecins exerçaient déjà. Début des années 1980, le nombre de médecins formés était très important et ils cherchaient où s'installer pour arriver à gagner leur vie. Il fallait souvent plusieurs années pour se constituer une clientèle et la concurrence était rude. Les effets du numerus clausus ne se sont fait sentir que bien plus tard. A cette époque, le nombre de médecins terminant leurs études était bien plus important que le contingent fixé, car il fallait tenir compte du contingent d'étudiant d'avant le concours.

Le Dr N faisait face à l'hostilité de ses confrères mécontents de le voir venir grappiller leur part de gâteau. Il avait choisi cette région tranquille, sans beaucoup de circulation en raison d'une malvoyance acquise suite à un traitement anti tuberculeux. Il conduisait lentement, ne voyant pas bien à distance et se fiait à sa vision proche en suivant attentivement le bord de la route. Rien de rédhibitoire. Il se débrouillait très bien. Jusqu'au jour où l'un des confrères lui a fait une queue de poisson, manifestement volontaire d'après lui, qui l'a envoyé dans le fossé. Il n'a heureusement pas été blessé. Ses confrères ont obtenu ce qu'ils recherchaient et il a « dévissé sa plaque ». J'ai cherché ce qu'il était devenu et j'ai trouvé sa trace parmi les médecins du conseil général des Côtes-d'Armor.

22- Interne en psychiatrie

« Substituer ma voix à la leur, jamais. Mais les écouter, demander qu'on les entende, voire faire taire, afin qu'ils puissent s'exprimer, oui ».

De retour de trois mois passés à grimper au Sahara début 1979, je n'ai plus qu'une obligation : passer ma thèse de doctorat en médecine. Pas de travail précis, une liberté totale. Denis m'appelle. Il fait fonction d'interne à l'hôpital psychiatrique de Morlaix. « Viens, ils cherchent des internes, tu habiteras chez nous ».

Je devrai faire la visite quotidienne, m'intéresser aux patients, traiter leurs pathologies courantes. La dimension psychiatrique est le travail du psychiatre-chef de service, pas le mien. Il ne semble pas soucieux de former ou d'accompagner à la formation en psychiatrie.

Ce n'est que pendant les gardes d'urgence que j'aurai accès à une pratique relevant de la psychiatrie. La cadre me décrit ma mission. Je devrai surveiller les patients en crise en leur prescrivant un traitement « protocolisé » – une sorte d'algorithme avant l'heure – que les infirmières mettront en œuvre avant même mon arrivée, jusqu'à l'évaluation du psychiatre. Je devrai aussi évaluer leur situation globale de santé. La décision de prolonger ou non leur hospitalisation sera de la seule décision du psychiatre.

Pendant l'une de ces gardes, la police amène aux urgences une femme de 80 ans en « placement volontaire », appelé aujourd'hui « placement à la demande d'un tiers ». Je comprends vite que, contrairement à ce que la formulation laisse supposer, placement volontaire n'a rien de volontaire, en tout cas pour la personne concernée. Le placement est un internement sous contrainte défini par la loi de 1838 souvent consécutif à un refus de soins et réalisé à la demande d'un tiers, souvent la famille. L'hospitalisation a alors pour but de mettre en œuvre un traitement qui sera imposé au besoin par la force ou la contrainte. Le patient n'a pas son mot à dire. Ses paroles ne sont entendues que dans la mesure où elles corroborent le trouble et alimentent le diagnostic déjà établi. Lequel diagnostic permet de motiver la contrainte. Toutes les paroles, tous les comportements, toute l'attitude du patient seront dès lors interprétés dans ce cadre nosologique préétabli. Pas d'explication, pas de contradiction possible. Tout ou presque tout échappent à la personne.

Cette femme de 80 ans semble en bonne santé physique. Son visage n'est pas marqué. Elle n'a pas l'apparence des vieux schizophrènes sous neuroleptiques : elle est svelte, elle parle distinctement, son propos est net. Elle est très agitée. Dès que les policiers la libèrent du brancard sur lequel elle était attachée, elle se lève, marche très vite tout autour de la pièce, en répétant doucement, fermement « ils vont tout me piquer ». Le diagnostic rendu semble-t-il évident par ses propos et sa nervosité est « psychose avec délire structuré, paranoïde ». Pour ma part – naïvement, me sera-t-il reproché – j'ai tendance à croire cette femme. Je ne suis peut-être pas très expérimenté en psychiatrie, mais mes connaissances sont suffisantes pour mettre en doute le diagnostic : une psychose débutant à 80 ans sans aucune alerte préalable me semble peu vraisemblable et une bouffée délirante peut être écartée, car son attitude n'a pas varié dans les heures suivant son hospitalisation, et ne variera d'ailleurs pas pendant les semaines suivantes. Un début de démence aurait été un diagnostic plus cohérent qui n'aurait toutefois pas justifié une hospitalisation sous contrainte.

Le protocole est appliqué. Injection de calmant, chambre d'isolement dans laquelle elle va passer la première nuit. Un de ses enfants qui l'accompagnait m'explique que ce n'était plus tenable, qu'elle se barricadait dans sa maison dans un petit village du centre Bretagne, qu'elle se mettait en danger. Je demande à revoir la famille le lendemain, dimanche matin après que j'aurai revu la patiente.

Elle a passé une bonne nuit, malgré les mauvaises conditions me dit-elle. Mais, ajoute-t-elle, « je suis très en colère. Mes enfants m'ont hospitalisée pour récupérer ma maison qu'ils convoitent depuis longtemps. Ils vont tout vider et alors je ne pourrai plus revenir chez moi ». Elle pense que c'est peut-être déjà trop tard. Elle est désespérée. Ces bribes d'informations sont entrecoupées de la phrase sans cesse répétée « ils vont tout me piquer ». Persévération pensai-je, pour essayer de me convaincre du diagnostic. Le diagnostic finit par me sembler crédible, mais une chose m'alerte. Il ne s'agit pas *vraiment* d'une persévération. Elle peut parler d'autre chose ou répondre aux questions. Et alors la plainte s'interrompt, elle parle de manière sensée. Parler de manière sensée de la raison de sa plainte.

Je revois la famille en fin de matinée. Ses trois enfants rejettent le bien-fondé de la peur de leur mère. Cette peur permanente provoquant un isolement croissant et un refus de tout soin justifie leur demande. Et pourquoi iraient-ils vider la maison de leur mère ? Il n'y a rien de précieux. « Alors pourquoi votre mère craint-elle qu'en vidant la maison, elle ne puisse plus jamais rentrer chez elle ? » « Pas du tout, dès qu'elle ira mieux elle rentera à la maison. Il lui faut juste accepter les soins, consentir à prendre les médicaments à l'avenir ». Leurs justifications m'apparaissent honnêtes, crédibles.

Dans mon observation, je note le diagnostic initial, les paroles de la patiente, celles de ses enfants, ainsi que mes doutes. Ce n'était sûrement pas ce que le chef de service attendait de moi, car il me convoque dès son retour, le lundi matin. « Qui êtes-vous pour mettre en doute un diagnostic psychiatrique ? Seriez-vous psychiatre ? Dois-je comprendre que vous vous êtes formé à la psychiatrie » ? Il est plus avenant que le Pr M (cf. mon stage en chirurgie) alors il ne s'en tient pas aux reproches. Il m'explique pourquoi je me trompe. « On se trompe toujours avec les paranoïaques. Rappelez-vous le Président Schreber, paranoïaque pathologique, parvenu aux plus hautes fonctions de l'Etat dont Freud a analysé l'autobiographie. Il a donné le change à tout le monde sauf au psychiatre Freud ». J'acquiesce. J'ai lu les cinq psychanalyses [FS 1973]. Le cas Schreber m'a marqué, comme tout le monde. « Voyez comme Freud a explicité la difficulté que j'essaie de vous faire comprendre quand il affirme que *ce malade pourrait donner des leçons aux psychiatres, car, malgré son délire, lui du moins s'efforce de ne pas confondre le monde de l'inconscient avec le monde de la réalité*. Réfléchissez bien à cette dimension : n'êtes-vous pas en train de prendre pour réel ce qui est de l'ordre de l'inconscient de la patiente » ?

Je n'avais pas vu les choses sous cet angle. Ce psychiatre fait référence à la psychanalyse et cela me plaît. Plus en tout cas que s'il avait seulement invoqué la vérité du diagnostic telle qu'on la trouve détaillée dans le fameux manuel de psychiatrie d'Henri Ey [EH 1960] que j'avais potassé l'année précédente pour l'examen de psychiatrie. Le diagnostic d'entrée relevait effectivement d'une nosologie, d'un diagnostic purement psychiatrique à propos duquel j'avais des doutes. L'ouverture qu'avait représentée cette explication psychanalytique avait fait taire mes doutes. « Il a raison. Cette patiente doit avoir un trouble sérieux que je ne suis pas encore capable de discerner ». Je me souviens de la mise en garde du Pr M de la fondation Vallée : « vous mettrez des mois avant de percevoir que les petits autistes ont quelque chose de différent ». Correspondant manifestement au trouble la prescription devient légitime : un neuroleptique sédatif, ainsi que des anxiolytiques. « Il faut la soulager vite », me dit-il.

Je revois la patiente quelques jours plus tard. L'infirmière m'a appelé parce qu'elle ne veut plus se lever. Elle a des vertiges, ne tient plus debout, a la nausée. Un petit problème médical à régler m'assure-t-elle. C'est dans mes prérogatives…

La patiente est hébétée, muette, abattue. Ses yeux sont enfoncés. Elle n'a probablement ni mangé ni bu depuis au moins 48 h. Un regard d'outre-tombe. Je ne décèle aucun signe physique : ni infectieux, ni digestif, ni neurologique, ni urologique. « Je ne trouve rien », dis-je à l'infirmière. Rien de spécial à prescrire. L'infirmière est rassurée. L'état de la patiente est la conséquence de sa pathologie : après des semaines d'agitation intense et grâce aux médicaments, elle accuse le coup. Fatigue intense classique après relâchement.

Deux semaines plus tard, son état s'est encore aggravé. Je recommence à douter. Elle est presque catatonique, si ce n'est qu'elle continue à murmurer « ils vont tout me piquer ». Je pense maintenant que le traitement est trop dosé et inadapté. Inadapté parce que sans doute ne souffre-t-elle pas de psychose en fin de compte. Son état me convainc de repenser en totalité le processus de son hospitalisation en prenant sa plainte au sérieux. Après tout que risque-t-on à vérifier ce qu'il se passe dans sa maison ?

L'antipsychiatrie est passée par là et depuis quelques années on hospitalise de moins en moins en institution psychiatrique, ou du moins les séjours se raccourcissent. Les patients repartent chez eux et sont ensuite surveillés « en ambulatoire », dans « la psychiatrie de secteur », une organisation des soins répartis dans le territoire en secteurs munis d'un centre médical, assurant un suivi pluridisciplinaire. Une infirmière, une assistante sociale et une psychologue visitent régulièrement les patients à leur domicile. L'une des infirmières doit visiter un patient qui habite dans le même village que ma patiente. « Pourrais-tu aller jeter un coup d'œil chez elle, sans rien dire à personne ? »

Au retour, elle vient me trouver très troublée. « La maison est vide. Tous les meubles ont disparu ». La crainte de la femme est avérée. Ce n'est pas du délire interprétatif. Elle n'est pas paranoïaque. Comment le dire au psychiatre ?

Dans les institutions, tout finit par se savoir. La visite de l'infirmière au domicile de ma patiente a fait le tour du service. Cela remettait en cause le psychiatre, déjà mal vu de l'équipe du fait de ses absences chroniques – il venait de Brest où il avait un mandat politique – et du fait de son attitude de sachant. Il n'y a aucun doute pour personne que cette visite fait suite à ma demande. Nous en avions parlé dans les réunions d'équipe que j'avais mises en place.

La réprimande a été sévère. J'avais outrepassé ma fonction, n'avais pas respecté les ordres, avais mis en cause l'expertise du psychiatre. Je ne comprenais rien à la psychiatrie et mettais en danger la patiente en « adhérant à son discours ». Il était hors de question que je fasse un 2e semestre dans son service.

Qui avait raison ? Qu'est-ce qui empêchait de considérer en même temps une composante délirante ou dépressive paranoïde et un fonctionnement familial toxique ? Une construction un peu collective de la pensée ou d'une problématique était-elle impossible ? Toute perspective autre ne pouvait-elle être considérée que comme de la dissidence, dissidence et psychiatrie pouvant d'ailleurs être partie liée, comme à l'époque en Union soviétique ? Beaucoup plus tard, grâce à Eugène Enriquez je comprendrais que « les institutions se réfèrent à un savoir théorique légitime qui a pour fonction d'assurer un ordre et un certain état d'équilibre social ». Enriquez ajoute cependant qu'« elles ne peuvent fonctionner qu'à la condition d'accepter d'être traversées par la lutte pour le pouvoir et les idéologies » [EE 1992], ce qui n'était clairement pas le cas. J'étais rentré en conflit avec le patron sans imaginer une seule seconde qu'il s'agisse d'une lutte de pouvoir. Les institutions détestent les conflits tout comme les enjeux de pouvoirs et les gèrent par l'ostracisme, ce qui explique pourquoi tant d'institutions dysfonctionnent. J'en étais persuadé : en parlant, en doutant, en échangeant, le travail trouve son sens, en apprenant les uns des autres et en cultivant le respect des patients. Comme je ne pouvais ni me taire ni obliger qui que ce soit au dialogue ma carrière psychiatrique s'arrêta là.

Enfin pas tout à fait. Je retrouverai un service gérontopsychiatrique 35 ans plus tard comme médecin responsable de la santé des patients. J'avais maintenant les armes et la légitimité pour discuter les prescriptions souvent excessives des psychiatres, ainsi d'ailleurs que des autres médecins spécialisés, souvent basés sur une écoute insuffisante et des diagnostics intempestifs excessivement basés sur l'imagerie. Deux attitudes ne m'ont jamais quitté : garder la naïveté de saisir les malades dans leur identité et leur personnalité et la nécessité d'en échanger en équipe. Je pouvais entrevoir dans ces personnes diminuées, assommées par les psychotropes depuis des décennies pour certaines, envahies par leurs angoisses et leurs délires, des personnes à qui je pourrais m'adresser comme à des « êtres entiers ». Les malades avaient des personnalités et des caractères que je m'attachais à rendre légitimes en me détachant temporairement de leur sémiologie dans l'écriture des dossiers pour m'intéresser aux gens dans leur singularité.

J'en étais convaincu depuis longtemps, depuis que j'avais lu « voyage à travers la folie » de Mary Barnes [BrM 1976] et, plus tard, « ma vie d'autiste » de Temple Grandin [GT 1999]. Faire entendre leur voix sans pour autant s'instituer leur porte-parole était nécessaire. « Substituer ma voix à la leur, jamais. Mais les écouter, demander qu'on les entende, voire faire taire, afin qu'ils puissent s'exprimer, les rumeurs qui accompagnent comme des grincements toute machine de pouvoir, oui » [RM 2008].

Rendre compte sans juger, entendre la voix, faire émerger la perspective du patient, sans immédiatement la rattacher à une catégorie nosologique, il nous faut en chercher la trace dans la littérature. Un bon exemple est l'écrivain américain Frédéric Exley [EF 2018] dans sa manière de relater son expérience de malade dans un hôpital psychiatrique. Le narrateur nous immerge dans ces situations d'enfermement qui conduisent les malades à perdre jusqu'à la mémoire de leur vie libre : « les barreaux deviennent flous, de sorte que ces symboles de liberté perdue disparaissent totalement de notre champ de vision ». L'extérieur s'estompe avant de disparaître, la liberté n'est même plus une attente. Du point de vue de l'auteur – un malade parmi les autres – les autres patients ne présentent que des particularités personnelles, ne sont pas porteurs de défauts fondamentaux ou de maladies définitives qu'il faudrait rééduquer. Une évocation de ce qu'un soignant pourrait entendre s'il prenait en considération la perspective du malade. Avec Exley, la vie mutilée se donne à voir : « les pelouses soigneusement entretenues regorgeaient de malades en train de lentement déambuler. Une fois, je remarquai un homme à la démarche raide et lourde du crétin. Une autre fois, ce fut un homme ployant sous le poids des années. Enfin, à une autre occasion encore j'entendis dans mon dos le long râle plaintif de la souffrance ». Sans jugement sur ces gens, sans affirmer l'origine de la vie mutilée. Car nous comprenons, au travers de l'empathie qu'il éprouve pour les autres malades que si vie mutilée il y a, elle provient de la rencontre entre une souffrance individuelle et une institution responsable de son traitement.

Dans mon travail en gérontopsychiatrie, je m'essayais à ce genre de description dans mes écrits professionnels. J'espérais ouvrir des perspectives inédites à mes collègues, permettre de nous décaler de la norme des soins et ainsi parler des gens plus que de leurs pathologies ou de leurs comportements. En fait pas grand monde ne lisait sérieusement les dossiers des patients ; pas grand monde ne lit, en définitive. Il fallait passer par l'oral, tenter la discussion pour espérer penser ensemble nos pratiques.

A Morlaix comme en gérontopsychiatrie, j'avais proposé des réunions quotidiennes avec les infirmières. Destinées à partager nos façons de voir, nos expériences, nos lectures. En nous rendant attentifs au point de vue de chacun nous nous apercevions que nous partagions la même finalité : prodiguer des soins attentifs aux personnes, dans une relation de proximité et de compréhension et non des soins de maladie nécessitant de maintenir une distance « thérapeutique ». Ces réunions ne construisaient cependant que des fictions. Elles décrivaient un monde essentiellement fantasmé et servaient surtout à se construire – et c'est certainement nécessaire – une image suffisamment bonne des pratiques, car les soignantes étaient vite rattrapées par les obligations du soin, la régulation de l'ordre et du désordre, ainsi que les contraintes productivistes du management.

A Morlaix, comme plus tard en gérontopsychiatrie, mes collègues et plus encore le psychiatre, m'avaient mis en garde. Je devais considérer la folie des patients et traiter leur incohérence, ne pas me laisser « envahir » par leurs discours, leurs désirs, leurs délires. Les soignantes attendaient que je les protège par le « cadrage » des patients. Toutes choses dûment consignées dans divers documents : dossiers médicaux, projets de service, projets de soins. « Etre proche et avoir des égards n'exclut pas de se méfier des patients et nécessite de ne pas rentrer dans leur jeu, de rester à distance » disait le psychiatre de Morlaix pour qui « les paroles, les discours des malades ne signent en aucun cas un mode d'expression d'eux-mêmes. C'est leur maladie qui s'exprime et les rend incapables et irresponsables ».

Le soin psychiatrique est ainsi là pour que le malade ne perde pas de vue qu'il est malade. Le travail du malade est de prendre conscience de son état, première étape vers un éventuel rétablissement. Entrer dans son jeu pourrait empêcher cette prise de conscience, qui exige du soignant de maintenir « la distance ». Cette « nécessité méthodologique » de La mise à distance caractérise cependant, nous rappelle le sociologue Jacques Godbout, les organisations de service, « qui sont organisées spécifiquement à des fins de régulation externe des publics » [GJ 2000]. Refuser de servir cette cause sécuritaire pourrait de la sorte aboutir à ce que se créent d'autres types de liens. Nous en connaissons l'extrême importance tout au long de la vie. C'est par les liens que chacun trouve les ressources nécessaires à son bien-être. Ainsi le soignant pourrait être le « soignant-médicament » dont parle Balint.

23- La soutenance de thèse

Concevoir « des systèmes souples susceptibles de renforcer la participation et le contrôle du public sur les questions sanitaires ».

J'avais rencontré, au milieu des années 70 un médecin belge, le Dr D, lors d'un séjour dans une maison de vacances associative dans les Cévennes. Il avait créé avec des amis, une « maison médicale » à Tournai, une ASBL, association à but non lucratif. Cette association était « cogérée » avec les patients. Les patients adhéraient à l'association et devenaient membres du conseil d'administration, codécideurs de la manière de pratiquer médecine et soins. Une maison de santé pluriprofessionnelle bien avant leur apparition en France trente ans plus tard, que j'étais allé visiter. Cela ne ressemblait à rien de ce que j'avais vu en France : centres de santé municipaux, dispensaires, cabinets de groupe. Les centres de santé municipaux étaient des structures publiques élaborées par certaines mairies. Les médecins y étaient salariés. Toutes les spécialités pouvaient s'y trouver. Comme de petites polycliniques de jour, dont le projet collectif était d'assurer un plateau technique aux plus défavorisés, les dispensant d'avance de frais. Les cabinets de groupe n'étaient que le partage de locaux et de supports administratifs par des médecins entre eux. Des avancées certes, toutefois insuffisantes.

Ce qui m'avait immédiatement attiré à Tournai était le fait que les patients se sentaient chez eux à la maison médicale. Ils étaient comme à la maison. Tout le monde se connaissait. On pouvait y passer comme on va au café, juste pour se rencontrer ou discuter. Un lieu convivial en somme. La salle d'attente était organisée comme un café, avec des chaises, des tables, des boissons. Les réunions d'informations et d'échange étaient régulières. Les modalités concrètes de la pratique étaient l'objet de discussions permanentes. Les innovations pouvaient être proposées par les patients, comme cette salle de relaxation demandée par les patients afin de diminuer le stress de la consultation médicale et qui a permis de diminuer les prescriptions d'anti-hypertenseurs…

La maison médicale de Tournai représentait pour moi la meilleure manière de faire de la médecine de ville, d'être au service et en lien constant avec la population. Sans le savoir, j'étais dans les pas du philosophe américain John Dewey [DJ 2014] pour qui ce n'est qu'en « prenant part à l'intelligence commune et au but commun que chaque être humain peut parvenir à la réalisation de son individualité réelle » et j'ajouterais « à sa santé ». Prôner la participation des patients dans une maison médicale, c'était clairement et intuitivement pour moi à l'époque, une condition de possibilité du métier de médecin, une condition d'une action décisive en matière de santé. Car la santé peut être envisagée comme « la mesure dans laquelle un groupe ou un individu peut réaliser ses ambitions et satisfaire ses besoins » nécessitant « des systèmes souples susceptibles de renforcer la participation et le contrôle du public sur les questions sanitaires » [CO 1986]. Il m'a fallu beaucoup plus que ce travail de thèse pour identifier ces dimensions. Simplement, j'avais l'impression que les patients étaient libres, libres de se déterminer dans leur vie pour assurer leur santé et celle de tous les autres patients de la maison médicale. J'aurais pu résumer ainsi : pas de mandarinat et impossibilité de toute escroquerie. Ethique non fictive, écoute vraie et approfondie des gens. Espace de tolérance et de respect. « Les valeurs de la liberté, du développement des capacités innées des individus grâce à la liberté, le rôle central d'une intelligence libre dans l'enquête, la discussion et l'expression » formaient l'infrastructure de la maison médicale [DJ 2014]. En la découvrant, j'avais senti ce souffle de la liberté, cette possibilité de l'intelligence dans le partage que je n'avais pas vraiment rencontré dans les services hospitaliers, la faculté de médecine, ou même le lycée.

Pour devenir médecin, il faut « passer sa thèse ». Je tenais mon sujet de thèse. Décrire sous les plans organisationnels et des pratiques de soins le fonctionnement de la maison médicale. Rendre compte de ce que pourrait être la médecine générale si elle associait réellement les patients à leur démarche de santé, si elle prenait vraiment au sérieux la construction collective de la santé des personnes.

Thèse est la dénomination du travail à effectuer pour devenir docteur. La thèse de médecine n'a rien à voir avec une thèse de physique ou de sociologie. Aucun étudiant en médecine, sauf à déjà s'orienter vers la recherche fondamentale, ne fait un vrai travail de recherche, contrairement aux autres domaines. Il va s'agir tout au plus d'une compilation bibliographique, illustrée de deux ou trois exemples cliniques. Une thèse comme Georges Canguilhem ou Jacques Lacan, c'est rare. Enquêter dans une institution, interroger les acteurs était une voie différente, me rapprochant de mon attirance pour la « géographie ». Il s'agirait d'un vrai travail de recherche, plus proche des sciences humaines que des « sciences fondamentales ».

Il ne me restait qu'à trouver « un directeur de thèse ». Un professeur qui accepterait mon sujet. A l'époque nous n'avions pas de « directeur des études ». Personne à qui s'adresser. La secrétaire du CHU m'a proposé de faire passer mon projet à l'un ou l'autre professeur. Il me fallait trouver des arguments, car mon projet n'était pas habituel. Mon travail exigeait une « vraie » enquête. Il fallait rencontrer les gens, professionnels comme patients, observer les pratiques et les relations, s'immerger dans leur fonctionnement. Cette démarche d'enquête qui est si essentielle à la démocratie, dit Dewey. Ni recherche experte, ni transcription des discours ni soumission à des intérêts dominants, l'enquête permet d'élaborer avec les gens, de comprendre leur implication par l'observation participante. La restitution de l'enquête aux membres de l'association prévoyait un débat collectif qui pourrait servir de support à la réflexion dans la maison médicale les années suivantes. Son compte-rendu faisait partie intégrante de la rédaction de la thèse et a étonné les acteurs eux-mêmes, semblant découvrir ce qu'ils faisaient spontanément, comme M. Jourdain.

La démarche suivie pour mon enquête de thèse présiderait à la constitution de l'association AFRESC dix ans plus tard : enquêter plus que chercher, comprendre sans se soumettre, laisser la place aux enquêtés, ne pas « faire de l'expertise » et pour cela faire progresser l'expertise de chacun. En 1979, je n'étais évidemment pas capable d'expliquer tout cela. Je le pressentais et ma thèse a souffert de ce manque.

L'enquête représentait un gros travail que j'ai proposé de partager avec Christian, mon ami de toute la durée de mes études. D'une thèse nous en avons fait deux… Le sujet de la thèse a été immédiatement accepté. Le directeur de thèse, le chef de service de médecine de l'hôpital de Bicêtre, dans lequel j'avais fait un stage de médecine [cf. chapitre « le toucher rectal »] a semblé réellement intéressé. Cela avait l'air original, pas habituel. Faire accepter de partager le travail en deux thèses a été plus ardu. J'ai finalement eu gain de cause. L'enquête méritait bien deux enquêteurs permettant un débat interne améliorant la compréhension de ce qu'il se jouait là-bas.

Nous sommes partis pour Tournai et avons rencontré presque tout le monde dont de nombreux patients. Plus l'enquête progressait, plus cette expérience gagnait en pertinence à nos yeux. Plus elle gagnait en pertinence à nos yeux et plus notre enquête intéressait les acteurs. Il nous faudrait essayer de faire la même chose en France. Faire la thèse avec mon ami permettait de jeter les bases d'un projet. Qui n'a jamais vu le jour. Mon ami s'est installé seul en médecine générale en banlieue parisienne. Il m'a proposé de le rejoindre quand je suis revenu du Maroc deux ans plus tard. J'ai essayé quelques mois pour constater que, malheureusement, le projet avait disparu. Il s'agissait de se faire une clientèle pour arriver à gagner notre vie, ce qui au début des années 1980 n'était pas facile.

La soutenance se déroule dans une petite salle banale de l'hôpital de Bicêtre. J'y ai invité mes parents. Je ne suis pas le seul à soutenir ma thèse ce jour-là. Quatre ou cinq autres étudiants sont déjà là. Je passerai le dernier. Le jury a été très attentif, a posé des questions, ne comprenait pas bien ce qu'une telle organisation pouvait apporter aux malades. Je n'avais pas beaucoup d'arguments. J'essayais d'expliquer par des exemples concrets comme ce projet de salle de relaxation en lieu et place de la salle d'attente, ou ces réunions médecins patients sur des thèmes choisis par les patients. Intéressant peut-être, mais secondaire dit l'une des membres du jury. « La médecine a pour but d'offrir les dernières avancées scientifiques au plus grand nombre, pas de discuter entre ignorants ». Je croyais entendre cette cheffe de clinique en néonatalogie à Clamart me signifiant que mes préoccupations éthiques « nuisaient à l'image de marque de la médecine ». Le président du jury a néanmoins conclu ces échanges par les paroles suivantes : « si la médecine générale de demain ressemble à cela, alors elle va recommencer à m'intéresser. Vous devriez envoyer un exemplaire à la ministre de la Santé, Mme Veil. Je suis certain que cela l'intéressera ». Je n'ai jamais eu de nouvelles de mon envoi…

Et je n'ai pas vu mes parents à la soutenance non plus. Quelques jours plus tard, mon père me dira « ah oui c'est vrai, je ne suis pas venu. De toute façon, je ne me dérange pas pour une thèse de médecine ». Les collègues, pour leur part, fêtaient leur diplôme. Ils avaient apporté champagne et petits fours. Tout le monde était content « d'en finir et d'être enfin libre, déchargé du stress des examens ». Rabat-joie, je leur répondis que tout commençait réellement maintenant, après cette longue période de joyeuse insouciance.

TROISIEME PARTIE

DE L'APPRENTISSAGE A LA PRATIQUE

1- En coopération au Maroc, pratiquer une médecine ardue

Partir en coopération comme VSNA (volontaire du service national actif) en lieu et place de l'armée. Moindre mal, pensai-je sans imaginer que loin d'être d'un moindre mal, je vivrais une expérience extraordinaire.

Nous sommes à la fin de l'été 1979. Je viens de soutenir ma thèse et de passer un semestre comme faisant fonction d'interne en psychiatrie à Morlaix en Bretagne, faisant suite à un an à l'hôpital de Saint-Jean-de-Maurienne. En juillet, je suis reparti en Savoie chez mes amis éleveurs de chèvre. Je suis accueilli chaleureusement et nous réaliserons avec mon ami quelques ascensions glaciaires de haut niveau comme le couloir des Italiens à la Grande Casse. Nous ne nous étions pas revus depuis mon voyage au Sahara. Trois mois de « césure » dirait-on aujourd'hui comme grimpeur et médecin d'une expédition de guides de Grenoble pendant laquelle nous avons grimpé et réalisé des « premières » dans l'Aïr au Niger et à la Main de Fatma au Mali. Deux régions maintenant en guerre. Difficile à imaginer quand on a connu les villages de ces régions, si pauvres, si loin de tout, avec des gens si accueillants. Tout le monde circule maintenant en pick-up 4x4 surarmés. D'où est venu tout cet argent dans cette partie du monde ? Pourquoi n'est-il utilisé qu'à la guerre ? Je n'ai jamais pu m'empêcher de penser que le rallye Paris Dakar dont c'était la première édition lors de notre expédition a pu y contribuer de manière sensible, rien qu'à voir ce qu'était devenue la ville d'Agadès après le passage de la caravane. La ville d'Agadès est maintenant l'une des plaques tournantes des passeurs-esclavagistes de migrants. Argent, déstabilisation des modes de vie, exploitation des populations locales, tentations politiques et corruption se sont durablement renforcés à ce moment. Une tornade transformant en profondeur les mentalités et les besoins. Pour le spectacle de l'industrie automobile…

En octobre, je n'ai plus d'obligations universitaires ou hospitalières, n'ayant pas passé l'internat. Il me restait l'obligation du service national. J'avais bien essayé de me faire réformer lors des « 3 jours » effectués à Blois quelques années plus tôt. Le capitaine m'avait alors signifié que si je pouvais faire médecin dans le civil, je pouvais faire médecin à l'armée. Raisonnement incontestable… Qui m'avait décidé à partir en coopération comme VSNA (Volontaire du Service National Actif) en lieu et place de l'armée. Moindre mal, pensai-je sans imaginer que loin d'être d'un moindre mal, je vivrais une expérience extraordinaire.

Je téléphone au ministère de la coopération, service des VSNA espérant pouvoir partir en Algérie. Je connaissais un peu l'Algérie, par mon voyage au Sahara et par un précédent voyage dans le Djurdjura pendant lequel j'avais rencontré une amie médecin coopérante à Bouira. Son travail correspondait à mon idée du « faire médecin » : s'occuper des déshérités. L'Algérie m'avait séduit, par sa géographie somptueuse et par son régime politique « progressiste » – sans avoir été y regarder de près –. Bonnes raisons de choisir ce pays. « Pas de poste pour l'Algérie, me répond une femme responsable du bureau. L'incorporation vient de se faire. Vous auriez appelé il y a 1 mois ... Vous voulez absolument l'Algérie ? Je peux vous incorporer dès octobre pour le Maroc si vous voulez ». Je ne connaissais pas le Maroc et me l'imaginais comme un pays pauvre et déshérité, comparé à la riche Algérie, sous la coupe d'un roi autoritaire et réactionnaire. Pas très attirant. La femme insiste. Vous y serez bien mieux qu'en Algérie. Le Maroc est splendide et les gens extrêmement aimables. Sinon il vous faudra attendre l'année prochaine. Que faire alors pendant une année, sans pouvoir ne m'engager en rien ? Cela tourne rapidement dans ma tête et je lui réponds « OK pour le Maroc ». Je remplis et déposai mon dossier dès le lendemain, soulagé de ma décision. Une période d'un mois de stage préalable devait se dérouler à Bordeaux, que je devais rejoindre incessamment. Un mois très intéressant et instructif. Sur la géographie et la sociologie du Maroc, sur les pathologies prédominantes, sur le système politique et de santé. Plus un petit apprentissage de l'arabe. Nous étions une dizaine de médecins qui se retrouveraient bientôt sur le bateau reliant Sète à Tanger.

Départ de Sète dans le froid de l'automne après une nuit à la belle étoile sur le mont Bouquet, en souvenir d'une voie d'escalade ouverte quelques années plus tôt. Arrivée 24 heures plus tard dans une ville de Tanger aux couleurs blanches et bleues, aux odeurs puissantes d'épices, aux chants du Muezzin, à l'agitation dans les rues, à la beauté violente. Dès le pied posé sur le sol marocain, je me sens comme rentré à la maison, allégé, sans souci. Nous, les dix médecins, avons rendez-vous, le lendemain à Rabat, pour recevoir notre lieu d'affectation et signer les papiers d'usage. Nous y rencontrerons le ministre de la Santé, un gynécologue de Meknès, très avenant et semblant heureux d'accueillir des médecins français.

Je suis affecté dans un centre de santé de Rabat. Rabat est une belle et grande ville, vestige du « développement colonial », au bord de la mer. Cette affectation ne me réjouit pas. J'aurais préféré un hôpital, si possible proche des montagnes. Qu'allais-je faire deux ans au bord de la mer ? L'un des médecins du groupe semble déprimé, presque désespéré. Il a été nommé « dans le trou du cul du monde » me dit-il et il n'est pas sûr de pouvoir y rester le temps de notre volontariat. Autant aller dans une caserne. Il m'explique qu'il a été nommé dans un hôpital provincial dans lequel on doit sans doute manquer de tout, dans une petite ville du nord-est appelée Taza. Pour de multiples raisons, Taza a mauvaise réputation aussi bien chez les Français que chez les Marocains. Loin de tout, accrochée à la montagne, elle fut le centre urbain d'une rébellion berbère contre le roi Hassan 2. Et donc privée de tout. Je jette un coup d'œil à la carte. Taza se situe au pied du Moyen Atlas et du

Rif, dans un corridor ouvrant sur la vaste vallée aux paysages désertiques du fleuve Moulouya. Le poste est un poste hospitalier. Je propose immédiatement un échange à mon collègue qui me prend pour un fou. Mon poste est exactement ce qu'il recherche : grande ville, bord d'océan, dispensaire en ville. Taza est ce que je recherche : loin de tout, dans la montagne, hôpital local. La transaction est rapidement menée et nous la proposons au ministre de la Santé. Il accepte facilement et me met en garde. Il n'y aura aucune possibilité pour moi de revenir sur mon choix. Je devrai rester à Taza quoiqu'il m'en coûte.

Je suis dans un état euphorique et ne tiens pas du tout compte de cette mise en garde. Seule m'attire la situation montagnarde de cette ville, ce que je pourrai y trouver en balades et peut-être même escalade. Le reste est secondaire. Le travail à faire, la vie de tous les jours, l'hôpital dénué de moyens. Dès le lendemain, je repars vers l'est. Arrivé à Fès, je m'arrête au consulat de France pour m'y faire immatriculer. La personne que je rencontre est très contente de m'accueillir à Fès qui, elle en était sûre, serait une affectation riche et intéressante, une grande ville qui vit. Quand je lui fais remarquer que j'étais affecté à Taza, pas à Fès, son visage se ferme. « Oh ! mon pauvre, vous n'avez vraiment pas eu de chance. Les Français là-bas veulent tous en repartir. Je n'y suis jamais allé et les retours sont mauvais. Ville de sinistre réputation ». La réitération de ces commentaires et critiques commence à m'inquiéter. J'ajoute avoir moi-même demandé à un collègue de changer d'affectation : renoncer à Rabat pour Taza. Elle me regarde sombrement et me dit qu'il ne faudra pas revenir me plaindre. Accepter de partir là-bas est de ma propre responsabilité et non de la sienne. Elle a autre chose à faire que de s'occuper de personnes comme moi.

Je repars décontenancé, mais serein. Encore 130 km à faire dans un paysage qui me réjouit de plus en plus. Environ 2h30 de voiture, au milieu de la circulation dense, des camions déglingués, de la route souvent défoncée, des charrettes à âne ou mulet, des mobylettes, roulant tantôt à droite, tantôt à gauche. On m'avait prévenu, à Bordeaux. La circulation est très dangereuse sur les petites routes du Maroc. Cette désorganisation me plaît. Je m'y sens à l'aise. Au nord, les pentes arides du rif, avec ses villages accrochés aux pentes. Au sud les pentes verdoyantes de l'atlas. Je passe une première petite ville, Bir Tam Tam où je m'arrête dans un petit « boui-boui » le long de la route. J'y découvre la soupe marocaine, la « Harira », soupe de légumes et de légumineuses, agrémentée de coriandre. J'en reprends, c'est un délice. Pas de piment, soupe goûteuse et douce. En repartant, j'ai déjà incorporé une des sensations qui me restera tout au long de mon séjour et toute ma vie. J'arrive à Taza. Séduction immédiate. Une ville basse, moderne, où se situe l'hôpital. Une ville haute, perchée sur un promontoire, au pied de gorges profondes dans lesquelles coule un torrent puissant. Je travaillerai dans cette ville haute, ancienne, dans laquelle se situe la médina, dans une annexe de l'hôpital accueillant deux services : médecine homme et médecine femme. Mon service sera celui de « médecine homme ». Un médecin roumain peu communicatif est responsable de « médecine femme ». Le médecin français, un interne en cardiologie de Grenoble que je remplace en médecine homme est censé m'accueillir et rester dans le service avec moi un certain temps pour m'expliquer le fonctionnement et les pathologies rencontrées. Le lendemain de mon arrivée, il me présente l'infirmière-chef, une sœur française : Sœur Thérèse, de l'ordre des Franciscaines de Marie. Au moment où le médecin me présente Sœur Thérèse, je sens une tension entre eux. Sœur Thérèse semblait autoritaire, gérant le service, les soignants avec vigueur. Le médecin m'apparaissait plutôt débonnaire et loin des préoccupations d'engagement de la sœur. Il se permet même d'ironiser sur son compte dans une discussion qui s'enclenche à propos d'un patient atteint de maladie vénérienne : « ce n'est quand même pas vous qui allez m'apprendre comment on attrape une maladie vénérienne » lui lance-t-il à sa remarque que le patient, très religieux ne voudrait sans doute pas que son problème s'ébruite.

Me voilà dans l'ambiance. Il y a au moins soixante lits dans ce service. Deux chambres communes d'une vingtaine de lits, l'une pour l'infectieux aigu – essentiellement la typhoïde me précise mon confrère – et l'autre pour la tuberculose pulmonaire et les autres affections pleuropulmonaires. C'est paniquant. Je me sens totalement incompétent. Dans mes stages, j'ai plus étudié la cardiologie, la neurologie et la gastro-entérologie que l'infectiologie. Au chronique, à la chronicisation, au cancer. La « pathocénose », néologisme inventé par l'historien de la médecine Grmek signifiant l'ensemble des pathologies présentes à un moment donné dans un pays donné et formant système, est très différente au Maroc et en France [GM 1983]. Au Maroc, les pathologies infectieuses contagieuses sont prédominantes. Tuberculose, typhoïde, choléra, rougeole, pleurésies, pneumonies etc. Comment vais-je m'en sortir ? J'ai heureusement apporté mon manuel d'infectiologie et de médecine interne. La tuberculose est si répandue qu'un médecin est chargé tout spécialement du dépistage radiologique. Je ferai rapidement connaissance avec ce médecin français, un peu vieille France, très sympathique, qui passe sa journée à lire à la loupe des clichés radiographiques de très petite taille, du 6x6. Fonction roborative, ennuyeuse et indispensable me dit-il. Je n'aurais pas aimé être à sa place…

Mon prédécesseur m'héberge chez lui, le temps que je trouve un logement. Il a « une bonne » qui fait tout chez lui : repas, ménage. Mon collègue se comporte en colon, tutoyant cette vieille femme et lui donnant des ordres. Première approche du comportement néocolonial – ou « toujours colonial » – des expatriés. Je me promets de ne pas avoir de bonne, d'éviter ce genre de relation avec les habitants. J'espérais pouvoir prendre la suite de sa location. Il l'avait malheureusement déjà promise à quelqu'un d'autre, un professeur français désireux de changer de logement. J'ai deux semaines devant moi, mon collègue, profitant de mon arrivée, est parti en voyage avec des amis. Réduisant à néant le tuilage qui m'aurait sans doute bien rassuré.

Heureusement, Sœur Thérèse a une immense expérience. Elle vit dans cette ville et exerce comme infirmière dans ce service depuis des années. Elle sera ma tutrice savante et sagace, sans aucun jugement sur mes lacunes. Elle sait bien que je découvre tout d'un coup un autre monde de pathologies. Elle m'accueille très chaleureusement et je sais qu'une relation d'amitié s'est nouée immédiatement. Elle est en civil et rien ne transparaît de sa foi, de son engagement comme missionnaire. Elle dirige le service comme tout cadre infirmier le fait. Elle tente de récupérer matériel et médicaments. Elle surveille les soins. Elle organise entrées et sorties. Je n'ai plus qu'à faire ma visite matin et soir, accueillir les nouveaux patients par une consultation que je mets en place dès mon arrivée. Elle m'affecte une infirmière marocaine compétente, sympathique, souriante, pleine d'énergie avec qui j'aurai une entente profonde sur la compréhension des gens, des modes de vie, des difficultés politiques du pays. Elle-même est Berbère de l'Atlas et parle 3 langues : tachelhit (chleuh des berbères), arabe et français. Elle sera ma traductrice, mon professeur d'arabe et m'a permis une certaine autonomie dans mes consultations, en m'apprenant les mots nécessaires à la compréhension des demandes et suffisants pour les interroger moi-même.

Cette infirmière me met en relation avec M. Boularba qui a un appartement à louer à Taza Bas. Cet homme d'une cinquantaine d'années, chauffeur pour la direction de l'agriculture, est Berbère du Rif. Il a 11 enfants, dont 8 filles. Sa femme est une Berbère, tatouée, malheureusement diabétique. L'appartement est une partie d'une villa qu'il s'est construite. 3 pièces, cuisine et salle de bains. Pour moi tout seul. Eux sont 13 et n'ont que 2 pièces de plus que moi. J'ai honte. M. Boularba me met à l'aise. Grâce à l'argent du loyer, il peut payer des études à tous ses enfants. Filles comprises : l'une deviendra professeur de français à l'université, l'autre directeur du port de Nador, la troisième directrice d'école, une autre professeure de français dans un lycée à Fès. Il me loue l'appartement. Nous partageons le jardin, le citronnier en permanence empli de citrons, la verveine citronnée luxuriante, le tout embaumant avec bonheur l'appartement. Petit quartier tranquille en bordure de la ville. Je ne suis qu'à 10 minutes de mon travail.

Je ne serai resté que quelques jours chez mon collègue. Et je ne le reverrai jamais ! Après son retour de voyage, il est reparti directement en France, sans même venir dire au revoir dans le service.

L'hôpital de Taza est dirigé par un médecin-chef marocain. S'il me paraît sympathique au premier abord, je me rends compte rapidement qu'il cherche surtout la tranquillité. Faites votre travail, soyez discret, faites attention avec les filles marocaines. Je découvrirai qu'il a une « garçonnière » dans les locaux de l'hôpital de Taza Haut. Coureur de jupon réputé, il est néanmoins bien considéré comme médecin et comme responsable, souvent aidant pour trouver matériel ou médicaments manquants, ou pour résoudre des difficultés administratives.

Ma vie de médecin à Taza s'installe. J'ai trouvé une méthode de travail me permettant de moins douter de mes diagnostics : j'écris tout, tout ce que me disent les gens, tous les signes que découvre à l'examen, j'ordonne mon écrit comme on m'a appris à faire une observation. Une fois écrit, laissé de côté quelques jours, je reprends le dossier et le lit comme si c'était une étude de cas publié dans la presse médicale. Cela me permet de m'interroger « sémiologiquement », de rechercher d'autres signes que je n'aurais pas recherchés jusqu'alors. La plupart du temps, j'arrive à un diagnostic souvent vrai, toujours plausible. Je ne me passerai jamais de cette technique, même 40 ans plus tard. Elle me fut particulièrement utile en gériatrie, quand les patients ne parlent plus et particulièrement dans le cas de problèmes dermatologiques. Si cette technique d'écriture m'a été indispensable, je développe parallèlement mon intuition. Je regarde les patients entrer dans mon bureau, la manière dont ils marchent, s'assoient, respirent, parlent, la couleur de leur peau, leur éventuelle transpiration, le stress qu'ils ressentent ou pas, leur odeur. Un ensemble de signes que je ne recherche pas en réalité, que je laisse entrer en moi sans trop y réfléchir. J'écris alors un diagnostic en bas de la première page du dossier que je suis en train de constituer. J'y reviendrai après mon pistage de sémiologue, après ma recherche nosographique. Pour constater à quel point les microsignes reçus sans y penser sont souvent déterminants tant pour la recherche que pour la compréhension. Très souvent, si ce n'est presque toujours, mes premières impressions se vérifient. Il faut se méfier des intuitions si elles viennent obstruer la recherche. Et il faut se fier à ses intuitions pour guider sa recherche, car elles permettent d'appréhender la singularité des situations. Cette remarque est valable pour la démarche médicale, comme pour toute science et se nomme « abduction », combinaison de l'expérience et de l'information, associant intuition – inspiration issue de l'expérience –, bricolage – inventivité face à une réalité –, ou encore sérendipité – faculté de saisir et d'interpréter ce qui se présente à nous de manière inattendue.

Grâce à cette « méthodologie » et malgré le peu de moyens, nous arrivons à tirer d'affaire un bon nombre de patients. La typhoïde est endémique et notre seul traitement est le chloramphénicol à des doses probablement infra thérapeutiques. Malgré cela, pendant toute la durée de ma mission, aucun patient porteur de typhoïde n'est décédé. Il n'en allait pas de même pour la tuberculose. Les patients arrivaient avec des tuberculoses avancées, pulmonaires, pleurales, osseuses, rénales. La trithérapie existait : isoniazide, rifampicine, pyrazinamide, toujours en vigueur aujourd'hui. Malheureusement, l'hôpital manquait de moyens et les traitements étaient souvent interrompus (il faut au moins 9 mois de traitement continu). Certaines familles, moins pauvres que d'autres, allaient acheter les médicaments dans les enclaves espagnoles. Le tout n'était pas satisfaisant. Les malades rechutaient, empiraient, mouraient. Et sans doute, les résistances aux antibiotiques s'installaient. Sans grand changement depuis, dans la plupart des pays pauvres dans lesquels la tuberculose est endémique. Malgré le coût dérisoire du traitement.

Une pathologie particulière était récurrente et le diagnostic était facile. Il s'agissait de pleurésie purulente à germes anaérobies. Diagnostic clinique facile : l'un des poumons ne respire pas, est muet. Une matité générale de tout un côté du thorax est repérable à la percussion et le malade n'exprime que peu ou pas de douleur. Les patients pouvaient arriver dans le service après plusieurs semaines d'évolution au bout desquelles la fatigue et un essoufflement commençaient à les inquiéter. Il me fallait évacuer et drainer la plèvre en enfonçant un trocart entre les côtes vers le bas de la cage thoracique, un peu en arrière, patient assis à l'envers sur une chaise, le bras au-dessus du dossier. Dès que le trocart atteignait la masse purulente se dégageait une odeur putride d'œuf pourri dans toute la salle. Les autres patients de la salle commune guettaient ce moment, sachant l'odeur qui allait se dégager et prêt à ouvrir les fenêtres en grand. Le diagnostic était fait. Les autres patients me le confirmaient ! Bien drainée, la plèvre lavée au sérum physiologique, quelques semaines d'antibiotiques – pénicilline injectable à la dose très insuffisante d'un million d'unités par jour – et les patients étaient guéris.

Malgré le manque de moyens, les conditions précaires d'accueil – les familles étaient tenues d'apporter leur repas aux patients – et de traitement, notre action était performante. Satisfaisante sur le plan moral, éthique, médical. Les patients nous le rendaient bien. Plusieurs raisons à cela, outre les relativement bons résultats obtenus.

J'étais l'un des seuls médecins, marocains comme étrangers, à refuser tout argent des patients. Pour les autres, c'était la règle. Payer le médecin ou ne pas être soigné. Un chirurgien polonais, par ailleurs bon chirurgien, n'acceptait d'opérer que moyennant finance, avec des tarifs prédéterminés et connus. 500 dirhams pour une appendicite, 700 pour une vésicule etc. Un des infirmiers de mon service, très jeune – 28 ans – était tombé malade. Il avait de violentes douleurs abdominales sous les côtes à droite, une jaunisse et une fièvre élevée avec des frissons. La palpation du ventre montrait une défense, une zone de la paroi contractée, impossible à déprimer. Il vomissait et sa tension baissait, un probable choc infectieux. Je l'ai immédiatement mis sous antibiotiques et adressé au chirurgien avec le diagnostic d'angiocholite aiguë, une infection des voies biliaires souvent liée à des calculs dans la vésicule. A l'époque et plus encore au Maroc, nous ne disposions pas de radiologie suffisamment performante pour affiner le diagnostic et l'échographie n'existait pas encore. Il me semblait impératif « d'aller y voir », pour probablement procéder à une ablation de la vésicule. Ce jeune collègue, syndiqué, luttait contre la corruption à l'hôpital. Les médecins hospitaliers, tout comme en France étaient salariés et n'avaient pas le droit de demander de l'argent aux patients. Il refusa de payer le chirurgien, qui refusa de l'opérer en urgence. Il changea même le diagnostic en « gastro-entérite » et me le renvoya dans le service. C'était impossible, inadmissible. Si on ne faisait rien, il allait mourir. A 28 ans, laissant veuf et orphelins sa femme et ses trois enfants. J'ai appelé le médecin-chef pour lui demander un transfert immédiat à l'hôpital de Fès.

Trois heures de route tout au plus. Et peut-être un chirurgien plus honnête. Le médecin-chef refusa. Il a confiance dans ce chirurgien et ne veut pas entrer en conflit avec lui. Il est le seul chirurgien du « mou » à Taza. On en a besoin. Qui me dit que je n'étais pas dans l'erreur ajouta-t-il ? Il me semble aussi qu'un Berbère militant de Taza au début des années 80 ne méritait pas les égards du service public. Le patient est décédé quelques jours plus tard malgré l'administration des antibiotiques à haute dose que j'avais réussi à lui procurer.

Il est décédé dans le service dans lequel il travaillait, où il était apprécié. Toute l'équipe a été choquée. Un document a été rédigé par l'équipe et publié par le syndicat. Je fus convoqué dès le lendemain matin chez le gouverneur de la province. J'avais bien évidemment agité les personnels marocains contre l'Etat marocain, comme tous ces Français qui voulaient recoloniser le Maroc. Qui étais-je pour remettre en question le diagnostic d'un chirurgien bien plus expérimenté que moi ? Comment étais-je si sûr de moi ? Ne serait-ce pas plutôt moi qui n'avais pas réussi à soigner ce patient, par incompétence ? Même le fait que j'avais demandé à le transférer, considérant que le service ne possédait pas les outils suffisants pour traiter le patient, n'a pas fait fléchir le gouverneur. C'était une preuve de plus de mon incompétence. J'étais le seul responsable de cette agitation et de la mort de ce patient.

Puissance de la perversion institutionnelle : il m'arrive encore aujourd'hui de me demander si le gouverneur n'avait pas raison ! Dur apprentissage des réalités sociopolitiques de la santé publique ; ce ne fut pas le seul événement de ce type pendant ma mission, nous le verrons. J'apprenais à me méfier des discours et des organisations mutilants. Tout en tentant d'honorer « la pleine puissance des pauvres » [RM 2008] et de respecter « la culture-action des groupes dominés » [CH 1988], je m'efforçais de ne pas oublier l'ambivalence de mon rôle, qui, en « s'adaptant à la faiblesse des opprimés, justifiait dans une telle faiblesse les conditions de domination qu'elle présuppose » [AT 1980]. Les malades en effet se retrouvent souvent victimes de ces combinaisons entre intérêt politique ou institutionnel et cupidité humaine. Plus tard je comprendrai mieux cette problématique en lisant Eugène Enriquez pour qui les dysfonctionnements que je constatais ou subissais ne sont que le résultat du fait que « l'institution a la capacité à se défendre contre toute interrogation, à promulguer ses lois et ses décrets sans se demander s'ils sont justes ou pertinents » [EE 1992]. On ne peut être plus clair pour comprendre l'évènement que je viens de relater. Le chirurgien était évidemment responsable de ses actes et ses actes étaient rendus possibles par le fonctionnement de l'institution.

Le service accueillait sans discrimination tous les patients qui arrivaient, faisant souvent la queue. Je pouvais rester tard le soir pour ne négliger personne. Sœur Thérèse trouvait les arrangements dans le service pour garder ceux qui le nécessitaient. Notre aura et la notoriété qui va avec étaient importantes.

Pour ces raisons, les patients nous invitaient chez eux, Sœur Thérèse et moi, et nous offraient de véritables festins, à l'occasion de mariages, de fêtes familiales ou de village. Economie du don dirais-je aujourd'hui. Nous donnions beaucoup de notre côté. Or « tout don non rendu rend encore inférieur celui qui l'a accepté » dit Marcel Mauss dans l'essai sur le don [MM 1985]. Aussi les invitations étaient-elles une façon de rendre le don reçu, ces soins que nous leur avions prodigués « gratuitement ». Ce don en retour se devait d'être somptueux, nécessitant de faire assaut de générosité, pour rééquilibrer la relation, ne pas se sentir inférieur, préserver leur dignité par cette sorte d'obligation morale. Délicatesse des saveurs, abondance sans fin, accueil de roi. Lors de la première invitation, je n'avais aucune idée de la magnificence à laquelle m'attendre. Installés sur des poufs autour de la grande table basse ronde, nous mangeons un tagine citron avec les doigts de la main droite après que la maîtresse de maison nous a présenté la cruche et la bassine pour nous laver les mains. De la viande de mouton fondante. Koul koul : mange mange. Alors tu as fini ? Oui merci beaucoup. Je me tourne pour me lever. On me fait comprendre que le repas n'est pas fini. Arrive alors un ragoût de bœuf aux amandes. Viande toute aussi délicieuse, légèreté de la mise en bouche. Je n'ai plus très faim ! Je fais honneur au plat. Je suis invité. Ils me rendent la pareille et je sens bien que ce serait plus qu'impoli de refuser. Je me limite. Je ne peux pas risquer l'indigestion uniquement pour honorer mes hôtes… Je n'avais pas compris que tagine et bœuf n'étaient que des entrées. Le plat de fête, le plat essentiel, c'est le couscous. Un immense couscous composé de viandes, légumes, pois chiches, semoule légère comme de la neige est amené sur un grand plat rond en céramique. C'est délicieux. Non, c'est beaucoup plus que cela. C'est diaboliquement bon. Je l'honore en essayant de cacher ma difficulté à avaler encore quelques bouchées. Mes hôtes sont heureux. Les enfants et les femmes arrivent alors et vont manger ce que les hommes leur auront laissé. Dure retombée dans la réalité locale…

Dans mon hôpital, la question de la corruption était permanente. Une préoccupation obsédante. Répondre aux demandes des amis, des gens de connaissance, m'imposait d'être clair, transparent afin de ne pas laisser croire que, comme les autres, je cherchais à arrondir mon salaire. Non, je ne demandais aucune rémunération à qui que ce soit en dehors de mes émoluments. Lorsqu'un de mes voisins est venu me chercher pour son jeune frère qui avait une hémorragie, j'acceptai immédiatement d'aller le voir à son domicile. Son état était catastrophique. Il avait une énorme tumeur de la thyroïde qui érodait les gros vaisseaux du cou. C'était l'origine de l'hémorragie, qu'ils avaient stoppée intelligemment avec une serviette en compression. Que devais-je faire ? Je proposai de l'hospitaliser pour le transfuser, sachant que c'était peine perdue. Il refusa. « Pourriez-vous lui faire la transfusion à domicile ? » C'était légalement impossible de sortir du sang de l'hôpital. Il insista et je n'eus pas le courage de lui refuser. Il sera probablement mort dans quelques jours pensais-je. Je me suis accordé avec un infirmier pour prendre deux poches de sang et venir lui poser la transfusion. Le tout gratuitement, évidemment. Il était impossible que cela ne se sache pas. Cela s'est su. Le médecin-chef m'a convoqué. La seule chose qu'il m'a reprochée fut de faire comme les autres : de la médecine lucrative avec les moyens de l'hôpital. Aucune explication n'est venue à bout de sa conviction. Je pensais illégalité du point de vue de « l'emprunt » de la poche de sang. Pour lui, l'évidence était ailleurs. Je faisais comme les autres, car il ne pouvait en être autrement. Laissant le flou entre ces deux perspectives fort différentes, ma perspective étant éthique, j'ai fait amende honorable et promis de ne jamais recommencer. Ce qui était un mensonge par anticipation.

Les choses peuvent être beaucoup plus compliquées. Une jeune femme sonne à ma porte. Je ne me méfie pas, oubliant qu'au Maroc, une jeune femme ne se présente pas seule dans la maison d'un homme. Elle m'explique que sa mère est très malade, qu'elle est dans le service de médecine femme – celui de l'étage en dessous du mien – et qu'elle n'a pas confiance dans le médecin. Pourrais-je aller la visiter ? Séance tenante, pour s'assurer d'une réponse positive, elle s'allonge sur la banquette du salon et commence à se dévêtir. Elle est jeune, d'une grande beauté. Je ne peux pas m'empêcher de la regarder et de la désirer. Malgré l'interdit. Je ne peux d'aucune manière accepter que ma réponse soit achetée et encore moins de cette manière-là. Je le lui dis, la somme de se rhabiller. Elle insiste. Manifestement, elle ne croit pas que je puisse ne rien exiger en échange. Elle ne croit pas qu'un jeune médecin français ne puisse pas désirer profiter d'une telle occasion. Sans doute est-ce là aussi une règle connue. On couche pour avoir des avantages. On profite des situations pour abuser. La complexité de la situation ne se résume pas à cette tentative. Je n'ai pas de bonnes relations avec mon confrère roumain, très à cheval sur ses prérogatives. J'essaie d'expliquer à cette femme, qui a fini par se rhabiller, que je dois voir cela avec mon confrère. Ce n'est pas un refus. Elle le prend cependant comme un refus et s'en va en jurant, en m'accusant de ce qu'elle avait provoqué. Je suis très inquiet. Va-t-elle m'accuser de tentative de viol ? Mon propriétaire a tout entendu et m'accuse déjà. Je vous l'avais dit : ne pas toucher la femme marocaine, c'est notre contrat. Aucune explication, aucune justification possible. Malgré ma réputation d'incorruptible. Il n'y a pas eu de suite. J'ai négocié avec mon confrère une rencontre avec la patiente et l'ai fait savoir à la famille. Cela aurait été certainement plus délicat à l'heure de « meetoo ».

Je suis débordé de travail dans ce service dans lequel je suis le seul médecin. J'en parle au médecin-chef, étonné qu'un médecin expatrié travaille autant, qui plus est pour des Marocains. Il propose de m'affecter un interne. Cela me convient. Nous allons pouvoir nous partager le travail, échanger, apprendre l'un de l'autre. Lorsque cet homme plus âgé que moi se présente, il me fait savoir qu'il n'a pas demandé à venir là. Venir à Taza haut est un déclassement, une sanction. L'hôpital de Taza bas est moderne et mieux équipé. Et surtout, mon service accueille des paysans de la montagne, qu'il méprise. De plus, il refuse absolument toute hiérarchie avec moi, parce que je ne suis pas marocain, parce que je suis plus jeune. Nous voilà bien mal partis. Je discute avec lui, j'essaie de lui expliquer mes conceptions du travail et de la relation que l'on aura. Aucun intérêt, manifestement. Il ne désire tout simplement pas être là. Comme il y est contraint, il commence à travailler de mauvaise grâce. Très vite, je m'aperçois qu'il ne sait pas grand-chose. Comment est-il devenu médecin ? Est-ce cela la faculté de médecine au Maroc, un diplôme obtenu avec des passe-droits ? Loin de m'aider, de me soulager, sa présence me fait un souci de plus. Il me faut le surveiller, repasser derrière ses prescriptions sans qu'il s'en aperçoive. Sœur Thérèse est inquiète. Il a une mauvaise influence sur l'équipe. Le problème qu'il pose se résoudra rapidement. On le voit de moins en moins dans le service. Il y fait de courtes apparitions, pour valider sa mission. Apparitions qui se feront de plus en plus rares, pour finir par s'interrompre. Je le reverrai une seule fois. Il s'était installé aux urgences et il rédigeait des certificats médicaux pour les patients, moyennant 20 dirhams par certificat. Pas besoin d'examiner les patients ou de les soigner. Ils demandent des certificats pour faire valoir un grand nombre de droits dans les administrations, lesquelles exigent ces certificats. Une économie souterraine du système local de santé. J'apprends à cette occasion que je suis le seul médecin à ne pas jouer au jeu des certificats. Par une espèce de miracle, j'ai vu arriver, quelque temps plus tard, une nouvelle interne, une jeune femme berbère. Tout le contraire de son collègue. Elle est assidue, travaille d'arrache-pied, échange constamment avec moi, est absolument intègre et surtout elle sait beaucoup de choses. Les femmes, là comme ailleurs, ne peuvent se faire une place qu'à la condition de prouver leur valeur et leur engagement. L'effet positif est que semble émerger, grâce à l'ouverture des études supérieures aux femmes, une génération de praticiens engagés et compétents. L'effet négatif réside dans l'effort et l'abnégation dont ces femmes doivent faire preuve pour y arriver. Ce semestre partagé avec cette interne reste un beau souvenir de ma carrière de médecin. Plus tard, elle m'a invitée à son mariage.

La question de l'abîme existant entre organisation, institution, intérêts, management et les pratiques réelles, les situations concrètes et les efforts des différents acteurs ne se pose pas uniquement sous l'angle de la corruption. Elle constitue un affrontement permanent entre des perspectives construites selon des modalités très différentes. Du côté de l'institution, la perspective est idéologique et repose sur des schèmes d'organisation destinés à préserver rôles, stratégies, positions des uns et des autres. L'organisation devient alors une fin en soi, la réalité vécue par les acteurs n'étant que peu prise en considération [BM 2022]. Du côté des acteurs « opérationnels », la perspective est pratique, comme celle d'un luthier qui cherche à faire sonner un violon. Par petites touches, par essais successifs, par accumulation de savoirs expérientiels, par échanges avec des pairs, on travaille à régler les problèmes. Si l'on y réfléchit bien, la médecine s'est constituée dans cette perspective pragmatique. Ce n'est que très récemment que la dimension idéologique a pris le dessus, imposant des normes d'organisation et de bonne pratique nommée « Evidence Based Medicine » faisant passer la question financière et managériale au premier plan. Aujourd'hui, produire un nouveau médicament est plus destiné à valoriser « un centre de profit », sa véritable finalité finalement, qu'à apporter du mieux aux malades ou à la population. Le mieux théoriquement recherché n'est plus alors qu'un moyen. J'ai pu m'en apercevoir lors de la première épidémie de choléra que j'ai dû « gérer » dans mon service.

Au milieu du mois d'août arrivent en nombre toujours plus grand des malades présentant des diarrhées profuses – diarrhée en « eau de riz » – une déshydratation intense, une fatigue intense, de la fièvre. On m'avait appris que la diarrhée en « eau de riz avec des grains » était pathognomonique du choléra. Rapidement, avec Sœur Thérèse, nous neutralisons la grande salle commune, celle des tuberculoses, pour accueillir les malades. Sœur Thérèse a l'habitude. Elle a stocké en réserve deux outils essentiels : des lits de camp troués destinés à laisser s'écouler les selles que les malades exonèrent en continu et un stock de sérum physiologique. Le premier outil est un outil d'hygiène du milieu. Pas de drap, pas de manipulation de tissus souillés, moins de chance de dissémination, nettoyage au jet. Seul un sceau est disposé sous le lit de camp, que l'on videra régulièrement, que l'on désinfectera systématiquement à l'eau de Javel. Le deuxième outil est le principal, voire le seul outil thérapeutique. Ce qui tue, dans le choléra, c'est sa complication – la déshydratation – plus que l'infection elle-même. Réhydrater le plus précocement possible, le plus possible sauve les vies. De ce point de vue, l'expérience de Sœur Thérèse a été déterminante. Aucun mort de choléra dans notre service. Il n'aurait pas fallu que l'épidémie dure trop longtemps. Nous aurions été débordés.

Le choléra est une maladie de l'eau souillée. Les épidémies sont géographiquement circonscrites : un foyer, l'aval d'une rivière, une insuffisance ou une absence de traitement des eaux usées, pas ou insuffisamment d'eau potable à disposition. Je remarque vite que tous les malades viennent du même village et des villages en aval de la petite rivière qui l'irrigue. Intuitivement, je punaise sur une carte la provenance de chaque malade. Le foyer épidémique saute aux yeux. Je poursuis sans le savoir la méthode de Charles Nicolle pour le typhus à l'Institut Pasteur de Tunis au début du siècle, inventant en quelque sorte la « géographie de la santé ».

Quand j'en fais part au médecin-chef, il me répond aussitôt qu'il ne s'agit pas de choléra. Avais-je trouvé des vibrions, seule preuve irréfutable ? Je n'ai pas à m'inquiéter. Il ne s'agit que d'une poussée épidémique estivale de gastro-entérite bénigne pour les adultes. Cette réponse me semble irresponsable. Je téléphone au médecin-biologiste pour lui demander de rechercher le vibrion dans quelques échantillons de mes malades. Avant que ne tombe l'interdiction de rechercher le vibrion, ordonnée par le médecin-chef dès qu'il a eu connaissance de ma démarche, le biologiste a eu le temps d'examiner plusieurs échantillons. Il m'appelle pour que je regarde moi-même au microscope. L'évidence est là. Il faudrait déclencher une action prophylactique dans le village pour stopper les contaminations. Le médecin-chef continue de nier la réalité épidémiologique.

Le lundi matin suivant, je trouve une note épinglée sur la porte de mon bureau de telle manière que tout le personnel la remarque, signée du gouverneur. « Il n'y a pas de choléra au Maroc ». Heureusement pour tout le monde, l'épidémie a régressé assez rapidement. Pourquoi une telle opiniâtreté des autorités ? Alors que nous avions toutes les preuves possibles ? Ce décalage entre les intérêts politiques et économiques et les situations cliniques et épidémiologiques vécues par les soignants est difficile à comprendre. Plusieurs des infirmiers du service viennent me trouver. « Alors docteur, on s'est trompé ? » Un autre infirmier du service m'explique : « Docteur Michel, vous savez, il ne peut pas y avoir de choléra dans un pays dont l'un des revenus principaux est le tourisme. Reconnaissez l'existence du choléra et les touristes fuient ». Heureusement, on nous a laissés faire ce qu'il fallait pour sauver nos patients. Oui, mais… Si la question du soin peut parfois bénéficier de cette perspective pragmatique, la question de la santé publique, de la santé de la population reste une question politique et comme telle soumise à de grandes difficultés pour agir.

Malgré toutes ces difficultés, malgré cette suspicion qui pesait sur moi, le médecin-chef gardait confiance en moi. Il m'a nommé médecin de la prison et médecin de l'urgence psychiatrique, deux domaines que j'avais déjà explorés en France. La prison de Taza était vaste et moderne. Les détenus m'ont vite fait comprendre que la plupart d'entre eux étaient détenus pour des raisons politiques. Peu de droit commun. Ils m'ont utilisé, avec mon approbation tacite, pour pouvoir faire des séjours de répit à l'hôpital sous prétexte de troubles de santé. Je pense que les autorités en étaient pleinement conscientes. Ils avaient besoin d'un jeune naïf pour se couvrir.

Deux forces opposées émergèrent en moi. Rester au Maroc pour continuer ce travail si motivant ? Partir vite loin d'ici tant les forces politiques contraires contribuaient à ruiner les efforts des soignants ? Je n'étais pas chez moi, pas dans mon pays. Ma légitimité à persister était faible. Pour valablement continuer cette mission, il m'aurait fallu m'impliquer politiquement. Un Français coopérant dans la région, qui s'était permis de telles incursions politiques avait mystérieusement disparu depuis des mois. Les bruits couraient qu'il avait été interné dans le bagne de Tazmamart. Peut-être ces bruits sont-ils parvenus à mes oreilles par une volonté de mise en garde. Je suis reparti du Maroc riche d'une expérience extraordinaire, riche d'une meilleure compréhension du médecin que je voulais être et de la médecine que je voulais faire.

Je suis parti à regret…

2- Exercer en cabinet de médecine générale

De ne pas chercher à maîtriser quoi que ce soit, ou d'en avoir été incapable fut, sans que j'en décide, la bonne méthode.

Christian avec qui j'ai partagé mon sujet de thèse a racheté un cabinet de médecine générale à Châtenay-Malabry début 1981. Tout près de la « cité-jardin » de la butte rouge où, enfant, je montais en vélo depuis Bourg-La-Reine passer les jeudis après-midi avec mon cousin.

Il me propose de partager son cabinet à mon retour d'un premier séjour aux USA fin 1981, interrompu, car le projet que j'y avais envisagé ne tenait pas. « Dès que l'on aura assez de clientèle, on pourra imaginer un projet comme à Tournai ». J'hésite. Je n'y crois guère. Cela va prendre des années. D'ici là, il va s'agir de faire cette médecine qui ne m'attire pas même si cela me permettra de gagner ma vie. J'hésite aussi parce que me tétanise l'idée de retrouver des lieux ravivant de mauvais souvenirs, de rencontrer des personnes qui se souviennent de moi enfant, adolescent ou étudiant, de rester dans le territoire de mon enfance et mon adolescence. J'accepte finalement la proposition. Pensant déjà à un nouveau départ aux USA, cette fois avec plus de préparation.

Installation, déclaration à l'URSSAF, à la CARMF et à l'ordre des médecins – contre lequel nous sommes un groupe de réfractaires –, répartition des horaires de présence. Tout se fait en quelques jours et me voilà un matin, seul dans le cabinet. A m'ennuyer. Car si la pratique de la médecine générale en cabinet privé ne m'enthousiasme pas, c'était sans compter avec le peu de clientèle, malgré un rachat de clientèle un an avant par Christian à son prédécesseur. Six ou sept patients au plus par jour. Parfois une visite à domicile, pause bienvenue dans l'ennui. Les seuls moments où nous travaillons « à plein » sont les gardes de nuit ou de week-end. Ce sont d'ailleurs les gardes qui nous assurent un revenu minimum.

Peu de patients, peu de travail. Et découverte fortuite de la vraie dimension de la médecine générale, celle pour laquelle nous n'avons pas été formés.

Un après-midi, une femme d'une quarantaine d'années entre dans la salle d'attente, très agitée, marchant en long et en large. Je ne la connais pas et elle ne fait pas partie des patients du cabinet. Je sais comment me présenter devant la salle d'attente depuis mon stage chez le praticien à Clamart. « Bonjour, Madame. Qu'est-ce qui vous amène ? » La réponse fuse et me prend par surprise. « Mon mari m'a plaqué pour une jeune blondasse ». Elle s'assoit et se met à pleurer. J'ai 27 ans, aucune expérience de couple ou de mariage. Elle est une femme « mûre », mariée avec des enfants, comment peut-elle faire appel à moi ? Elle a dû s'en mordre les doigts quand elle m'a vu et qu'il était trop tard pour ressortir.

Je la laisse parler. De toute façon, je ne sais absolument pas quoi dire. Et elle parle sans arrêt pendant presque une heure. Parole entrecoupée de sanglots. Je ne bouge pas, je ne dis rien. Je me demande comment cela va se finir. Désire que cela se finisse, parce que je me sens incompétent, inutile. Je résiste à toute parole, à toute tentative de mettre fin à la consultation. Personne n'est entré dans la salle d'attente. Cela aura duré presque une heure. Puis elle se lève, demande combien elle me doit, paie et sort, me remerciant de mon écoute.

Je me sens nul, absolument nul. Je n'ai rien pu dire ni faire. Le paiement de mes honoraires me semble usurpé. J'espère pour elle qu'elle trouvera un vrai médecin qui pourra la soulager. En attendant, je me demande où et quand j'ai été formé à cela. A cette « chose » que je n'aurai jamais imaginé rencontrer en tant que médecin. Et pourtant j'avais une petite expérience en psychiatrie. Cela avait-il à voir ?

J'en parle à Christian. Qui n'a rien à me dire. Il pense que ce genre de situations est rare et que nous ne sommes pas là pour cela. Il s'est agi d'un concours de circonstances.

Il a tort. Ce genre de situations forme une tendance lourde de la médecine générale. Le médecin est – était ? – la seule personne accessible facilement et n'importe quand. Le médecin est tenu au secret. Le médecin inspire confiance.

Quelques semaines plus tard, cette femme revient me voir. Je suis très mal à l'aise. Elle revient, à n'en pas douter, pour se plaindre, pour me dire ses quatre vérités. J'aurais préféré me terrer dans un petit trou de souris. Elle commence à parler d'elle-même. « Je vais mieux, ça a été difficile, je ne dormais plus, je me forçais à aller au travail. A chaque instant, votre attitude m'a accompagné et soutenu. Je ne sais pas comment vous remercier. Il n'y a pas beaucoup de médecins comme vous. Vous êtes vraiment au-dessus du lot. Je vous remercie ». Inattendu. Ses remerciements étaient inattendus. Je ne sais pas si je les méritais vraiment. Je n'avais fait que subir une situation que je ne maîtrisais pas. De ne pas chercher à maîtriser quoi que ce soit, ou d'en avoir été incapable fut, sans que j'en décide, la bonne méthode.

QUATRIEME PARTIE

SE FORMER A NOUVEAU
POUR SE DE-FORMER

1- Le Cidessco : un lieu d'accueil de la pensée

La formation, ce qui forme vraiment, est ce qui crée les conditions de la motivation à chercher par soi-même. Toutes les questions sont licites, tous les désaccords sont productifs, toutes les erreurs doivent être rectifiées, sans que nous ayons besoin d'un maître qui soit autre qu'un facilitateur.

Aux USA, j'avais découvert un « Nouveau Monde », celui de l'université ouverte et accueillante, celui de la santé publique. Continuer jusqu'au master coûtait cependant très cher. Des amis me conseillaient d'emprunter pour aller jusqu'au doctorat. Ce n'était pas dans ma « culture française ». En France, les études sont quasiment gratuites. La découverte de la santé publique m'avait confirmé dans ce que je cherchais. Je reviendrai en France pour faire de la santé publique, me finançant ma vie quotidienne par des remplacements, malgré des perspectives de travail assez faibles en France, les débouchés offerts par la santé publique nous poussant vers la fonction administrative de médecin inspecteur de la santé ou médecin de sécurité sociale, assimilant santé publique et administration.

Les cursus proposés dans les facultés de médecine ne m'enthousiasmaient pas. Il s'agissait de cursus de recherche en épidémiologie, toxicologie, médecine tropicale ou autres pour faire une carrière universitaire ou de recherche. En faisant médecine tropicale, j'aurais pu m'orienter vers l'humanitaire. Après le Maroc, je ne pouvais plus m'imaginer en post-colon. J'avais goûté à autre chose. Fallait-il repartir à l'étranger pour trouver mieux ? L'université d'Anvers proposait une formation de planification de la santé. Très « techno ». Trop pour moi. Une amie tout juste diplômée d'Anvers m'informe qu'un ancien d'Anvers, le Dr Thierry B, spécialiste des actions de santé en Afrique de l'Ouest, montait une formation à l'évaluation des actions de santé communautaire, dans un organisme dépendant du ministère de la Coopération, le Cidessco (Centre International pour le Développement Social et la Santé Communautaire).

Je me renseigne, les appelle. Une formation débutait le mois suivant à Bordeaux. Il restait une place. La formation était payante. Je pouvais me la financer grâce à mes remplacements qui y trouvaient une justification. J'hésitais. Le Dr B était un ancien d'Anvers et il était pleinement engagé dans la philosophie de la planification. Fût-elle participative, je me méfiais de ces démarches bureaucratiques et technocratiques. Les « gens » avaient-ils réellement, comme à Tournai, leur mot à dire ? Tournai était l'antithèse de la planification de la santé publique. Le projet se construisait dans la coopération entre tous, sans idée préconçue, sans objectifs à atteindre a priori. Au contraire, dans la planification, on doit mettre en place une « démarche de projet » très cadrée, avec « analyse des besoins, détermination des objectifs, programmation, évaluation », la grande roue cybernétique du management.

Le Cidessco était dirigé par un anthropologue, Roland C. Spécialiste du développement, expert international, il avait développé une méthodologie, un modèle et une stratégie du « développement endogène » ; réflexion coopérative et non projet technocratique habituellement véhiculé par les ONG ou les experts des administrations mondiales. Cela semblait faire contrepoint au Dr B. Le programme proposé était ouvert, riche, varié : économie, sociologie, médecine sociale, planification de projet, géographie, dynamique et animation des groupes. Cela valait le coup d'essayer. Les stagiaires étaient hébergés et nourris à l'école internationale de Bordeaux, un lieu exceptionnel en bordure de la forêt landaise, ancien couvent, abritant une très intéressante bibliothèque dans l'ancienne chapelle.

Me voilà au milieu d'un groupe d'une quinzaine de stagiaires. Nous ne sommes que trois Français dont une femme médecin qui fera l'école de Rennes ensuite et une infirmière d'ONG (Action contre la Faim) qui continuera plus tard son cursus à l'Institut des Etudes du Développement de Genève. Les autres stagiaires sont africains du Mali, du Sénégal – des administratifs –, du Burkina Faso – un infirmier responsable de l'école de santé de Bobo Dioulasso – et de Tunisie – deux médecins.

Le Cidessco prend la notion de formation coopérative, de « groupe formateur » au sérieux. Nous passons la première semaine au bord du lac de Lacanau dans le village vacances de Bombannes. Le formateur, Gérard H, un spécialiste de communication est chargé de faire de ce rassemblement improbable de personnes un groupe possédant une dynamique d'autoformation, capable de s'écouter et de progresser au travers des apports des formateurs. Gérard H est presque immédiatement devenu un ami.

Une semaine à plein temps dans un groupe n'ayant rien d'autre à faire qu'à échanger des paroles, des opinions, des expériences. J'en sors épuisé. Je n'ai jamais vécu pareille densité de relation. Je n'ai jamais vécu un tel investissement sans repos, sans pause.

Le lundi suivant, nous voilà réunis à l'école internationale, dans une salle qui nous est réservée, tables disposées en cercle, sans place attitrée pour le formateur. Le premier formateur est un médecin inspecteur de la DRASS. Il ne reste que quelques minutes pour nous remettre le livret de formation, les textes à lire ce jour-là, la nécessité de nous mettre en petits groupes pour en discuter. Il reviendra « plus tard » pour faire la synthèse avec nous. Nous nous retrouvons « seuls », interloqués, ne sachant trop quoi faire. Rapidement, je me prends à ce jeu de l'autonomie. Je suis moins dépaysé que mes collègues. Cela ressemblait à ce groupe de parole en première année de médecine au sein duquel « l'enseignant » – un psychanalyste – n'avait rien dit et nous avait laissés nous débrouiller par nous-mêmes. Les différents rôles joués par les uns et les autres dans les groupes avaient été identifiés la semaine précédente. Nous nous répartissons les rôles : l'animateur, le rapporteur, le maître du temps. Cette répartition ne tint évidemment pas. Les rôles ne se décident pas, ils sont les reflets des personnalités, des habitudes, des statuts [WM 1959]. Les administratifs ont tout de suite pris la responsabilité de l'organisation du travail, ce qui a déplu aux médecins tunisiens peu habitués à se faire diriger, qui plus est par des femmes africaines. Chacun se met finalement dans son coin pour lire. Au bout d'un certain temps, l'un d'entre nous commence à parler, à demander si tout le monde a lu, si on peut en discuter. Le formateur revient en fin de matinée pour constater des discussions animées entre les stagiaires. « C'est l'heure du repas. Vous reprendrez après ». En fait nous continuons nos discussions pendant le repas. L'après-midi ne recommence qu'avec un peu de retard : nos collègues africains faisant la sieste. En fin de journée, nous n'avions pas revu le formateur. J'avais l'impression d'avoir passé une des meilleures journées de ma vie.

Cela m'a rappelé un livre que j'avais lu pendant mes études par l'auteur de « libres enfants de Summerhill » : « la liberté pas l'anarchie » [NA 1966]. Toutes les questions sont licites, tous les désaccords sont productifs, toutes les erreurs doivent être rectifiées, sans que nous ayons besoin d'un maître qui soit autre qu'un facilitateur. Je me précipite à la bibliothèque où je trouve le livre et passe ma soirée à le relire. Je venais de vivre ce qui m'avait enthousiasmé plus jeune et dont je n'avais plus jamais fait l'expérience. Ce soir-là, je me sentais à ma place.

Toute la formation était organisée sur ce mode. Certains formateurs nous faisaient parfois un exposé pour expliquer la direction que nous devions prendre. La lecture de leurs documents et notre analyse en groupe constituaient ensuite le principal de la démarche. Parfois, les formateurs ne nous faisaient rien lire, nous posant quelques questions à travailler en groupe. Comme le Pr P, venu de Paris nous poser une seule question : « qu'est-ce qu'un problème de santé » ? Sur le moment, je l'ai trouvé un peu fumiste. Pas de lecture, pas d'orientation. Cette question nous a occupés toute la journée. Le professeur venait de temps en temps nous retrouver, discuter un peu puis repartait. Elle resta une question pertinente tout le reste de ma vie… et je l'ai souvent utilisée moi-même en formation.

Peu importe les textes proposés. Toutes nos discussions, tous nos débats me laissaient plus ignorant, me poussant à faire mes propres recherches bibliographiques, mon propre apprentissage et non pas, comme je l'avais vécu au lycée à tout abandonner. Je pris alors l'habitude de passer toutes mes soirées et une partie des week-ends dans la bibliothèque.

La formation, ce qui forme vraiment, est ce qui crée les conditions de la motivation à chercher par soi-même. Par un travail préalable collectif, en groupe, chacun peut s'approprier les tenants et les aboutissants du savoir à acquérir et ainsi progresser dans ses connaissances et son savoir. Savoirs vérifiés par le formateur, qui permet d'éviter erreurs et fausses pistes. Un tel savoir n'est jamais acquis par le seul travail en groupe. Il faut se l'approprier dans une démarche, un effort personnel. Cet effort qui n'en était justement plus un, retrouvant ce plaisir à apprendre, à lire à la bibliothèque dont j'avais fait l'expérience en première année de médecine, pendant la grève des étudiants. Ces allers et retours entre travail collectif et personnel, entre acquis de groupe et acquis individuels, forment une sorte de « progression en spirale » bien décrite par le pédagogue russe Lev Vygotsky [VL 1997]. J'avais détesté l'école, souffert à l'université. Je goûtais maintenant d'apprendre sans cesse. Une pensée naissait : devenir formateur dans cette acception apprise au Cidessco. C'était devenu une option, un parcours souhaitable.

Le responsable de la formation, Thierry B, n'était pas ce manager de projet dogmatique. Je comprenais son recrutement par Roland C. Il était constamment en train de s'interroger, d'inventer de nouveaux dispositifs de formation, de réfléchir aux questions que notre groupe élaborait même si les documents qu'il élaborait pour le Cidessco étaient très « technos ». Rapidement, nous avons pris l'habitude d'échanger. Après une journée passée à réfléchir avec lui à la question de l'analyse des besoins de santé dans une population, je lui proposai une approche critique. « Qu'est-ce que tu vas encore m'obliger à remettre en cause ? » me dit-il en riant, impatient de ce que j'allais lui dire. « Les besoins ne peuvent exister dans l'absolu, la parole des gens ne peut être réduite à une « demande » et nos réponses sont le plus souvent imaginées en fonction des seules perceptions expertes des professionnels. A Tournai, ce sont des discussions entre patients et professionnels qui sont à la base des réponses ».

Il a immédiatement voulu en savoir plus sur Tournai, qui contredisait sa méthode et en même temps l'illustrait de la meilleure manière. Notre discussion a fait l'objet, des années plus tard, d'un chapitre de son livre « anthropologie et santé publique en pays Dogon ». Il avait théorisé et fait progresser ce dont nous avions discuté et ma formulation « la parole des gens ne peut être réduite à une demande, nos réponses sont le plus souvent imaginées en fonction des seules perceptions expertes des professionnels » fut traduite de la manière suivante : « on arrive ainsi à une sorte de détournement de la dimension sociopolitique de la maladie (…). Les professionnels de santé resteront encore les seuls à pouvoir parler entre eux des problèmes de santé » [BT 1998]. Quelle maestria ! Je regrettais de n'avoir pas pu continuer à travailler avec lui. Quand son ouvrage a été publié, j'ai essayé de reprendre contact avec lui, que je n'avais plus revu depuis dix ans. J'ai appris son décès suite à un AVC quelque part en Afrique de l'Ouest. Quelle perte, ai-je pensé et aussi quel regret !

La fin du stage consistait à enquêter auprès d'acteurs de santé publique pour évaluer leur fonctionnement et leur projet. Mon terrain de stage était l'association toulousaine GRES médiation santé, où je suis allé enquêter en binôme avec une collègue malienne dans le quartier Bagatelle. Nous avions élaboré une méthodologie d'enquête sociologique, ressemblant à mon travail à Tournai. Nous cherchions à savoir quels étaient leurs principes, leurs principales actions, leurs résultats, leurs perspectives.

Le jury de restitution était composé de cinq personnes : Roland C, Thierry B, le médecin de la DRASS qui avait fait l'ouverture du stage, une sociologue et une anthropologue de l'équipe. A cette occasion je me suis rendu compte qu'au Cidessco comme ailleurs des tensions existaient entre les acteurs, tensions qu'ils n'arrivaient, pas plus que dans n'importe quelle autre institution, à identifier clairement. Ces tensions devinrent en quelque sorte publiques à propos de mon rapport. Deux des membres du jury, dont le médecin de la DRASS, voulaient me mettre zéro : ce n'était en rien une évaluation. Rien de quantitatif, rien sur l'efficience de l'action, rien sur les compétences. Ne nous avaient intéressés que leurs fondements et l'adéquation de leurs principes avec les actions réalisées, que nous analysions à travers ce filtre. Nous analysions également les différences d'appréciation et de perspectives apparues au sein de l'équipe. Deux autres membres du jury dont Thierry B nous avaient mis vingt. « On avait tout compris ». Roland C a tranché. Ce fut vingt. Et une proposition d'intégrer l'équipe pour réaliser une enquête sur la santé communautaire en France et en Europe. Il s'agissait de montrer en quoi la santé communautaire avait un intérêt dans les pays développés et riches en ressources techniques.

J'y étais. Dans l'institution, dans l'équipe, dans ma manière de concevoir les questions de santé. Je me sentais encore loin du compte. Thierry B pensait au contraire que j'étais « en avance sur tout le monde » et il voulait que je coanime le stage de l'année suivante.

Une telle adéquation entre mes désirs, mes principes et mon travail ne pouvaient pas durer. Les dissensions à l'intérieur de l'équipe se répercutaient dans nos tutelles : ministère de la Coopération, de la Santé, de la Recherche. La victoire de la droite aux élections législatives de 1986, la nomination de Jacques Chirac comme Premier ministre auront raison du Cidessco. Comme si j'avais finalement été noté à nouveau, que j'avais maintenant zéro...

Décidément, rien ne serait jamais facile ni évident. Je n'avais vécu que des expériences positives au Cidessco. Je me retrouvai dans le vide. Quoi faire ? Où aller ? Comment imaginer continuer ce travail ? Comment faire de mon métier de médecin ce que j'avais entrevu au Cidessco ?

Bernard P, chef de service de médecine sociale à Saint Antoine à Paris m'a appelé. « Voudrais-tu faire partie de mon équipe d'enseignants ? »

Je ne me sentais pas assez compétent. Ma formation n'était pas terminée. Ma collègue médecin du stage, reçue au concours de médecin inspecteur allait partir à l'ENSP à Rennes. « Tu devrais y aller aussi. Après tu as un métier ». Un métier, j'en avais déjà un. J'acceptai la proposition du Pr P tout en m'inscrivant à l'EHESS, lieu exceptionnel d'ouverture aux idées et aux interrogations, afin de créer ma propre association à l'image de celle de Toulouse.

2- Prolonger le Cidessco en m'inscrivant dans une logique plus académique

Chaque mercredi était l'occasion d'un voyage intellectuel. On ne posait pas de questions, on ne débattait pas. On était en présence d'une pensée en action, vivante, jamais close, jamais dogmatique. C'était passionnant. Décevant aussi. L'EHESS était loin de développer des pédagogies aussi motivantes que celles du Cidessco.

Comment poursuivre le chemin entamé au Cidessco ? Le mieux serait d'intégrer le travail que j'y faisais depuis un an dans une recherche académique. Cela le légitimerait. Ainsi que mon discours, qui pourrait être pris plus au sérieux dans le milieu des sciences humaines. Le fait d'être médecin était souvent un atout et souvent aussi un obstacle. Mes réflexions socioanthropologiques n'étaient pas réellement considérées dans le milieu des sciences sociales : pour eux j'étais médecin, seulement médecin, sans doute un peu original. Et pour le milieu médical, mes discours étaient hors sujet et parfois suspects. Je voulais sortir de cet « entre-deux », ce ni-ni. D'une certaine façon, je voulais devenir et médecin et socioanthropologue, combiner les deux pour contribuer à l'évolution de la médecine. Je prends rendez-vous avec un enseignant de l'école des hautes études en sciences sociales. Il a l'air très intéressé et il me parle aussitôt de ses propres ennuis de santé, il a été opéré du cœur, ma démarche lui parle. Ce n'a pas été un chemin facile que d'être dépendant des médecins pour sa santé. Il a perçu dans ma démarche cette quête de la réappropriation de leur santé par les malades. Il s'était senti dépossédé de son libre arbitre. Il me conseille le DEA de socioéconomie du développement dirigé par Ignacy S, « un enseignement transdisciplinaire qui correspond à votre approche multiforme ».

Ignacy S [SI 1980], un économiste d'origine polonaise, spécialiste d'économie comparée entre Japon, Brésil et Inde dirigeait le CIRED (Centre International de Recherche sur l'Environnement et le Développement). Il a inventé le concept d'« écodéveloppement ». J'étais en terrain déjà un peu connu. Sur les questions de développement, j'avais été à bonne école au Cidessco, Roland C, son directeur était un spécialiste du développement. Les questions d'environnement me préoccupaient depuis des années. J'avais fait un certificat de toxicologie alimentaire pendant mes études de médecine et, lors de mon séjour en Maurienne, j'avais suivi les écologistes qui se battaient contre la pollution au fluor de la vallée par les usines Péchiney pendant la campagne pour les législatives. Le lien entre santé humaine, santé animale, économie et environnement était flagrant. Déjà dans les années 70 ! Intégrer le DEA transdisciplinaire d'Ignacy S était un prolongement d'évidence.

J'avais l'intention de poursuivre ma recherche interrompue du Cidessco pour montrer que la santé communautaire était une méthode en adéquation à la théorie de l'écodéveloppement pour le domaine de la santé.

Ses séminaires n'étaient pas des cours, bien plutôt de longs monologues sur l'actualité économique et politique, agrémentés de présentations de ses lectures. Il parlait de l'actualité, des dernières parutions, des rapports entre politique et économie, entre économie et développement, entre développement et écologie. Chaque mercredi était l'occasion d'un voyage intellectuel. On ne posait pas de questions, on ne débattait pas. On était en présence d'une pensée en action, vivante, jamais close, jamais dogmatique.

Il donnait parfois des conseils de lecture à la fin de son séminaire. « Lisez la société contre l'Etat de Pierre Clastres [CP 1974] c'est un détour indispensable, toujours d'actualité, bien qu'il ait été écrit il y a déjà une quinzaine d'années ». Il est des conseils de lecture comme du reste. Ils restent le plus souvent des vœux pieux de l'enseignant. Pas Clastres qui fut une sorte de révélateur. J'y retrouvais un langage, une langue, une analyse. Une musique douce. Ses idées sur les questions du pouvoir et des institutions suscitaient en moi de nouvelles pistes pour comprendre ce que j'avais touché du doigt à Tournai et dans ma thèse de médecine.

Prévoyant une recherche théorique basée sur l'analyse de pratiques et d'expérimentations auprès desquelles j'irai enquêter, je pensais qu'Ignacy S pourrait évaluer ce travail par lui-même. Il n'avait rien de « médical ». Il accepta, tout en me signifiant qu'il ne connaissait rien au monde de la santé et de la médecine et qu'il ferait appel à une collègue de l'INSERM – une sociologue qui animait un séminaire « santé et développement » dans le cadre du DEA, Annie T – pour évaluer mon travail.

J'ai bien sûr assisté à son séminaire, le seul où il était questions de santé dans le DEA. Le thème central était la tuberculose en Algérie. S'il est une maladie « sociale », c'est bien la tuberculose.

Mme T le rappelait : « on le sait depuis le 19e siècle, la « courbe » des morts par tuberculose augmente dans les populations habitant des logements insalubres. Le docteur Jacques Bertillon, responsable de la statistique médicale de la ville de Paris avait découvert que les conditions de vie avaient une influence sur l'apparition, l'importante et la gravité des maladies ». « Là où les Parisiens vivaient dans un état d'encombrement excessif, la courbe des morts s'élevait » [GRH 1996]. L'Algérie en avait conscience disait-elle et « avait mis en place un système de santé performant qui avait permis de ramener la tuberculose à un niveau de pays développé. Par l'implantation de dispensaires antituberculeux, par l'investissement industriel dans la pharmacie, par une politique sociale volontariste ».

Si la tuberculose a des origines sociales, comme l'insalubrité des logements, la promiscuité, l'implantation de dispensaires, toute nécessaire qu'elle fût, n'était qu'une partie de la solution. J'avais également des doutes sur la réalité de la diminution de la prévalence de cette maladie en Algérie. Les conditions de vie en Algérie n'étaient pas telles qu'elles auraient pu être à l'origine d'une telle diminution. Existerait-il une telle différence entre le Maroc et l'Algérie, que je connaissais un peu et où j'avais rencontré des médecins français coopérants ?

Comme au Maroc, l'habitat y est un énorme problème, l'infrastructure médicale, l'accès aux soins très loin du compte. Le discours de cette sociologue me paraissait plus idéologique que scientifique, falsifiant quelque peu la réalité des Algériens. J'avais un collègue, Omar B, médecin algérien à Saint Antoine, qui m'avait parlé à de nombreuses reprises de l'Algérie et de tous ses problèmes, des pénuries, de l'état déplorable des hôpitaux. Son discours reflétait mon expérience dans le pays voisin. Je crois me souvenir qu'il était venu en France pour faire soigner un de ses enfants, signe que les ressources algériennes n'étaient probablement pas à la hauteur.

Ce discours sur « l'Algérie socialiste » ne reflétait pas la réalité des Algériens. Comment, dans un séminaire de l'EHESS, l'idéologie peut-elle prendre le pas sur la science ? Citant cet ami algérien lors du séminaire j'exposai alors mes doutes sur l'état réel du système de santé et de la tuberculose en Algérie. Pour moi, séminaire signifie liberté de parole, de contradiction. Quelques jours après, cet ami algérien m'appelle. « Comment peux-tu raconter cela sur l'Algérie ? Je ne t'ai jamais rien dit de tel ». Il était membre du parti communiste algérien. Et ami de la sociologue. Un si petit monde. Entre les discours privés et les discours publics, il y a un fossé parfois infranchissable. Il m'a demandé de me rétracter, de « faire mon autocritique ». J'avais mis mon professeur en difficulté dans son propre séminaire.

J'ai refusé. Mon expérience marocaine et même ce qu'il racontait « en privé » étaient des réalités que je ne pouvais pas annuler. L'épidémiologiste anglais Thomas Mac-Keown [MKT 1986] a montré que la diminution de la tuberculose en Angleterre et au Pays de Galles, constante du début du 19e siècle jusqu'à nos jours, ne pouvait pas être attribuée à des inégalités d'accès aux techniques médicales, presque inexistantes à cette époque. L'amélioration était venue principalement de l'amélioration de l'hygiène et de l'alimentation. Je n'ai découvert les théories de cet épidémiologiste que quelques années plus tard. Elles corroboraient mes remarques.

Malheureusement, Ignacy S lui a confié mon mémoire de recherche et elle a refusé de le valider. Ce n'était pas de la recherche avait-elle affirmé. A l'inverse de sa prestation idéologique, j'estimais au contraire que ma position était argumentée, mes sources vérifiées. J'ai essayé de discuter avec elle, en pure perte car sa sanction reflétait plus sa rancune qu'une quelconque probité scientifique. Ignacy S était gêné, mes arguments étaient recevables et il ne pouvait pas déjuger sa collègue. Pour se sortir de ce « conflit », il m'a suggéré de demander un autre avis d'une personne qui serait également chercheuse en sciences humaines dans le domaine de la santé. Mme T devint dans mon souvenir une sorte d'alter ego du chirurgien du centre Marie Lannelongue :

une personne susceptible de me recaler à un examen pour de mauvaises raisons.

J'ai tout de suite pensé à Janine P sociologue au CERMES (Centre de Recherche, Médecine, Sciences, Santé, Santé mentale, Société), un laboratoire de sciences humaines spécialisé dans les questions de la santé et dont j'avais lu des articles [AM 1984]. Elle a accepté de lire mon mémoire, un peu ennuyée aussi. Elle me dit aussitôt qu'il n'y avait pas de problème particulier avec mon travail. Elle ne voulait pas entrer en conflit avec sa collègue. « Faites quelques modifications mineures pour prendre acte du refus de Mme T et cela passera ». Elle a ensuite adressé une note à Ignacy S qui a validé mon DEA.

La recherche universitaire est aussi traversée par les enjeux de pouvoir, les idéologies. Ne pas les accepter, refuser voire craindre les conflits est le signe d'une institution morte-vivante, nous rappelle Eugène Enriquez, lui aussi sociologue à l'EHESS. Je croyais naïvement qu'un séminaire de recherche, un laboratoire étaient des lieux d'élaboration conflictuelle. Que la contradiction faisait progresser la science. Aurait-il été préférable de me taire ?

Quelques années plus tard, j'ai à nouveau croisé Mme T dans le laboratoire universitaire de Didier F au CHU Avicenne de Bobigny dans lequel j'essayais de m'intégrer, d'y apporter mes projets d'étude. Dans ce laboratoire comme dans son séminaire, j'ai perçu à nouveau une certaine porosité entre science et idéologie. Cela a dû se sentir. Un soir, par un bref appel téléphonique, Didier F m'a signifié mon « renvoi » du laboratoire. Je n'étais pas « statutaire ». Argument de haute volée.

CINQUIEME PARTIE

NE PAS PERDRE LE FIL DE SES IDEES DANS LA PRATIQUE

« Beaucoup de professions (...) comportent certains éléments de responsabilité humaine comme d'adaptation aux changeantes conditions de l'action [mais] Ajoutez l'atmosphère débilitante d'une carrière de petits fonctionnaires médiocrement occupés [et émerge] une certaine crise de la moralité (...) Les âmes vraiment ardentes ou soutenues seulement par un vigoureux sentiment du devoir échappent à ces poisons » (Marc BLOCH, une étrange défaite, p.138) [BM1990].

1- Prolonger le Cidessco : la création de l'Afresc

« Ils envoient leur conscience au bordel et tiennent leur contenance en règle », disait Montaigne. Belle mise en garde.
Une médecine qui partagerait vraiment les valeurs de l'autonomie, de la solidarité, de l'entraide, de l'attention à l'autre pourrait en être le miroir inversé.

J'avais découvert une santé publique concrète, pratique, aux USA. Après le Cidessco, aucune structure ne me convenait en France. Tenter de m'inscrire dans une perspective académique n'a pas été plus concluant. Alors je créerai ma propre structure, fondée sur mes propres conceptions, comme le GRES Médiation Santé m'en avait montré la possibilité.

Après le Cidessco, ce n'était plus uniquement une pratique de la santé publique que je désirais. Je voulais aussi « créer » une manière de penser les questions de santé et la mettre en pratique, une sorte de « philosophie de l'action » en m'appuyant sur les sciences humaines, bref, prolonger le Cidessco qui avait fait éclore en moi la quintessence de mes préoccupations. Toutes les questions de la santé des populations y seraient examinées, tournées, retournées en mobilisant les différentes sciences humaines, en « mettant à profit les disciplines géo, anthropo, socio pour proposer une éducation populaire » [GG 2024] en faveur de la santé, une éducation populaire de la santé. Pour proposer aux élus et aux professionnels de repenser leurs projets en matière de santé et de bien-être. Mixer science médicale et sciences humaines pour travailler à une refonte des pratiques et des institutions, en s'appropriant les grands penseurs comme Ivan Illich [II 2003], Karl Jaspers [JK 1970] ou Michel Foucault [FM 1963] par exemple.

« Vous n'avez peur de rien ! Allez-y, c'est très important que cette dimension émerge, qu'elle ne reste pas un beau discours ». Telle avait été la réaction de Daniel D – le compagnon de Michel Foucault – rencontré à l'occasion de sa recherche d'un médecin capable de l'aider à monter « AIDES ». Séduit par mon orgueil et peut-être aussi par mon intérêt pour les sciences humaines, par les liens que je me croyais capable de faire entre santé et société. Ce que Daniel D et ses amis ont réussi à faire avec Aides sur le fond comme sur la forme. Bien qu'il ne m'ait pas choisi, nous n'avons pas rompu les liens et l'Afresc a, beaucoup plus tard, animé des groupes d'analyse de la pratique pour les structures d'aide à domicile d'AIDES.

Il ne s'agissait toutefois pas de bâtir une théorie. Il s'agissait de « proposer les bases pour une éducation populaire de la santé ». Je cherchais à diffuser ce que j'avais compris et approfondi au Cidessco. Permettre à chacun – personne, professionnel, élu – de chercher savoirs et connaissances nécessaires à sa santé ou à la santé de la population, ouvrir les possibilités d'une mise en recherche. Rééquilibrer les rapports de pouvoir entre soignants et soignés, instruire la place et la participation de chacun, instruire une « nouvelle relation entre experts et acteurs sociaux » [BG 1983], bref favoriser autonomie et horizontalité.

Ce n'était encore qu'une intuition, mon intuition de ce que devrait être la santé communautaire. Changer les pratiques, changer les relations pour que chacun puisse se réapproprier sa santé, son histoire de vie. Nous – ceux qui se réclamaient de la santé communautaire – souffrions intérieurement d'être témoins de ces parcours difficiles de soin ou de santé. Ce n'étaient pas le plus souvent, nonobstant les maladies elles-mêmes, des « promenades de santé ». Dans ces parcours de soin, on y souffre, on y meurt, on y désespère, on y est perdu, souvent, on y croit sans trop y croire, on fait confiance à quelqu'un qui parfois la trahit, on a peur. On est assailli de messages contradictoires, culpabilisants, même et surtout dans le domaine de la prévention. La maladie et la possibilité de la mort nous envahissent et la « lutte contre » nous sépare de notre vie. Heureusement, on y trouve parfois des personnes admirables qui vont tenter de nous tirer d'affaire et on se surprend à espérer à nouveau.

J'ai toujours fait un lien fort entre ma pratique de l'alpinisme et mes conceptions de la médecine. Par quoi ces deux domaines, la santé communautaire et l'alpinisme, sont-ils liés ? Dans l'un et l'autre cas, la dimension éthique est centrale. Elle est à l'opposé de ce que Montaigne reprochait à certains édiles : « ils envoient leur conscience au bordel et tiennent leur contenance en règle » [MM 1965]. La santé communautaire est cette modalité particulière d'envisager l'action pour la santé et donc de la pratique de la médecine, qui agisse *vraiment* selon les valeurs de l'autonomie, de la solidarité, de l'entraide et de l'horizontalité que j'avais trouvées dans l'alpinisme et qui étaient devenues ma ligne de vie. A condition de s'éloigner de son exploitation marchande et compétitrice, l'alpinisme permet, exige la mise en pratique de ces valeurs. En 2019, j'avais bondi lorsque le Président Macron avait illustré par l'image du premier de cordée l'hyper compétitivité qu'il prônait dans sa valorisation d'une « France startup ». Cette utilisation erronée de la notion de « premier de cordée » pervertissait ce que beaucoup d'alpinistes cherchent et trouvent.

Dans une cordée, chacun doit pouvoir à tout moment prendre ses responsabilités, discuter les décisions, remettre en cause les choix faits collectivement et surtout ne jamais se désolidariser. Aucun premier de cordée ne décide seul de la course. Les pires accidents sont arrivés quand il s'agissait « d'accompagner » quelqu'un dans son désir, ou sa volonté compétitive et non d'un projet partagé.

Il ne viendrait à aucun montagnard de partir avec quelqu'un « qui n'a pas le niveau ». On se testera mutuellement en partant faire des courses ensemble plus faciles, moins risquées. Si on veut néanmoins partir avec une personne particulière, on différera la course pour former son coéquipier, on en prendra le temps : école d'escalade, de glace, marche, techniques d'assurage, qualité du matériel. Tout cela se fait en coopération permanente. L'un des buts est que, si vous êtes le plus expérimenté, l'autre puisse rapidement vous remplacer [BM 2019].

La question de l'hubris de la médecine, de sa démesure, de son désir de toute puissance, cet « orgueil inacceptable de la part d'un mortel » [JM 2021] était une autre de nos préoccupations. L'hubris ne s'embarrasse guère de limites, celles qui pourraient surgir par le seul fait que le seul véritable acteur de sa maladie est le patient et sa limite inéluctable un jour ou l'autre, la mort. Elle laisse s'exprimer des fictions politiques et non plus éthiques, comme celle du président Nixon déclarant au début des années 1970 : « dans 40 ans nous aurons vaincu le cancer », comme s'il suffisait de prôner une politique et d'y mettre les moyens pour obtenir les résultats escomptés. Qui lui avait fait croire une telle baliverne ? L'idée de « vaincre » le cancer dans une « guerre sans merci » est bien à l'image du 20e siècle, guerrier s'il en fut. Gagne-t-on une guerre ? Parfois, on peut mettre à distance le pire, au moins quelque temps.

Nous n'avons pas vaincu le cancer. Le nombre de cancers ne cesse d'augmenter. Le vieillissement de la population n'est pas seul en cause. Et on le sait : pour ne pas mourir du cancer, il est infiniment préférable d'essayer de l'éviter. Plus de la moitié des cancers seraient évitables si les facteurs qui le déclenchent ou le favorisent faisaient l'objet de notre attention et de nos politiques : pollution de l'air, de l'eau, des aliments, tabac, alcool, pesticides, herbicides, plastiques, métaux lourds, polluants éternels, iatrogènie etc. Ce lien entre santé, environnement et société devrait être un enjeu politique, l'objet principal des politiques publiques de santé. Si ces dimensions de l'activité humaine étaient réellement considérées, il y aurait moins besoin de talents dans les laboratoires pour soulager la population de ce genre de maladies. Préférer la guerre, la « lutte contre » est une sorte de capitulation. « On capitule par faiblesse, par paresse, par indifférence, par inconscience » voire par idéologie. « Ce sera la tâche de l'avenir de préciser les raisons de cette capitulation honteuse » [RJ 2019] prophétisait Jean Roth à propos du nazisme. Il est à craindre que cette assertion ne se révèle exacte en ce qui concerne le rapport entre dégradation de l'environnement et santé. La santé communautaire se donne pour mission de contribuer à tracer cet avenir.

Début 1989, j'étais décidé à créer cette structure qui m'habitait depuis plusieurs années. Deux des enseignants du service du Pr P à Saint Antoine, le Dr Didier F et le Dr Omar B avaient été missionnés pour réaliser un « diagnostic santé » à Grigny La Grande Borne qui me semblait pouvoir constituer le socle de nos démarches futures. Leur travail consistait à réaliser un diagnostic de l'état de santé de la population – repérer les problèmes de santé les plus importants dans la communauté, une sorte d'étude épidémiologique – afin d'activer les actions à mener pour les résoudre. En créant l'Afresc avec Didier F et quelques autres de chez Pissarro ou de Medicus Mundi, nous n'avions pas identifié un malentendu initial : d'un côté, certains d'entre nous estimaient devoir repérer des problèmes existant dans un territoire, de façon similaire à la démarche médicale, pour mieux permettre de mieux les résoudre et ainsi diminuer les inégalités devant la maladie et la mort. De l'autre côté, on estimait préférable de travailler à changer les représentations, les perspectives sur la santé afin d'agir très en amont sur les facteurs qui ont une influence sur le développement des maladies, sur les facteurs de l'inégalité devant la maladie et la mort et analyser ce que les institutions font ou ne font pas pour agir sur ces facteurs. On ne retrouvait pas dans la démarche suivie par mes collègues à Grigny mon idée de travailler à transformer le système de santé, de valoriser les pratiques alternatives, à différencier des médecines parallèles auxquelles je n'ai jamais vraiment adhéré.

L'une de nos premières actions, l'évaluation d'EGO (Espoir Goutte d'Or) [cf. chapitre addictologie], avait fait émerger cette différence de conceptions provoquant une crise profonde et durable. Pour certains de nous – comme pour la tutelle et une partie de l'équipe d'EGO – l'évaluation devait avoir pour but de montrer en quoi la prise en charge des toxicomanes était efficace, répondait aux besoins des personnes malades du quartier, du territoire, bref était légitime. Le responsable d'EGO partageait pour sa part la démarche que je proposais : l'évaluation devait mettre en évidence les principes d'action de l'association, discutés et contestés en permanence dans un conflit malheureusement délétère, en analyser la pertinence, analyser la cohérence de la structure porteuse, ainsi que les raisons des dissensions internes. EGO était-il cette démarche innovante, une voie d'avenir, ou une nième institution de prise en charge des toxicomanes, dont on connaissait déjà la faible efficacité ?

La crise déclenchée à l'Afresc à l'occasion du travail pour EGO s'est accentuée avec l'évaluation de la PMI du Val d'Oise. La démarche consistait, pour ses promoteurs, dont je ne faisais pas partie, à réaliser pour le département ce qu'ils n'avaient pas pu faire à EGO : travailler avec les équipes pour bien mettre en évidence les besoins de la population et adapter les réponses apportées par le service, dans une « démarche participative », c'est-à-dire associant l'ensemble des professionnels. Cette démarche finalement contestée par le commanditaire ne se souciait pas vraiment de ce que j'avais travaillé avec Thierry B et qu'il avait ensuite transcrit dans son livre [BT 1998] : le besoin dont parlent les professionnels et les institutions représente ce que « les professionnels construisent pour répondre « aux problèmes de santé qu'ils ont identifiés (sens de la santé publique) » et non des « besoins de la population » (sens courant) interprétant ce qui vient de la population comme des demandes ». Cette critique de la notion de besoin me semblait centrale, essentielle. Les besoins n'existent pas en soi et sont souvent utilisés pour valoriser les réponses apportées, lesquelles servent alors en miroir d'analyseur des besoins. La crise interne à l'Afresc n'était donc pas uniquement une affaire de personnes. Elle nécessitait, elle aussi, une évaluation sérieuse. Que nous avons demandé de réaliser à mon premier formateur du Cidessco, Gérard H. L'évaluation n'a pas permis de ressouder l'équipe qui au contraire s'est scindée. La légitimité de

Gérard H a été contestée. Et il a fallu attendre 1995 pour qu'une vraie équipe puisse se reconstituer, sur la base de mon projet initial. Notamment avec Didier Favre (cité pour le différencier de D F qui m'avait exclu de son laboratoire universitaire) et Sébastien L qui ont contribué activement à propager ces idées.

Daniel D avait raison. Je n'avais pas froid aux yeux. L'Afresc est demeurée trop petite pour envisager qu'elle ait eu une influence « institutionnelle ». Quand bien même, cela aurait sans doute signé sa décomposition. Notre approche mise en œuvre par de nombreuses formations, actions, recherches, évaluations et nos idées, nos manières de faire ont cependant diffusé dans des dizaines de collectivités locales, d'instituts de formation, de structures de santé. En 35 ans, plus de 10 000 personnes ont suivi nos formations. Cela, couplé à de nombreuses publications et de nombreuses interventions. Une sorte de réponse à l'une de mes interrogations initiales [cf. avant-propos] : « Il se demande si son expérience sert à quelque chose ou s'il a vécu pour rien » [KI 2009]. Le site Internet en témoigne qui est une mémoire des actions, des écrits, des débats engendrés par l'association.

2- La crèche parentale comme philosophie de l'action

Cette philosophie de la coopération m'enchante. Elle correspond à ce que je cherche dans mon travail de médecin. L'écoute, la réciprocité, le respect, la construction en commun. Dans cette crèche je me sens en accord avec moi-même.

Début 1991, je vais participer à la création d'une crèche parentale parce que je suis maintenant père d'un garçon et que nous avons la nécessité de le faire garder pendant nos heures de travail. Ayant déménagé en grande banlieue à une distance suffisante pour trouver à acheter dans nos moyens, nous cherchions désespérément un « mode de garde ». En plus de la question malaisée de devenir père, de changer de mode de vie, « L'Enfance », non pas « mon enfant » ni mon enfance, « L'Enfance » comme champ d'action et de problématique devient mon quotidien.

Nous avions obtenu très rapidement un rendez-vous avec le coordinateur petite enfance de la mairie de notre nouveau logement. La mairie est le lieu où les parents peuvent s'informer sur les modes d'accueil. Si la ville est assez importante, un professionnel est chargé d'aider les parents, de soutenir les lieux et les professionnels de l'accueil. Grâce à cela, j'ai rencontré un « coordinateur petite enfance ». Longue et agréable discussion. Réponse attendue.

« Je n'ai rien à vous proposer, toutes les assistantes maternelles ont leur quota d'enfants, toutes les places en crèche sont déjà attribuées. Si vous vous étiez inscrits en janvier… » Sauf qu'en janvier, nous ne connaissions pas encore cette petite ville dans laquelle nous débarquons. Le coordinateur petite enfance de la mairie essaie de nous rassurer « des familles déménagent parfois pendant l'été et libèrent des places. Je prends vos coordonnées et vous rappellerai ».

Me rappeler ? Des places qui se libèreraient ? Je n'y crois guère. Aucun fonctionnaire, aucun correspondant d'aucune structure même commerciale ne m'a jamais rappelé, même s'il m'en avait donné l'assurance.

Au retour des vacances montagnardes, nous sommes inquiets, nous n'avons toujours pas de solution de garde. Le coordinateur appelle : « je vous rappelle, comme convenu. Je n'ai malheureusement pas de solution immédiate pour vous ». Pourquoi appelle-t-il ? « Connaissez-vous les crèches parentales ? » Cela me dit vaguement quelque chose ; j'en ai entendu parler à l'école de puéricultrices du Val-de-Marne dans laquelle j'enseigne la santé communautaire. « Ce sont des crèches dans lesquelles les parents donnent trois heures par semaine ? » dis-je. « Oui tout à fait. Je peux vous mettre en relation avec des parents qui ont la même difficulté que vous. Si cela ne peut pas être une solution pour la rentrée, cela peut se faire quand même assez rapidement. Je peux organiser une première réunion avec les autres parents. Viendriez-vous ? »

A la mairie, le coordinateur a réuni 4 familles, totalisant 6 enfants de moins de 3 ans. « Je peux vous aider, j'ai déjà aidé à mettre en place une crèche parentale dans le département voisin. La mairie est prête à vous louer un local approprié, à subventionner les travaux nécessaires, à condition que la crèche parentale soit inscrite dans le contrat petite enfance que la mairie va signer avec la caisse des allocations familiales ».

A la rentrée une place se libère chez une assistante maternelle. Soulagé de cette solution immédiate, je ne me retire pas du projet de crèche parentale. J'ai lu, demandé, exploré. La crèche parentale est une structure « gérée » par les parents qui recrutent des professionnels pour s'occuper des enfants. Le projet est associatif. L'organisation et la pédagogie sont imaginées par les parents, puis avec les professionnels recrutés. La mairie nous met à disposition un pavillon qu'elle a « préempté ». Il se situe place de l'église et la crèche s'appellera « mon p'tit paradis derrière l'église ». La caisse d'allocations familiales ainsi que la mairie nous subventionnent. Ils ont une voix au conseil d'administration de la crèche. Cela ressemble bigrement aux principes de la maison médicale de Tournai…

Le groupe des parents, aidé par le coordinateur, a travaillé rapidement. La crèche peut ouvrir quelques mois après la première réunion. Elle ouvre au moment précis où nous découvrons que l'assistante maternelle chez qui notre fils passe ses journées est maltraitante, elle laisse les enfants dans leur lit une bonne partie de l'après-midi et les laisse pleurer, parfois leur donne des gifles. Nous nous en rendons compte, car notre fils se protège derrière nous dès que nous arrivons chez elle et se met à pleurer. Je décide de passer à l'improviste un après-midi. Il pleure dans son lit. Il est 16h45. Raison pour laquelle, sans doute, elle avait une place. Heureusement, la crèche est prête à ouvrir. Nous retirons notre fils de chez cette assistante maternelle, en faisons part au coordinateur.

Du jour au lendemain, notre routine quotidienne se transforme radicalement. Parent comme enfant. Dans une crèche parentale, tout se discute entre parents et professionnels. Les parents passent du temps avec les enfants, comme co-éducateurs. Faut-il mettre les enfants sur le pot ? A quel âge ? L'alimentation est une préoccupation des parents et nous avons recruté une cuisinière qui fabrique les repas sur place. Les enfants l'aiment beaucoup et sont souvent avec elle dans la cuisine. Les parents font les courses au marché avec les enfants, les enfants mangent des produits frais. Les échanges entre parents sont fréquents. Des réunions à thème sont organisées. Le but n'est pas de se mettre d'accord ni d'ériger des normes. En discutant, on comprend la position de l'autre et la nécessité de la respecter. Chaque parent, chaque professionnel doit s'adapter à chaque enfant. Chaque parent doit s'adapter aux autres parents. Chaque enfant le comprend, qui sait distinguer dans la même personne, alors que son parent est présent dans la crèche, son parent à lui, l'adulte présent pour tous les enfants et le responsable de la crèche c'est-à-dire le chef de la directrice… Les enfants sont probablement ceux parmi toutes les personnes présentes ou fréquentant la crèche pour qui l'ajustement aux autres est le plus facile. Dans une crèche parentale, chaque enfant est un peu comme chez lui, sans se voir imposer de nouvelles règles. Grâce à cela, il s'aperçoit de la différence chez les autres et apprend à la tolérer. Plutôt que l'uniformisation habituelle aux institutions, la diversité est respectée et promue. Pour reprendre les mots de Georges Canguilhem [CG 2015], personne n'impose ses propres normes aux autres. En évitant toute normalisation de l'enfant, on lui lâche la bride. Il devient ainsi normatif, contribue à l'élaboration des normes et règles du milieu dans lequel il vit. En conséquence, arrivés en maternelle, ils s'adaptent très vite, sont très autonomes, au sens d' « *auto nomos* », la liberté de créer son propre système normatif [CC 1990]. Les institutrices nous le font remarquer. Elles savent tout de suite que tel ou tel enfant vient de la crèche parentale.

Cette philosophie de la coopération m'enchante. Elle correspond à ce que je cherche dans mon travail de médecin. L'écoute, la réciprocité, le respect, la construction en commun. Dans cette crèche je me sens en accord avec moi-même.

Tout ce que j'avais lu et exploré se concrétise : les enfants de Summerhill d'A.S.Neill [NA 1985], Donald Winnicott [WD 1989] et sa pédiatrie psychanalytique et sociale, Fernand Deligny [DF 1985] et son respect des enfants ou Célestin Freinet [cf. 1969] et sa pédagogie de la participation et aussi mon expérience à la fondation Vallée. Créer une crèche me rattachait à deux expériences heureuses de ma formation de médecin en pédiatrie et en pédopsychiatrie.

Les méthodes libertaires et coopératives en éducation me parlaient de ma propre enfance, de ce que j'avais manqué, de ce que j'avais cherché à fuir. Je ne faisais pas spontanément le rapprochement avec la maison médicale de Tournai. Je n'avais pas encore totalement saisi en quoi la dimension de la participation était ce qui m'attirait tant dans cette maison médicale. La manière de penser la médecine à Tournai reposait cependant sur ces mêmes approches non directives de la pédagogie, celles où la liberté laissée à l'enfant lui permet de se développer, de grandir, de « s'autonomiser », bref de devenir un adulte cultivé, responsable et engagé vers l'autre. En favorisant la libre expression, la participation au groupe et au projet, la maison médicale mettait elle aussi en pratique les principes de Summerhill. Ces deux approches – crèche parentale et maison médicale – appartenaient au même monde anti autoritaire, tout comme l'antipsychiatrie ou l'écologie naissante. L'engagement dans l'ACEPP (Association des Collectifs Enfants Parents Professionnels), le mouvement des crèches parentales, a renforcé la démarche et les principes de l'Afresc et réciproquement. Se lancer dans la création d'une crèche parentale, c'est appliquer implicitement les principes de la santé communautaire. En faisant de la santé communautaire, j'œuvrais à faire avancer les principes de la participation et du respect de l'autre qui formaient les fondements des crèches parentales.

Les études de médecine et la fonction de médecin sont éloignées de ce type de méthodes réellement coopératives. Il n'existe pas – c'est-à-dire quasiment pas – de lieu de soin, d'EHPAD ou de maisons de santé bâtis sur le modèle participatif réel. Dans l'administration de la santé, comme la programmation des actions de santé dans les ARS, la participation des « usagers » est réduite à un « pensum obligatoire », rendu tel par la loi de janvier 2002 et pas une pratique dont on attendrait des effets bénéfiques. La notion de participation envahit les discours, les procédures, les organisations. Et reste formelle, les moments imposant la présence des usagers étant plutôt jugés par les managers comme des perturbations à minimiser. L'obligation de la participation en transforme son intérêt et réduit sa promesse à la présence de « représentants des usagers » dans certaines instances administratives et organisationnelles de la santé et du social comme les établissements médicosociaux, les conférences territoriales de santé. Dans ce dernier cas, les représentants sont désignés par les instances étatiques – le préfet en l'occurrence – parmi les membres d'associations agréées au niveau régional. Ils ne représentent pas grand-chose d'autre que leur adhésion à une association agréée.

En témoigne cet exemple, vécu lors d'une « conférence locale de santé » tenue à Die dans la Drôme. J'y représentais mon employeur du moment (le conseil général de la Drôme). La sous-préfète avait dûment invité un représentant des usagers, comme prévu dans les textes, dans le groupe chargé d'élaborer la politique locale de santé. Un homme fort sympathique adhérent à l'une des associations régionales agréées d'usagers de la santé était venu d'Annonay dans l'Ardèche jusqu'à Die dans la Drôme pour représenter les « usagers » de Die. Il n'y avait jamais mis les pieds. Se sentant exclus des débats, des défenseurs de l'hôpital local avaient organisé une manifestation sur la place de la sous-préfecture. Plusieurs centaines de personnes étaient venues défendre l'hôpital, structure essentielle pour elles de la santé dans le Diois et demandaient à être reçues par la conférence. J'avais fortement appuyé leur demande. La sous-préfète a refusé de les recevoir. Ce n'était pas prévu dans les textes et cela risquait de remettre en cause la légalité de la conférence.

La participation réduite à une procédure se mute en son antithèse : on vous tolère, si vous n'avez rien à dire, s'il ne vous vient pas à l'esprit de discuter de ce qui vous intéresserait ou qui serait une préoccupation exprimée par la population. Les EHPAD ou les crèches ne font pas mieux. Si la loi prévoit des représentants des usagers et des familles dans les conseils de la vie sociale ou les conseils de parents, ces derniers n'y ont qu'un rôle marginal, sans espace de co-construction des règles communes, sans possibilité d'influer sur le contenu des discussions, sans réelle voix délibérative. Au conseil de crèche ou de parents d'élèves, on va discuter de la fête de fin d'année, pas de ce qu'il se passe avec nos enfants. De l'anecdotique, pas de l'essentiel.

Faire de la santé communautaire requiert de symétriser les relations entre professionnels, institutions et usagers. Nul besoin d'être un spécialiste de la médecine ou de la santé publique, ou encore un « spécialiste » de la participation pour cela. Tout le monde peut s'approprier la démarche « qui change tout », de la qualité des soins à la qualité de l'accueil, du développement de l'enfant à l'autonomie des malades. « Symétriser » les relations entre administration et professionnels, entre « usagers » et professionnels, entre « usagers » et administrations, c'est-à-dire prendre en compte les différents avis, liés aux différentes positions qu'occupe chacun. Il s'agit d'une sorte d'« anti management » dans la mesure où le management se définit par la verticalité et la séparation des acteurs [BM 2022].

Symétriser revient à considérer que chaque protagoniste d'une situation institutionnelle – et l'institution se manifeste dès qu'une personne malade fait appel à un médecin, ou une maman cherche un mode de garde – a la voix au chapitre, une voix équivalente, une voix qui exprime sa propre perception des situations, indispensable à la recherche d'une solution. Il s'agit de permettre aux différents modes de compréhension et d'interprétation des différents protagonistes de dialoguer, analyser et décider ensemble. La compréhension que l'on peut avoir de l'autre se façonne et s'enrichit au regard de la compréhension que l'autre peut avoir de vous, perception que l'on doit rechercher et dont on doit admettre la validité, comme l'a si bien montré l'anthropologue Philippe Descola [DP 2022]. L'inverse en somme de cette sous-préfète de Die, confondant la procédure et le réel. La santé communautaire consiste au contraire en une confrontation commune au réel, exigeant de construire ensemble et de décider ensemble…

Qu'est-ce qu'une codécision ou une co-construction ? Prenons l'exemple des réunions de parents que nous avions mises en place dans notre crèche. Les parents n'étaient pas tous d'accord sur l'attitude à adopter pour la mise au pot de l'enfant à partir de 2 ans. Certains parents voulaient que l'on mette les enfants, leur enfant en fait, au pot systématiquement. Ils craignaient que leur enfant ne soit pas prêt pour rentrer à l'école, car l'école n'acceptait que les enfants « propres ». D'autres pensaient que l'enfant ne devient propre que s'il est assez mature pour cela et la maturité vient si on l'accompagne correctement. Tout le monde pensait qu'il fallait une règle commune, une règle applicable à tous les enfants simultanément. Bonne raison de se réunir et d'en parler tous ensemble. Dans la discussion nous (les adultes) convînmes de qui mettre sur le pot et quand. Les enfants en ont décidé autrement. Certains enfants refusaient de se mettre sur le pot comme leurs parents le souhaitaient et continuaient de faire consciencieusement leurs besoins sur le sol. D'autres ont réclamé de s'asseoir eux aussi sur le pot alors que, pour respecter le désir de leurs parents, on ne les y incitait pas. Le résultat est intéressant : les comportements des enfants par rapport à la propreté ne correspondent pas forcément aux désirs ou inquiétudes de leurs parents. Cela a provoqué un autre sujet de discussion. Faut-il obliger les enfants à faire ce que leurs parents attendent d'eux ? Les plier à une règle collective pour leur faire admettre la collectivité ? Et ainsi de suite.

Nous avions « dépassionné » la question éducative. La volonté des adultes de s'écouter, se respecter, tenir compte de l'autre, admettre les choix des enfants se transmet implicitement aux enfants, devenant plus à l'aise en groupe, davantage à l'écoute des adultes et plus matures à l'arrivée à l'école. Ces constatations, je les retrouverai à l'ACEPP. Elles feront l'objet de recherche en sciences de l'éducation et seront validées. Cet exemple montre la valeur du « prendre en compte », l'importance de rechercher les avis des uns et des autres. De chaque parent, comme de chaque enfant. Cette prise en compte, ce n'est pas « l'anarchie » : les enfants ne deviennent pas ces monstres tout puissants que décrit William Golding dans « Sa Majesté des mouches » (« Lord of the Flies ») [GW 1983]. Il s'agit bien au contraire d'une liberté organisée, c'est-à-dire évitant la prise du pouvoir par l'un ou l'autre, ce que A.S.Neill spécifiait en clamant « la liberté pas l'anarchie » [NA 1966].

Il est possible de montrer les avantages et les bénéfices des pratiques participatives en crèche. Pour convaincre, il est cependant souvent nécessaire de s'appuyer sur de la théorie. La théorie de la réciprocité de Marcel Mauss [MM 1985] nous a ouvert bien des portes. En suivant l'idée de Mauss, affinée par Jacques Godbout nous avons fait les liens entre participation, réciprocité, don et identité individuelle et collective [GJ 2000] et ainsi justifier nos pratiques, expliquer pourquoi et en quoi les pratiques participatives relevaient plus d'un fondement anthropologique de toute société que d'une idéologie d'anciens « anars » à laquelle il aurait été facile de s'opposer politiquement.

En quoi et comment le fonctionnement des crèches parentales repose-t-il sur le don ? Un décret définissant les crèches parentales au niveau national stipule que les parents « doivent » 3 heures de présence chaque semaine dans la structure. Au « p'tit paradis derrière l'église » nous sommes en grande banlieue et de nombreux parents travaillent à Paris, à une heure au moins de transport matin et soir. L'une des mamans est serveuse dans un restaurant. Elle commence tôt, finit tard et travaille le samedi. Elle voudrait bien une place dans cette crèche qui, pour elle, « correspond tout à fait à ses valeurs ». Il lui est cependant impossible de se dégager trois heures par semaine dans la journée. Plusieurs parents déclarent que, dans ce cas, on ne peut pas accueillir son enfant. Dans un premier temps, la règle et la procédure priment. Les parents doivent donner du temps. S'ils ne peuvent pas appliquer la règle, ils ne peuvent « appartenir » à cette petite communauté. La mère est désespérée. On apprend qu'elle est « mère célibataire ». Comme on discute de tout, on discute donc des besoins de la mère. Ces besoins sont mis en balance avec nos règles, dans une structure dans laquelle, par définition, toutes les règles et toutes les normes sont discutées en permanence. Finalement, l'enfant est accepté, car la mère prend l'engagement de trouver le moyen de faire ses trois heures. En décembre, certains parents s'insurgent contre la mère. « Cela ne va pas du tout, elle ne fait pas ses trois heures, elle ne s'inscrit jamais sur le planning. On fait son boulot à sa place ».

Discussion à nouveau. Les autres parents me mandatent pour discuter avec elle. Elle est désolée, elle n'y arrive pas. Perdre cette place en crèche serait une catastrophe. Nous cherchons ensemble des alternatives. Vient dans la conversation sa passion pour la couture. Elle fait des vêtements pour sa fille, pour ses poupées dès qu'elle a un moment. Elle rêve d'être modéliste.

Noël approche et nous préparons une fête avec les enfants. Une soirée marionnettes est prévue. C'est elle qui fera les costumes des marionnettes et des enfants.

Les costumes sont magnifiques. Tout le monde la félicite. Les enfants sautent dans ses bras. Elle est ravie. Tout le monde est ravi.

Nous comprenons que nous venons de transformer la règle des trois heures. En appliquant cette simple comptabilité d'une présence obligée, nous aurions mis cette jeune maman dans la détresse. Nous avions appris à nous connaître et nous apprécier. Ses enfants étaient bien intégrés, dans ce petit groupe de 12. Comment auraient-ils compris le départ brutal de leurs copains ? Nous faisons le bilan de la fête de Noël. Nous sommes tous d'accord pour reconnaître sa contribution et nous la jugeons même exceptionnelle. Dorénavant, chaque parent pourra contribuer à sa façon. La présence auprès des enfants n'est plus obligatoire, les professionnels sont là pour cela. Les parents resteront cependant très présents. Cette manière « d'interpréter » la règle fera jurisprudence quand je raconterai cette histoire à l'assemblée générale de l'ACEPP. Et cela me conduira à intégrer le bureau de l'ACEPP...

Participer, c'est bénéficier, prendre part et contribuer nous dit la philosophe Joëlle Zask [ZJ 2011]. La règle des trois heures instituait une obligation légale de contribution. Une obligation légale n'a rien à voir avec une obligation symbolique (morale). Cette question de la contribution nous a conduits à réformer la règle des trois heures. Contribuer doit être possible, la structure doit l'autoriser et l'exigence rester celle d'une « libre obligation » [MM 1985]. Ainsi un équilibre dynamique peut se constituer dans l'échange entre ce dont chacun bénéficie et ce à quoi chacun contribue. On peut être reconnu par sa contribution, par son apport, parce que justement cet apport sera un reflet de la personne qui l'apporte. Les robes de poupées et les habits de Noël des enfants avaient une valeur infinie. Incomparable. Cela valait bien les trois heures hebdomadaires, au moins autant, sinon beaucoup plus.

Car ainsi va le don-contribution. Celui qui le reçoit, ceux qui le reçoivent sont sous le charme de l'énormité du cadeau reçu. « Il ne fallait pas » dit-on souvent, « c'est trop ». Tout d'un coup, nous sentions que cette maman avait donné bien plus qu'aucun d'entre nous, bien plus que ce qu'elle devait et nous lui manifestions notre gratitude, alors que quelques semaines auparavant, nous imaginions presque l'exclure.

Nous avons vécu une situation inverse avec une maman qui avait placé ses deux enfants dans la crèche parentale. Nous savions qu'elle vivait avec peu, qu'elle avait de grosses difficultés sociales. Elle était souvent très en retard pour venir chercher ses enfants. Nous autres parents, conscients de ses difficultés, avions décidé de prendre ses enfants chez nous le soir afin de ne pas la contraindre à l'impossible. Nous l'avons appris plus tard : les raisons de ses retards étaient liées à une toxicomanie. Elle passait ses journées à chercher sa drogue. Une fois trouvée, elle n'était plus en état de s'occuper de ses enfants. Nous nous en occupions avec générosité et finalement sans son consentement. Ce fut trop pour elle. Elle retira ses enfants de la crèche, ce qui nous désespéra. Elle se sentait humiliée, incapable de donner suffisamment en retour, d'apporter une contribution suffisante. Nous avons cherché avec elle ce que pourrait être sa contribution, comme avec la maman serveuse. Il faut croire que son addiction faisait obstacle à toute estime d'elle-même. Elle disait ne rien valoir, ne rien pouvoir apporter aux autres, n'être qu'une loque. Seul son attachement à ses enfants la rattachait à la vie sociale, à une identité qu'elle pouvait afficher et revendiquer. Cet attachement témoignait d'un lien puissant, vital. Elle se savait généreuse avec ses enfants, qui le lui rendaient bien. Mais notre générosité, notre dévouement à ses enfants, notre effort pour leur éviter un placement est venu concurrencer sa propre générosité. Nous étions généreux à sa place. Que lui restait-il ? Elle en perdait son identité de mère et de femme. Nous lui signifiions ainsi son insuffisance, nous ne la reconnaissions plus comme « mère suffisante » puisque nous comblions ses insuffisances. C'est que « tout don non rendu rend encore inférieur celui qui l'accepte sans esprit ou possibilité de retour » [MM 1985]. Elle n'a plus jamais voulu nous revoir et nous n'avons jamais plus eu de nouvelles.

Certains sociologues sont bien sûr en désaccord avec cette manière de comprendre les relations humaines. Pour ces derniers, « dans une démocratie moderne, le don est résiduel et les relations sociales doivent fonctionner sur l'intérêt, le calcul de l'utilité ». Si on suit cette perspective, la maman couturière avait simplement « payé sa dette » et les autres parents étaient rassurés. Et la maman toxicomane vivait, de par son mode de vie, dans une grande précarité que notre « générosité » humiliait, car relevant de la charité qu'elle fuyait.

Le sociologue Jacques Godbout rencontre souvent des collègues défendant la position de l'individu calculateur. Voilà comment il défend la perspective du don et de la dette qui nous a servi à mieux comprendre le fonctionnement de notre crèche, d'en accepter les difficultés. Un jour, il rencontre un de ses collègues dans la rue. « Alors où en es-tu ? » « Et toi ? ». Jacques Godbout explique : « je travaille sur l'économie du don, sur les réseaux familiaux ou professionnels. J'ai découvert que le don est omniprésent dans notre organisation moderne. Le don est d'autant plus présent que les relations sont fortes, proches ». Pour son collègue, le don n'est en rien un concept sociologique. « Je pense que tu perds vraiment ton temps ». « Il nous faudrait un peu plus de temps pour que je t'explique ». « D'accord, j'ai un peu de temps, allons au café ». Ils s'expliquent assez longuement. Vient le moment de se quitter. Jacques Godbout se lève pour aller payer. « Ah, non ! c'est pour moi, c'est moi qui t'ai proposé cette discussion au café ». « Non ! c'est pour moi. Je tiens à te remercier. Tu m'as donné l'occasion de tester mes théories et de passer un bon moment avec toi ». Cet échange se continue quelques minutes, aucun ne voulant céder. « Bon d'accord » dit le collègue. « A charge de revanche, alors ». Et Jacques Godbout lui répond « ne crois-tu pas finalement que j'ai raison de travailler sur le don ? » D'autant que les exemples mettant en évidence la forte prévalence et l'importance du don dans notre modernité ne manquent pas, y compris dans notre langage courant : de rien, c'est gratuit, c'est mon tour, les petits cadeaux entretiennent l'amitié, il ne fallait pas, c'est trop etc.

3- Penser les questions de toxicomanie sous l'angle de la santé communautaire

« Le bon évaluateur est celui que l'on perd ». Nous touchions, par l'expérience, la vérité de cette formulation. Nous avions conduit les initiateurs de leurs projets « au-delà de ce qu'ils voulaient bien montrer ou accepter » et donc trop loin.

Après avoir fondé l'Afresc avec mes collègues, une première demande nous était rapidement parvenue. « Le ministère de la Santé » voulait une évaluation d'une association du quartier de la Goutte d'Or – Espoir Goutte d'Or – s'occupant des toxicomanes et de la toxicomanie dans ce quartier du nord parisien dont il assurait le financement.

C'était l'époque de Michel Rocard, alors Premier ministre. Il fallait insuffler dans l'Etat comme dans les structures parapubliques une culture d'autocritique et cela prenait le nom d'évaluation. Personne n'avait jamais réellement déterminé ce que cela voulait dire et chacun avait son idée qu'il tentait de développer. Etait-ce aux acteurs des institutions de s'autoévaluer ? Fallait-il un expert externe ? Quel était son rôle, quelles étaient ses méthodes ? Par qui serait-il rémunéré ? Comment respecter un principe de neutralité, d'objectivité, sans être partie liée avec le commanditaire ? Les principes et les idéologies sous-jacentes à cette volonté légitime de clarifier et de contrôler l'action publique étaient si flous, si peu théorisés que des technocrates s'en sont emparés et ont inventé la « RGPP » (révision générale des politiques publiques) et le New Public Management. Vingt ans après on en on mesure les effets délétères sur les hôpitaux, l'école, les crèches, les EHPAD [BM 2022] et tous les autres services publics comme privés.

Dire que « le ministère de la Santé voulait » (une évaluation d'EGO) est une simplification. Dans les institutions, il y a des personnes en chair et en os et les relations que l'on peut entretenir avec les unes et les autres sont cruciales ; on parle du carnet d'adresses, je parle pour ma part de réseau. Le Dr JY F, chef de bureau de la prévention du SIDA, m'avait appelé. Je l'avais connu comme chargé de mission à Medicus Mundi, une ONG alors présidée par Thierry B, mon formateur puis collègue du Cidessco. Le principe d'action de Medicus Mundi reposait sur l'accompagnement de projets de développement local pour améliorer la santé dans plusieurs pays d'Afrique centrale et de l'ouest et cela passait par la démarche communautaire. « Je ne sais pas quoi penser de cette association que je finance. Elle m'apparaît très intéressante et innovante et j'entends également beaucoup de commentaires négatifs. Cela t'intéresserait que je te mandate pour éclairer ma lanterne » ?

Observer finement le fonctionnement des institutions est souvent instructif. Sous couvert de principes et de discours sur le développement, la participation et l'action communautaire, les enjeux de pouvoir et les stratégies personnelles n'étaient pas moins importants à EGO que dans n'importe quelle institution de plus grande taille. Ces bruits couraient et avaient alerté le Dr JY F. Dévoiler des enjeux de pouvoir dans des institutions qui sont dans le déni ou le refus explicite de ce type d'enjeux tout en les alimentant activement jour après jour est assurément délicat. Il n'est jamais facile d'accepter un travail d'observation dont le dévoilement des fonctionnements internes est le but [EE 1992].

EGO avait été fondé par plusieurs personnes très investies dans le domaine de la toxicomanie. Elles partageaient une conviction : la toxicomanie est autant une pathologie individuelle – la dépendance, l'intoxication compulsive – qu'une conséquence de fonctionnements sociaux, culturels, politiques, économiques conditionnant largement les comportements individuels. Les expériences sud-américaines de deux de ses permanents apportaient à l'association une grande compréhension et une volonté affirmée de prendre en compte la dimension sociopolitique du soin. Il fallait travailler avec les personnes malades, leur procurer les moyens de quitter le milieu de la drogue, leur éviter les conséquences néfastes de la répression policière et judiciaire. L'association accueillait les toxicomanes dans une ancienne boutique réaménagée, sans rendez-vous et sans proposition de soin prédéterminée. Chacun pouvait trouver refuge, trouver à qui parler, construire un projet de sevrage ou de réinsertion. Le lieu était aussi un « havre » à l'intérieur duquel les « toxicos » pouvaient se reposer, ne plus craindre l'arrestation. Nous étions en 1989 et la politique de réduction des risques n'existait même pas en mots. Seul un timide début de changement avait eu lieu avec la vente libre de seringues décidée par la ministre de la Santé Michèle Barzach en 1987 et quelques améliorations telle La « stéribox » inventée par des collègues du centre de santé d'Ivry. Améliorations obtenues sous la pression du SIDA.

Comme nous l'avons écrit dans notre rapport, il ne fallait pas occulter qu'à cette époque la plupart des spécialistes (les professionnels) de la toxicomanie étaient en désaccord avec cette politique pourtant bien timide : pour la majorité d'entre eux, l'usage de produits constituait le problème de la toxicomanie, détruisait les personnes, les rendait dépendantes et favorisait de nombreuses pratiques illégales ou criminelles. En manque de produit, les personnes dépendantes étaient susceptibles de développer un état de manque, souffrance intense, les conduisant à commettre des actes répréhensibles pour trouver leur « drogue ». Beaucoup de grands noms avaient soutenu cette conception et bâti des théories. Les pouvoirs publics sous la pression de ces spécialistes avaient conçu leur offre de soins à l'aune de leurs conceptions. Si le produit est la cause de la toxicomanie, alors supprimer la prise de produits toxiques c'est-à-dire à faire des sevrages et lutter contre le trafic est la démarche adéquate. C'était devenu, depuis la loi de 1975, le credo officiel.

Le résultat fut à la hauteur de l'impasse méthodologique : une très grande majorité de toxicomanes rechutaient après chaque épisode institutionnalisé de cure et de postcure. Il n'y avait pas « d'espace d'expression et de négociation » où construire un projet de soin : soit la demande était conforme – exprimer son désir de se sortir de « la drogue, cette merde » – et on s'occupait alors de la personne en demande à qui on prescrivait le sevrage, soit la demande n'était pas conforme – c'est-à-dire n'exprimait pas un « vrai désir de se sevrer » – et le demandeur était sommé de « retravailler sa demande », c'est-à-dire prendre conscience de ses « vrais » besoins. Précisément ce que l'association EGO essayait d'éviter. N'importe qui pouvait pousser la porte, sans qu'on n'exige rien de lui, en particulier d'exprimer une demande de « s'en sortir ». Il s'agissait de faire de la connaissance réciproque l'outil qui permet au toxicomane d'envisager autrement sa vie. Ou pas.

Chaque semaine, une réunion se tenait dans les locaux. Tout le monde pouvait y assister, éducateurs, médecins généralistes, spécialistes, psychologues, policiers, curé et les toxicomanes eux-mêmes à la seule condition de respecter la neutralité du lieu, la confidentialité, l'anonymat. Un policier prenait l'engagement de ne pas utiliser ce qu'il avait appris en réunion pour arrêter une personne malade. Cela exigeait un maillage fin et subtil, la constitution de relations apaisées, la construction d'une pensée commune magnifiquement mise en place par un éducateur réfugié chilien, Ramon N.

Cette association avait une réelle pratique de santé communautaire. Raison pour laquelle la demande était parvenue à l'Afresc. Fidèle à ma formation du Cidessco et à l'évaluation de GRES Médiation Santé que j'avais réalisée à Toulouse, j'avais construit une enquête sur le mode de l'analyse institutionnelle et stratégique. Je proposais d'identifier les principes sur lesquelles reposait l'action de l'association et la manière dont les relations internes et internes/externes se passaient concrètement pour assurer la cohérence entre idées et pratiques.

Ce n'était pas si simple et j'ai rapidement compris que les enjeux de l'évaluation tant pour le ministère que pour EGO ne résidaient pas spécialement dans la description et l'analyse des principes du travail eux-mêmes. Le ministère était inquiet, les positions des trois ou quatre leaders étaient souvent divergentes, les conflits nombreux et bruyants, la stabilité du projet compromise. Pour notre « commanditaire », il s'agissait d'identifier ces enjeux et de permettre aux acteurs de les analyser. La tutelle tenait à ce projet, tout en étant gênée par le fait que chaque leader tenait à sa propre vision des choses. Les tiraillements étaient sensibles. La rhétorique consistait à affirmer que le conflit est nécessaire et formateur dans les groupes réellement démocratiques. J'adhérais à cette rhétorique, tout en découvrant qu'elle cachait des enjeux de pouvoir assez violents. Sous couvert d'une approche participative, ouverte et démocratique, quelques-uns essayaient de transformer l'expérience dans le sens qui était le leur. Malgré tout, cela tenait. Comment expliquer que malgré cette tension interne contradictoire avec le projet, le projet se développait et aidait réellement les malades ? Comment expliquer que malgré tout « cela tienne » ? Ce fut l'objet de notre rapport et de notre restitution. Formidablement efficace, puisque nous avons uni tout le monde contre nous ! Bien identifier un bouc émissaire permet de prévenir la « montée aux extrêmes » [GR 2007] et au groupe de se reconstituer.

Ce qui justifie à mon sens la présence d'un évaluateur externe, non impliqué et sensible au type de projet qu'il analyse.

« Le bon évaluateur est celui que l'on perd » [JM 1986]. Nous touchions, par l'expérience, la vérité de cette formulation de Michel Juffé. Nous avions conduit les initiateurs du projet « au-delà de ce qu'ils voulaient bien montrer, mais pas trop loin », chemin rendu possible par le fait que nous ne possédions « aucun enjeu de pouvoir sur le lieu où nous évaluions ». Cette position, pour être tenable, doit être partagée et comprise. Partagée par l'équipe de l'Afresc, comprise par le commanditaire – le ministère – et le responsable de l'association.

Comme au Cidessco où le débat au sujet de ma note l'avait fait osciller entre 0 et 20, la recevabilité de notre travail oscilla entre acceptation totale et rejet total. Rejet par la tutelle, bousculée par les plaintes de deux ou trois des « grandes figures » d'EGO et, je le pense ainsi, par leur propre inexpérience en matière d'évaluation. Bousculée également en interne, mes collègues de l'Afresc vivant ce rejet comme un échec. Seul Ramon N avait compris. Il aurait souhaité que nous réalisions une nouvelle recherche auprès des « usagers » de l'association. Bien que financé par le ministère, cela n'a finalement pas été possible. L'évaluateur ne peut pas revenir travailler avec l'institution évaluée.

Le champ de la toxicomanie et des addictions y était peut-être aussi pour quelque chose. Milieu dans lequel la manipulation, la violence et la transgression sont la règle et dans lequel les « intervenants » ont toutes les peines du monde à ne pas se laisser submerger.

Malgré les difficultés de ce genre de travail, nous avons continué dans le domaine des toxicomanies. En réalisant plusieurs enquêtes pour le département de l'Essonne sous l'égide du comité départemental d'éducation pour la santé, les villes de Grigny et de Trappes, le FFSU (Forum Français pour la Sécurité Urbaine) pour qui nous avons travaillé cette question dans 8 villes différentes ainsi que dans des comités locaux de prévention de la délinquance, en particulier à Conflans-Sainte-Honorine. J'avais EGO en tête, comme une sorte de modèle quand je découvrais le fonctionnement des associations de lutte contre les toxicomanies, la manière dont les médecins et les hôpitaux fonctionnaient avec eux. Le caractère absolument innovant et positif d'EGO s'imposait comme « analyseur » et faisait d'autant plus apparaître les fonctionnements dépassés de la plupart des intervenants sociaux comme médicaux. En particulier leur idée de ne pas proposer de réponses normées, de ne pas viser a priori de cure de désintoxication.

Il semble que, sauf exception, les pouvoirs publics pas plus que la majorité des intervenants n'ont jamais adhéré à de tels principes. Les discours et les pratiques, exception faite des traitements de substitution, sont restés désespérément immobiles.

Voilà comment nous avions présenté notre travail dans l'Essonne :

« La lecture d'une circulaire datant du 7 mars 1977 commence de la façon suivante : "la toxicomanie connaît à l'heure actuelle un développement sur l'ensemble du territoire d'autant plus inquiétant qu'elle touche des couches de plus en plus jeunes de la population et provoque un nombre croissant de décès. Cette recrudescence s'accompagne d'une diversification des formes d'usage et de trafic de stupéfiants.

Cette même circulaire rajoute quelques lignes plus loin : "les usagers de stupéfiants semblent passer de plus en plus facilement des drogues douces aux drogues dures. C'est pourquoi certains toxicomanes, placés dans l'impossibilité économique de se procurer des drogues, n'hésitent pas, pour satisfaire leurs besoins, à recourir à des mélanges très dangereux à base de médicaments ou d'autres produits, ou à cambrioler des pharmacies. Il apparaît urgent d'arrêter cette escalade. D'une façon globale, on peut dire que le petit trafic dispersé a succédé au grand trafic concentré".

Ainsi, que propose cette circulaire de 1977 ? Accroître la répression sous toutes ses formes. Le constat ne souffre aucune discussion. Et on s'aperçoit que cela ne marche pas. La drogue continue à circuler et à se répandre et elle concerne de plus en plus de monde, qualitativement parlant et non plus seulement les artistes et les enragés de 1968 ».

Relisant ces lignes écrites en 1993, je suis atterré. Quarante ans de lutte contre la drogue et les toxicomanies, quarante ans de surplace. Des rhétoriques toujours identiques. Des problèmes identiques. Comment a-t-on pu échouer si radicalement ? Comment se fait-il que les discours politiques soient encore orientés à ce point vers la répression, l'interdit ?

C'est que, en 1993, le SIDA frappait aux portes de la santé publique. Les usagers de la drogue purent bénéficier de programmes de prévention dont le but était principalement d'éviter le SIDA, plus que de traiter la toxicomanie. Grâce à cet effet d'aubaine, une opportunité stratégique a permis à des associations de malades (AIDES) puis de malades toxicomanes (Act'up) de faire évoluer les représentations sur les drogués. Des préconisations de prévention et de soin ont circulé dans ces groupes de santé communautaire. Quarante ans plus tard, même si le SIDA est loin d'être résolu, l'opportunité stratégique a disparu. Le SIDA est jugulé par les médicaments. Sous la pression des malades, la science et la médecine ont réussi à maîtriser l'épidémie. La peur du SIDA s'est estompée et les représentations de la drogue comme fléau sont réapparues avec force, faisant de nouveau la part belle à la répression, au « nettoyage » des réseaux, des dealers, des revendeurs, pourtant reconnus pour être totalement inefficaces. La récente politique de « place nette » en témoigne, opération présentée sur le site de la police nationale de la manière suivante : « renforcer la lutte contre la délinquance et plus particulièrement le trafic de stupéfiants, tel est l'objectif des opérations « place nette » lancées par le ministre de l'Intérieur et des outre-mer au dernier trimestre de l'année 2023 ». Retour vers le futur.

Le résultat en matière de SIDA fut exceptionnel. La question de la toxicomanie resta entière. L'originalité de cette politique de réduction des risques était qu'elle visait les personnes, pas directement la toxicomanie. EGO nous montrait une voie nouvelle et prometteuse faisant la synthèse entre soin, prévention, accompagnement et désincitation. Il aurait sans doute fallu le reconnaître et telle était peut-être l'intention du Dr JY F en souhaitant l'évaluation d'EGO. Force est de constater que la santé communautaire n'était pas, n'est toujours pas reconnue ni même envisagée dans les politiques de santé comme une méthodologie pertinente bien que de nombreuses personnalités de grande qualité aient été convaincues, aient tenté de mettre en place des politiques réellement alternatives.

En 1998, après la nomination de Lionel Jospin au poste de Premier ministre, une magistrate, Mme Nicole M devint présidente de la MILDT (Mission Interministérielle de Lutte contre les Drogues et les Toxicomanies), organisme dépendant directement du Premier ministre. Elle mit en place un « plan triennal de prévention des toxicomanies », dont les objectifs de prévention opéraient une rupture avec le passé récent « tout répressif ». L'Afresc avait postulé à l'appel d'offres pour coordonner ce plan national et n'avait pas été retenu, au profit de Ramon N, l'ancien responsable d'EGO. Ramon N ne nous avait pas oubliés. Et Mme M non plus. Le plan triennal nécessitait l'aide de « spécialistes » pour décliner le plan national dans des programmes locaux ou départementaux et accompagner entreprises, écoles et lycées, services de santé à les mettre en place.

L'Afresc a ainsi pu accompagner les programmes de la Dordogne et des Pyrénées atlantiques, coordonnant nombre de projets éducatifs dans les établissements scolaires. Il s'agissait de permettre à toute une communauté scolaire de se mettre à réfléchir au problème sans apporter de message normatif. Un très beau projet a été développé en particulier au collège-lycée d'Orthez, très soutenu et mis en valeur par le proviseur du lycée et le principal du collège. Les programmes étaient coordonnés par les préfectures ou les DDASS.

Un peu auparavant, j'avais été appelé pour accompagner la politique de prévention des toxicomanies dans la commune de Corbeil, via son centre de santé municipal. Habitant à proximité de Corbeil à l'époque, j'avais accepté son offre qui m'obligeait à diminuer mes interventions à l'Afresc. Les personnes souffrant de toxicomanies venaient facilement au centre de santé, situé à proximité de la gare SNCF, plaque tournante des trafics. Les résultats de l'enquête traçaient des perspectives d'action, de prévention et d'éducation pour la santé dans les établissements scolaires. Mon rôle serait d'organiser et de coordonner cette politique locale.

Nous avons travaillé en particulier la dimension d'accueil, d'accompagnement et de prise en charge des toxicomanes dans le centre de santé. Avec l'équipe des accueillantes, nous avions décidé que tout toxicomane qui se présenterait, même sans rendez-vous, même en retard aurait le droit d'être reçu. Les accueillantes n'avaient plus peur de parler avec les toxicomanes et ces derniers savaient qu'on ne leur mentait pas. Très rapidement, la violence disparut.

La prise en charge était difficile, la politique de réduction des risques n'existait pas encore. Les patients réclamaient des médicaments – anxiolytiques surtout – que je ne souhaitais pas leur donner, car ils n'avaient, contrairement à la morphine, aucun effet sur leur manque. Calmer les héroïnomanes exigeait alors parfois de leur prescrire de la morphine, ce qui était risqué, sans travail communautaire, sans coopération avec les intervenants sociaux, coopération que la directrice du centre ne souhaitait pas.

La prescription de morphine était sévèrement contingentée : l'ordre des médecins nous délivrait à sa convenance, une fois par mois était un maximum, un carnet à souches, n'autorisant que 10 prescriptions. Très rapidement, ma « file active » fut constituée de 75 personnes. Après une conversation téléphonique un peu vive, une pharmacienne me signala à l'ordre des médecins : j'étais un dealer de morphine ! L'ordre des médecins m'a alors refusé le renouvellement de mon carnet à souches. J'étais démuni. J'aurais souhaité travailler cette question de la prescription de morphine avec d'autres médecins de Corbeil engagés dans ces soins, qui adhéraient à l'association généraliste et toxicomanie. Ils étaient libéraux et je travaillais au centre municipal de santé. Les libéraux n'acceptaient pas l'existence d'un tel centre et ont refusé toute relation avec moi. C'était d'autant plus regrettable que les confrères du centre de santé refusaient de s'occuper de toxicomanie. J'aurais pu ne pas être seul. L'idéologie et les enjeux de pouvoir ont fini par avoir raison de la coopération que je recherchais.

En 1995, l'opposition emmenée par Marcel Dassault a gagné les élections municipales. L'adjoint à la santé était psychiatre à la prison de Fresnes, le Dr D. Voilà quelqu'un avec qui je pourrais parler des questions de toxicomanies – les prisons sont remplies de toxicomanes – et lui présenter les axes permettant de développer ma mission ai-je pensé. Je n'avais pas suffisamment mesuré les enjeux politiques et idéologiques des questions de toxicomanie. Dassault avait été élu pour « nettoyer la ville ». Le Dr D était un convaincu, un idéologue. « J'en ai rien à foutre des toxicos. Vous ne trouvez pas que j'en vois pas assez tous les jours au boulot ? »

Le lendemain, j'ai démissionné. Une autre institution s'occupant de la santé des personnes les plus précaires et des étrangers sans titre de séjour, Créteil Solidarité, association présidée par le Dr E m'avait appelé pour évaluer leur activité. J'étais séduit par le projet de cette association. Il me paraissait, il me paraît encore essentiel. Des professionnels de santé bénévoles venaient faire des consultations pour ce public exclu de l'accès aux soins et souvent également exclu de tout droit. Un assistant social se démenait pour établir ou rétablir des droits pour la santé. Malgré l'engagement bénévole des médecins dans un projet associatif et militant, la médecine exercée était celle de tout cabinet de généraliste.

4- Réorienter la PMI et l'ASE

« Tu aurais dû être un tueur. Eliminer les gêneurs, ne t'entourer que des gens qui t'auraient fait allégeance. Tu n'avais pas les couilles pour éliminer tes ennemis, t'étais juste incompétent en management ».

Je tends le livre à ma secrétaire. « Pourriez-vous photocopier la nouvelle de Jim Harrison intitulée « l'été où il avait failli mourir ? » [HJ 2006]. Et en tirer autant d'exemplaires que de participants à notre prochain regroupement trimestriel ? »

Deuxième moitié des années 2000 je dirige le service « enfance, famille santé » du conseil général de la Drôme, recruté en raison de l'expérience acquise à l'Afresc par les évaluations et les accompagnements de tels services en Seine et Marne, en Ile et Vilaine, dans les Ardennes ou encore en Val d'Oise. Ma connaissance de ces services, de leurs difficultés, de leurs méthodes, de leurs tensions et de leurs conflits internes et externes me prédisposait à essayer de les faire travailler « de l'intérieur ». Au vu des résultats obtenus dans ces collectivités, notre approche de ces services sous l'angle de la santé communautaire semblait indiquée, pertinente, acceptée, acceptable. Surtout dans un département « de gauche ».

Diriger PMI (protection maternelle et infantile) et ASE (aide sociale à l'enfance) impose de s'atteler à une sorte de mastodonte : entre la PMI, les actions de santé et l'aide sociale à l'enfance, le service comprend environ 40 cadres et 800 agents : inspecteurs de l'enfance, médecin de PMI, infirmières, psychologues, responsables de centre de dépistage, responsable financier, responsable de l'adoption, assistantes familiales, assistantes sociales etc. Je suis censé faire travailler tout le monde ensemble, en « bonne harmonie ». Sous des apparences de respect mutuel, beaucoup de détestations réciproques, comme entre PMI et ASE. Je connais par cœur les raisons de la discorde. Je les ai entendues des centaines de fois dans mes interventions. Chacun y va de sa critique de l'autre. Les inspecteurs de l'enfance ou les assistantes sociales ne supportent pas puéricultrices et médecins de PMI. Et réciproquement. Et la tutelle administrative et politique – direction générale, élus – n'a aucune attirance pour ce genre de services, qu'elle ne gère que par obligation.

Les inspecteurs et les travailleurs sociaux de l'enfance reprochent à la PMI d'accompagner trop longtemps les « familles dysfonctionnantes », leur laissant gérer les pots cassés, récupérant des enfants ayant déjà subi trop de traumatismes.

Les intervenants de la PMI reprochent aux inspecteurs et aux enquêteurs de l'aide sociale à l'enfance de ne chercher que ce qui ne va pas, ignorant les compétences des parents, les empêchant même de développer leurs compétences. Certains enfants sont placés avant même la sortie de la maternité.

Cependant, un même but est affiché par les uns et les autres : protéger l'enfant d'une toxicité familiale potentielle ou avérée. Sans en avoir clairement conscience, ces deux services fonctionnant dans deux registres différents n'arrivent pas à discerner ce qui les distingue et cela nourrit les conflits : l'aide sociale à l'enfance « dépiste », quand la PMI fait « de la prévention primaire ». Je m'imagine, en leur proposant cette distinction – prévention primaire ou secondaire – leur permettre de mieux prendre en compte l'activité de l'autre qui, chacune, a sa justification. En santé publique, ces catégories de l'action relèvent de l'évidence. Je voudrais transmettre cette évidence, former les agents à analyser leur action sous le regard de cette distinction et non plus sous l'angle de la négligence ou de l'excès de l'autre.

La prévention se décline classiquement à trois niveaux : primaire, secondaire et tertiaire. Ils se différencient par le moment de l'intervention dans l'évolution d'un problème ou d'une situation : avant, tout au début ou une fois les problèmes constitués. Au niveau primaire, on s'attache à éviter l'apparition des problèmes. Au niveau secondaire à repérer les problèmes le plus tôt possible pour les régler quand ce n'est pas encore trop grave : cela s'appelle aussi le dépistage.

La compréhension de cette classification ne sera pas de nature à faire évoluer les préjugés des uns sur les autres. Même en désaccord chronique, les services se rejoignent pour critiquer l'approche que je propose. Ce qui les réunit, c'est leur mission, leur obligation légale à analyser et à agir en lieu et place des gens. Tout le monde se retrouve dans la légitimité de l'action. Dans le cas de l'enfance, cette question de la légitimité est très délicate. Des « spécialistes » jugent de la défaillance réelle ou potentielle de parents et de familles pour s'y substituer, dans « l'affirmation d'un contrôle social sur les activités jadis dévolue aux individus et aux familles » [LC 2012].

Mon discours vise au contraire à contester cette légitimité de l'action, cette substitution aux familles qu'ils jugent « normale » et nécessaire. Pourrait-on imaginer agir en amont, en « prévention primaire » voire encore plus en amont dans une éducation à la parentalité, dans une éducation des enfants à leur future vie affective ? Serait-il possible de penser l'accompagnement des parents dans leurs « compétences », qu'il s'agirait alors de valoriser et de promouvoir, plutôt que de pointer sans cesse leurs défaillances ? Imaginer une action plus coopérative que verticale et autoritaire ? La résistance est farouche. Croyant que je refusais a priori la nécessité de toute intervention, les cadres m'accusaient de mettre les enfants en danger, de ne pas considérer la nécessité de l'assistance à personne en danger. Mes efforts vers plus de symétrie entre usagers et professionnels étaient désavoués. Les services de l'enfance ont l'asymétrie pour principe. Eux savent. Les parents défaillants sont ignorants de leurs défaillances, sauf s'ils font appel eux-mêmes au service. C'est alors un atout, un bon point pour eux. Travailler ensemble, avec eux, chaque fois que c'est possible serait une autre exigence, réclamant un changement profond des mentalités de l'action sociale.

« L'été où il avait failli mourir ». Cette nouvelle de Jim Harrison est l'un de ses textes dont Chien Brun est le héros. Chien Brun est un Indien métis sans domicile fixe, alcoolique, bagarreur, braconnier, pêcheur. Il loge dans une caravane dans le jardin de son oncle dans le nord du Michigan, la « péninsule nord ». Il a été marié de force à Rose. Rose est la femme d'un ami décédé de Chien Brun et est en prison pour violence et rébellion dans un contexte d'alcoolisme. Ce mariage est la condition que les services sociaux de l'Etat imposent à Chien Brun, lui-même scruté et suspecté par les services sociaux, pour pouvoir revenir vivre dans l'état du Michigan sans se faire mettre en prison : « L'arrangement était simple : épouser Rose et assumer la charge pleine et entière de l'éducation de ses enfants, Red et Baie, nés de deux pères inconnus ». Baie était une petite handicapée, atteinte du syndrome d'alcoolisme fœtal. Pour tout revenu, Chien Brun touchait une sorte de pension d'invalidité. Jim Harrison invente une situation dans laquelle des personnes que n'importe quel travailleur social jugerait complètement inaptes, inadaptées et profondément incompétentes se voient confier la garde et l'éducation de deux enfants, dont une petite handicapée. Quel symbole pour interroger les préjugés interventionnistes de nos services sociaux ! Les services sociaux gardent l'œil sur ce qu'il se passe, évidemment. Et la dentiste de Chien Brun, dont il est éperdument amoureux, se fait son complice en l'aidant à dissimuler toutes les erreurs et bêtises commises. Jusqu'à accompagner Chien Brun à passer la frontière du Canada pour soustraire les deux enfants aux services sociaux que ces derniers voulaient reprendre.

Faire travailler les préjugés et représentations des équipes par des détours de l'enquête, par l'intermédiaire de la littérature. J'y croyais beaucoup, surtout après notre expérience dans les Ardennes. Nous avions été accueillis fraîchement dans ce service de PMI. « Vous ne pourrez rien faire, vous ne vous rendez pas compte. Vous ne connaissez pas ce département reculé et arriéré » nous avaient dit les cadres du service. Ce qu'on leur proposait ne servait à rien. Leur travail était lourd et sans espoir. « On ne peut rien faire avec ces gens. Ils sont dangereux, toxiques, incultes ». Des personnes très souvent en grande précarité économique, culturelle et intellectuelle ajoutaient les professionnelles de PMI, en quasi-totalité des femmes, souvent méprisantes et découragées. Le directeur général nous avait prévenus. Le service va mal. « Vous êtes mon dernier espoir ».

Après un gros travail de groupe de presque deux ans, mi-formation, mi-analyse de la pratique, nous leur avions demandé d'enquêter auprès de leurs publics et en particulier dans les consultations et les lieux d'accueil parents enfants afin de se retrouver en situation de demander de l'aide au public dans un effort de symétrisation. Se décaler, voir les gens sous un autre angle, les comprendre autrement.

Elles vont se rendre dans les lieux d'accueil parents-enfants, « en civil », en dehors de toute fonction d'intervention, comme si elles les découvraient. Nous leur avions demandé de réaliser cet exercice difficile : observer d'un regard neuf, ouvert. Elles furent subjuguées. Personne ne l'avait remarqué auparavant : des trois lieux d'accueil existants, un seul attirait régulièrement du monde, les deux autres étaient plus ou moins désertés. En y réfléchissant, elles constatèrent que n'apparaissait qu'une seule différence entre ces lieux d'accueil : leur méthode d'accueil. Dans un cas, l'accueil s'interdisait tout jugement sur les gens, n'était qu'une présence aidante. Dans les deux autres cas, les accueillants prenaient leur mission de dépistage au sérieux et étaient convaincus d'être là pour repérer les carences des parents. Inutile de préciser quel lieu d'accueil fonctionnait le mieux. Les utilisateurs, loin d'être ces « arriérés » avaient repéré ces différences. Ils n'étaient pas dupes. Percevant les attitudes des professionnels, ils cherchaient à s'en protéger. Autrement dit, ils étaient habiles, malins et concernés. Et non pas stupides. A partir de cette expérience, la perception qu'avaient les professionnelles des gens dont elles s'occupaient avait changé. Et leur motivation à travailler avec ces gens s'était réveillée.

Il avait fallu les forcer un peu pour les convaincre de réaliser cette enquête. Nous avions longuement cherché quoi leur proposer pour qu'elles changent leurs regards sur leur public. Notre démarche n'a pu se faire que grâce au soutien indéfectible du directeur général. Cet effort d'écoute du public, d'une écoute bienveillante, d'une écoute sans nécessité d'intervention, sans décision à prendre a littéralement métamorphosé les professionnels, les équipes, le service. Nous les avons vus s'ouvrir et se détendre, retrouver une nouvelle motivation. Leur métamorphose concerna leurs attitudes, leurs discours et aussi leur apparence physique : tout juste si quelques mois plus tard, lors de notre retour, nous avions reconnu certaines des médecins. Nous avions maintenant des personnes avenantes, agréables et ouvertes.

Dans la Drôme, j'ai essayé de marcher dans les mêmes traces. Faire travailler les équipes dans une démarche qui les décalerait : lire cette nouvelle de Jim Harrison. Quand nous nous sommes retrouvés pour parler du texte, très peu avaient lu ces quelques pages. Ce n'était pourtant ni un très gros effort ni une punition… Ceux qui n'avaient pas lu m'expliquèrent agressivement qu'ils ne voyaient absolument pas l'intérêt d'un tel travail, que la littérature n'était que de la fiction, qu'il fallait être sérieux et tenir compte de la réalité. Cette histoire d'un juge qui donne mission de garde d'enfants à un marginal alcoolique était parfaitement invraisemblable. Au moins s'étaient-ils renseignés sur ce texte, peut-être en en ayant lu un résumé sur Internet…

La fiction aurait pu permettre d'en discuter, de s'interroger sur nos critères de jugement, jugements qui décident de toute la vie d'enfants. Il n'en a rien été. Pour la plupart immobiles et furieux du « happening ». Le directeur général ne faisait pas non plus d'effort pour comprendre ma démarche, donnant raison aux récriminations des équipes. Le double inversé de son collègue des

Ardennes en quelque sorte. Directeur de ces services, je n'avais pas la même latitude d'action dans la Drôme que dans les Ardennes, ni même et c'est un comble, le même soutien institutionnel. Toute parole de ma part était considérée comme une parole institutionnelle et de pouvoir. Aucune interrogation sur les pratiques n'était jugée légitime, venant d'un directeur dont le travail était de manager, pas de diriger. Ceci dit, travailler à partir de la fiction n'a rien à voir avec la situation d'enquête élaborée dans les Ardennes même si la fiction est une excellente fenêtre sur le réel. Parce que la fiction ne fait pas vivre aux acteurs une position active de symétrie.

Faire du management ? Il m'a fallu quelques années de plus pour identifier précisément le problème posé par ce mot, cette notion [BM 2022]. Nous n'étions d'accord sur rien, la direction générale et moi. Sur la verticalité, sur la séparation de fonctions – stratégie, organisation, exécution – sur l'autonomie des acteurs à qui l'on confie des missions, à eux de se débrouiller avec les moyens qu'on leur donne, on les évaluera après coup etc. Nous n'étions pas d'accord sur la notion même de service public. Mon directeur général pensait « service public », c'est-à-dire que notre travail aurait dû se résumer à la mise en place de dispositifs décidés ailleurs. Je pensais au contraire « service au public », un service analysant les besoins de la population et travaillant collectivement à imaginer puis décider quoi faire. Il pensait bureaucratie. Je pensais coopération… Tous les syndicats, sauf un, adhéraient à ce principe du « New Public Management » sans s'apercevoir qu'ils s'y perdaient. Dans la perspective que j'ai si souvent rencontrée de représentants syndicaux jouant à se prendre pour la direction dans les « instances représentatives ». Jeu savamment entretenu par les instances managériales, à qui cela permettait d'éviter de réfléchir au réel des services. Le souvenir des Ardennes me soutenait en sourdine : ces dysfonctionnements institutionnels n'étaient pas inéluctables. Mes propositions n'étaient pas « le reflet de mon incompétence », terme utilisé par une cadre intermédiaire pour se plaindre de moi à la direction générale. Une cadre qui ressemblait, dans son attitude et son comportement, aux personnels des Ardennes à notre arrivée. Et que je n'ai pas réussi à faire bouger.

Ces désaccords ont précipité mon départ du conseil général. Voilà ce que m'a dit le directeur général des services : « tu aurais dû être un tueur. Eliminer les gêneurs, ne t'entourer que des gens qui t'auraient fait allégeance ». Il n'imaginait pas à quel point j'étais à l'opposé de cette conception. Il pensait que « je n'avais pas les couilles pour éliminer mes ennemis », que j'étais juste incompétent. Il n'imaginait pas que c'était du refus, pas de l'incompétence. Comme Bartleby [MH 2012] « I would prefer not to », je préférais ne pas, une décision de ne pas. Une contradiction profonde entre mes conceptions coopératives et la notion même de lutte à mort.

5- Anthropologie et prévention du suicide

L'analyse des réseaux familiaux et d'amitié nous ont conduits à considérer les ruptures induites par l'acte tentative de suicide comme « acte qui recompose » et la personne comme « fusible qui saute », la « panne de réseau » induite obligeant à réorienter les flux d'échanges, de dons et de dettes.

Travailler avec l'Afresc, c'était accepter notre approche iconoclaste. Notre étude sur les tentatives de suicide, une commande de la région Bretagne, en est un exemple. Un exemple de réappropriation des théories sur le suicide de Durkheim et de ses successeurs, ainsi que l'anthropologie de Marcel Mauss, pour en explorer les possibles applications pratiques.

René, le président d'une association de parents d'enfants morts par suicide m'apostrophe pendant la table ronde que nous animons lors de la journée d'étude sur le suicide de la mutualité française début 2003. Cet homme d'une cinquantaine d'années est accablé par la mort de son fils, qui s'est suicidé deux ans auparavant. « Je n'arrive pas à comprendre. Il n'avait pas de maladie mentale. Tout allait bien pour lui. Il avait tout ce qu'il lui fallait. Nous y veillions, toujours très attentifs à ses besoins, à ses humeurs ». Présents, disponibles, ouverts, bienveillants ; sa sincérité et son engagement ne font aucun doute. Il pourrait représenter « la perfection, en somme ». J'ai dû faire une moue dubitative qu'il a aussitôt repérée. « Vous êtes bien comme les autres, vous ne croyez pas à ce que je vous raconte. Comme tous ces psychiatres que nous avons rencontrés par la suite vous êtes persuadé que mon fils avait un problème psychologique ».

Ce n'est pas du tout ce que j'avais en tête. Cependant ce père est désemparé et il lui est difficile d'imaginer qu'il peut exister d'autres interprétations que la sienne. Il est accablé parce que son fils s'est donné la mort « sans aucune raison ». Il cherche des explications. Tous les proches des personnes mortes par suicide cherchent ces raisons sans jamais les trouver, même si un message a été laissé. René se sent coupable de n'avoir rien pu faire pour éviter ce drame. Il aimerait pouvoir se dégager de sa culpabilité.

Notre table ronde est centrée sur l'analyse des causes du suicide et les possibilités de prévention. C'est la raison pour laquelle René a choisi d'y participer. Nous avons invité plusieurs intervenants : un psychiatre et deux sociologues. Ainsi la question des causes du suicide pourra être débattue à partir de points de vue contradictoires. Nécessaires pour justement permettre à des personnes comme René de prendre un peu de recul. Et des « René », la salle en est remplie.

Nous avons invité le premier intervenant, SP, parce qu'il avait écrit la préface de la réédition de l'ouvrage de Maurice Halbwachs [HM 2002] « les causes du suicide ». La célèbre étude de Durkheim, explique-t-il reste valable malgré les critiques méthodologiques apportées par Maurice Halbwachs pour qui les chiffres de Durkheim n'étaient pas fiables invalidant en partie son analyse. Durkheim est néanmoins le premier à avoir tenté de montrer que le suicide, s'il relève de l'intimité d'une personne, est aussi traversé par le « social » : « on se suicide généralement parce que les liens d'appartenance à un couple, une famille, une profession, une religion, une société, se sont défaits. Le suicide dépend moins des facteurs individuels que des facteurs sociaux » [DE 2009]. Cette idée de « liens d'appartenance », c'est bien pour ce genre de réflexion que nous l'avons invité. René par contre ne paraît pas convaincu. Pour lui, les liens d'appartenance de son fils à sa famille, à la société n'étaient pas « défaits », bien au contraire. Les relations étaient excellentes. Son fils s'épanouissait dans son travail et il était marié ; selon Durkheim le mariage est un « facteur de protection ».

Interpelé, SP essaie de répondre à cet homme. « Effectivement, il ne faut plus prendre Durkheim au pied de la lettre, comme l'a montré Maurice Halbwachs dès 1930. Ses catégories étaient incertaines, car ses données n'étaient pas très précises, peu standardisées à l'époque ; on ne peut pas les utiliser sans précautions ». Cela a conduit Maurice Halbwachs à conclure qu'effectivement « un grand nombre de suicidés présentent des troubles mentaux, même si tout suicide peut être envisagé d'un double point de vue, l'effet d'un trouble nerveux, qui relève de causes organiques et une rupture de l'équilibre collectif, qui résulte de causes sociales ».

Ainsi on ne peut limiter notre analyse du suicide au seul domaine de la sociologie conclut le sociologue. Le psychiatre confirme. Il explique à quel point la plupart des personnes faisant des tentatives de suicide présentent des troubles de l'humeur, du caractère, d'angoisse qu'il faut traiter pour éviter les récidives et repérer pour prévenir les tentatives. Cette hypothèse semble convenir à René. Elle lui semble plus proche de sa réalité. Son fils avait probablement un problème psychologique, pas une maladie mentale.

Dans la discussion, tout se passe comme si les données sociales passaient maintenant au second plan, la question des troubles mentaux devenant la seule vraiment opératoire, comme si le sociologue n'était pas assuré de pouvoir expliquer la fonction clinique de la sociologie.

Je reprends la parole. On comprend, dis-je, pourquoi toute personne faisant une tentative de suicide est immédiatement confiée à un psychiatre dès le service des urgences où il est amené. Cela relève de la théorie explicative la plus instituée, la plus puissante. Des liens existent sans aucun doute entre humeur, caractère et tentative de suicide et pourtant cette approche me semble trop univoque. Elle provient d'un système d'interprétation auto référentiel qui s'impose aux personnes concernées et qui consiste, oubliant ou mettant de côté d'autres schémas explicatifs « à réaffirmer en permanence la véracité d'une représentation unanimement reconnue en faisant précisément de ce consensus – constaté ou allégué – la preuve de cette vérité » [LP 2014]. Puisque le suicide est un problème de santé mentale, c'est aux psychiatres de s'en occuper. Et comme ce sont les psychiatres qui prennent presque exclusivement ce public en charge, cela prouve bien qu'il existe un problème de santé mentale.

René semble satisfait de mon commentaire. « Comment alors comprendre l'acte de mon fils », demande René ? Il le répète « nous avons toujours été attentifs à ses besoins, à ses humeurs. Présents, disponibles, ouverts, bienveillants ». Et les relations avec son fils « n'étaient en rien conflictuelles ». Je réfléchis tout haut. Peut-être le vrai problème consiste précisément en cette « absence de problème », dis-je. Et c'est la raison pour laquelle un autre sociologue, JG, a été invité. Mon intuition était la suivante : être trop parfait peut être un problème pour ses enfants. Ils ne seront jamais à la hauteur. Ils ne pourront jamais « rendre la pareille » à la bienveillance et la générosité des parents, ils peinent à exister vis-à-vis d'eux.

René se sent agressé par ma réponse. « L'amour est une force positive et vous expliquez que c'est peut-être le problème ». SP reprend la parole pour tenter d'expliciter la réaction de René. « Il est difficile de faire coopérer médecine et sciences humaines. Leurs cadres de compréhension sont antagoniques : individuel/collectif, psychiatrique/sociologique, individualisme/holisme. Pour comprendre la complexité du suicide, il faudrait envisager des complémentarités entre ces oppositions et il faut prendre la réponse de M. Bass comme une proposition en ce sens. Halbwachs en faisait la proposition dans une sorte de « complémentarité », de « psychologie collective ». Il faut sortir de la dichotomie psychologie/société. Ce serait un progrès ajoute-t-il, de mieux travailler ensemble, psychiatres et sociologues ».

JG, sociologue également, juge ces analyses trop fonctionnalistes et pense que ma remarque doit être analysée plus en profondeur. « Il serait plus productif de chercher à comprendre ce qui fondait les liens – ces liens d'appartenance dont parle Durkheim – que ce père entretenait avec son fils, liens dont le fils a possiblement voulu se débarrasser ». Pour lui mon « c'est peut-être bien ça le problème » signifie que « ces liens semblent envahissants, étouffants, sous cette montagne de bienveillance. Les liens d'appartenance, ce n'est pas toujours si positif. La question est la nature et la qualité des liens qui peuvent être aussi bien structurants qu'aliénants ». Il cite alors Alain Caillé [CA 2000], pour rappeler que la société se définit d'abord par les liens que les personnes tissent entre elles. Pour faire société « c'est d'abord le lien social qu'il convient d'édifier » même s'il faut constamment garder à l'esprit que ce lien peut dysfonctionner, devenir toxique [GJ 2000].

« Ce qui fait lien, c'est 'ce qui circule' dans les familles. Ce qui circule c'est du don et de la dette ». JG s'explique : « tout est fondé sur la volonté de donner. C'est ce que René nous dit peut-être. Selon lui, il n'a pas arrêté de donner. Il était ouvert, généreux et bienveillant. Toujours prêt à aider.

Toujours disponible. Et c'est ce qui semble poser problème : une certaine unilatéralité. René semble convaincu de donner beaucoup. Que rend, ou peut rendre, son fils en retour ? Car on donne pour que l'autre donne, en rendant l'autre libre de donner à son tour ». Sans cette liberté/obligation de donner à son tour, on peut se sentir humilié. « Le receveur net peut subir alors le pouvoir unilatéral du donateur, comme s'il abusait de sa puissance, comme s'il se sentait exploité par le réseau ». Comment ces difficultés sont-elles évitées dans les réseaux familiaux ? Lorsque la dette, ce sentiment de devoir à l'autre circule sans anicroche, lorsque la dette est mutuellement partagée, chacun se sentant endetté vis-à-vis de l'autre, « l'état de dette positif émerge. Le receveur, au lieu de rendre, commence à donner à son tour » et place le donateur initial en receveur à son tour, dans un cycle infini qui consacre le lien, le cycle du don. Pour Marcel Mauss [MM 1985] la confiance naît dans cet instant qui engage « les individus dans la triple obligation de donner, recevoir et enfin rendre ». Cela n'est pas forcément facile. Recevoir est source de gêne. Cette gêne – le sentiment de dette qui nous assaille lorsqu'on a reçu de quelqu'un d'autre « il ne fallait pas, c'est trop, c'est à charge de revanche » – pousse à rendre, car « le don non rendu rend (...) inférieur celui qui l'a accepté, surtout quand il est reçu sans esprit de retour ». L'esprit de retour est autant le désir de rendre ressenti par le donataire que l'acceptation de recevoir à son tour ressentie par le donateur. « Accepter sans rendre ou sans rendre plus, c'est se subordonner, devenir client et serviteur, devenir petit, choir plus bas ». Ce qui est le plus difficile ce n'est pas de donner, c'est de recevoir. D'accepter la réciprocité que constitue l'inversion entre donateur et donataire, quand le donateur devient nécessairement le donataire.

JG continue à élaborer. « Nous y voyons peut-être plus clair, René l'exprime explicitement : j'étais généreux. Après tout ce que j'ai fait pour lui. Il est bien ingrat ». Le fils ressent sans doute que toutes ses tentatives de rendre, de donner à son tour, échouent, ne sont ni reconnues ni acceptées. En fait il reçoit beaucoup de ses parents et n'arriverait pas à rendre, ou plutôt ce qu'il donne à son tour ne serait pas reçu, comme s'il n'existait pas, comme s'il y perdait jusqu'à son identité. Le cycle du don est altéré. Le lien se désagrège. Tout se passe comme si le fils rend sa vie à ses parents, de qui il l'avait reçue. L'alternative est radicale : donner à son tour et être reconnu, ou rompre le lien. « La volonté du donateur de ne pas recevoir un don provenant du receveur, bloquant le don en retour transforme le receveur dans son identité ». Se donner la mort équivaut à en finir avec le lien, en imposant un contre-don radical consistant à rembourser sa dette au lieu de la faire circuler. Cette rupture n'est toutefois pas admissible par le père qui continue à vivre avec le souvenir de son fils et à donner unilatéralement en aidant les autres familles. Ce faisant, le cycle du don est toujours perturbé. Et conduit peut-être cet homme à s'enfermer dans un deuil sans fin qu'il espère partager avec d'autres parents ».

Nous touchions une « troisième voie » pour comprendre le suicide et essayer de le travailler dans les familles. Pouvait-on généraliser ? SP exprima son désaccord formel. JG sourit et raconta son histoire avec son collègue à l'université [cf. chapitre, La crèche parentale comme philosophie de l'action]. Il est difficile de penser la complémentarité entre médecine et sciences humaines. La complémentarité entre différentes approches sociologiques ne semble pas plus aisée.

Après cette table ronde, l'hypothèse explicative du suicide par le don me poursuit. Pourrait-on la mettre en évidence, lui donner une existence rigoureuse ? La possibilité nous en fut donnée par les autorités sanitaires de Bretagne qui s'inquiétaient de l'augmentation alarmante du taux de suicide en Bretagne. En quelques années (les années 70-80), le taux de suicide en Bretagne avait augmenté fortement pour se stabiliser à un niveau élevé jusque dans les années 2000. Et nous avions proposé une enquête, en réponse à un appel à projets des autorités sanitaires, pour analyser les causes de cette augmentation des suicides, comprendre si des leviers d'action existaient. L'Afresc a alors recruté et dirigé un groupe d'étudiants de différentes universités bretonnes. Nous les avons formés à la méthodologie spécifique d'une enquête « de réseau » : aller interroger les gens eux-mêmes, ceux qui avaient fait des tentatives de suicide, comment ils parlaient de leur acte, ainsi que leur entourage. Le fait d'employer des étudiants était destiné à minimiser nos propres biais d'analyse. Ils n'étaient pas « spécialistes » de l'anthropologie du don.

Quelques situations typiques des approches psychologiques ou sociologiques seront retrouvées et ces schèmes d'interprétation restent éclairants, nécessaires. Cependant, ils n'auront concerné qu'un faible pourcentage de nos entretiens. La majorité, 80 % environ, se rapportera à l'hypothèse du don. La question du don est apparue de manière quasi transparente à l'écoute ou la relecture attentive des transcriptions de la plupart des entretiens sans grand effort d'interprétation.

Par exemple Rosa. Ce n'est pas elle qui va exprimer « la dissolution de ses liens d'appartenance ». La rattacher aux catégories durkheimiennes exige une interprétation, une catégorisation. Rosa a fait une tentative de suicide. Elle a quitté l'île de la Réunion à la suite de son divorce et vient à Rennes pour y trouver du travail, recommencer une nouvelle vie, libérée de son mari violent. A cette époque, au début des années 70, de grandes entreprises s'installent et ont besoin de personnels. Malheureusement, le système économique entre dans une longue crise au même moment. Elle ne trouve pas d'emploi. Elle est séparée de sa famille et de sa culture. Elle n'a pas de travail pour s'insérer, rencontrer des gens, commencer réellement cette nouvelle vie à laquelle elle aspire. Elle se referme sur elle-même, s'isole et sa tentative de suicide lui permet de sortir de cet isolement. Elle rencontre des soignants, d'autres patients, tisse quelques liens. Elle n'avait pas « l'intention de mourir ». Son geste correspondait bien au suicide « appel à l'aide » qui fait partie des multiples motifs de suicide et se range aisément dans la catégorie « suicide anomique » de Durkheim pour qui « le suicide anomique se révèle lors des crises économiques, non par la misère qu'elles provoquent, mais parce qu'elles rompent un équilibre ». A bien y regarder, la crise économique n'est que l'un des facteurs sociaux qui pourraient expliquer l'acte de Rosa. La crise était d'abord familiale, entraînant fuite et migration, rupture d'avec sa société d'origine. Elle fuit. Sa famille, son pays. Dans sa fuite, elle pense trouver un ancrage socio-économique dans la Bretagne émergente. Cet ancrage est de mauvaise qualité. Elle ne peut plus continuer à fuir et tente de s'échapper. « Elle veut fuir, se cacher ou mourir », comme Jean Baechler définit ce genre de suicide, de fuite. Ne pouvant plus fuir, déjà cachée, il lui resterait à mourir. Cela explique que « l'acte est généralement une surprise pour l'entourage » [BJ 1975].

Cette conjonction de crises familiales, culturelles, économiques et sociales nous semble parlante. Le suicide « escapiste », selon la terminologie de Jean Baechler, relève d'étiologies multiples, enchevêtrées, successives. C'est une construction lente d'une situation qui devient intenable et fait « préférer la mort ». Nous l'avons baptisée la « disjonction culturelle », repérée chez d'autres personnes enquêtées, des Bretons de la campagne qui avaient migré en ville, attirés par l'emploi, les bons salaires, un habitat moderne.

Cependant, de telles situations archétypiques ne sont pas si fréquentes. D'ailleurs, ce que nous avait confié René ne rentre pas dans ce cadre.

Le plus souvent, nous entendrons des histoires comme celle d'Elisabeth. Elisabeth, 22 ans, nous raconte une relation irrespirable, étouffante, avec ses parents. Ils étaient toujours là, prêts à l'aider. Serviables. Impossible de leur cacher les événements de sa vie. Impossible d'échapper à leur bienveillance. On peut dire qu'Elisabeth recevait beaucoup de sa famille. Elle considère cependant, elle en parle avec ces mots, que « c'est trop à sens unique. Rien de ce que je fais ne trouve grâce à leurs yeux. C'est comme si cela n'existait pas. Même pas un merci. Par contre, ils attendent que je leur manifeste ma reconnaissance. Même si je le fais, de toute façon ils n'entendent rien. J'aurais mieux fait de ne pas naître. C'est comme si j'avais une dette immense envers eux que je ne pourrais jamais rembourser. Autant mourir ». Nous voilà à nouveau dans notre hypothèse maussienne.

L'histoire d'Eva nous ramène également à notre hypothèse basée sur le don. Par son acte, elle avait voulu rompre les liens avec sa « famille étouffante » a-t-elle dit. Ne pouvant pas « donner à son tour » alors qu'elle avait le sentiment de « leur donner les preuves de mon amour » elle avait renoncé au lien, ayant la force de partir, de « rendre sa vie ». A l'hôpital dans lequel elle est hospitalisée après sa tentative de suicide elle rencontre un jeune homme dont elle tombe amoureuse. « Lui, il est présent, il me reconnaît, j'existe à ses yeux ». Ce n'est pas simple pour elle. Comment être sûre du lien ? Du fait qu'il accepte ce qui vient d'elle, sans compromis ? Comment reconstruire la confiance, après ce vécu avec ses parents ? Elle le teste. Elle lui fait promettre de ne pas l'envoyer à l'hôpital, de ne prévenir personne si elle recommençait. Un soir, elle prend des médicaments, beaucoup de médicaments, suffisamment pour dormir longtemps, pas assez pour mourir. Elle le sait. Pas son amoureux, qui n'arrive pas à la réveiller. Il a promis. Il sait, nous dit-il, que s'il ne tient pas sa promesse, elle partira, le laissera seul. Stoïque et inquiet, il la veille, reste à son chevet pendant 48 heures, « prenant un risque insensé » dit-il. A son réveil, il est là, elle constate qu'elle est chez elle, qu'il a tenu parole. La confiance s'est installée. « Je n'aurai plus besoin de recommencer, je sais sur qui je peux compter », exprimant un lien rendu indissoluble par le fait que son ami a reçu sa demande et que le respect de cette demande est un don en retour, énorme, inestimable. Elle le dit en ces termes : « ce qu'il a fait pour moi, c'est énorme, ça vaut tout l'or du monde ». Et son copain acquiesce.

Que ce soit René, Elisabeth ou Eva, on ne peut parler de familles dysfonctionnantes. Baechler le rappelle : « l'acte est généralement une surprise pour l'entourage ».

Il peut néanmoins exister de telles familles. Nous en avons rencontré sans qu'il s'agisse à proprement parler de ces « pathologies familiales » fréquentes telles que la perversion, la violence, l'inceste, situations qui débouchent plus sur de l'enkystement de souffrances que du suicide. Alex nous explique par exemple qu'il avait toujours senti quelque chose de lourd dans sa famille, un secret oublié par tout le monde. Quelque chose qu'il valait mieux ne pas connaître, quelque chose de dangereux si l'on en parlait. Jusqu'au point où cette chose disparaissait de la mémoire familiale. En explorant l'histoire de sa famille – parents, oncles, tantes, cousins, grands-parents – émerge peu à peu le souvenir de la mort violente d'un frère de la grand-mère. Cette mort est une honte, cet homme était un délinquant pris dans une guerre de gangs. Il ne faut pas en parler, ne pas donner prise au moindre soupçon sur la famille. Chaque garçon qui naît est scruté : ressemble-t-il à ce grand-oncle ? A-t-il « reçu » ce « don » de délinquance ? C'était devenu implicite. Personne n'avait vraiment conscience de cette manière de scruter les enfants. Ce secret est « ce qui circule » dans la famille. Et ce qui circule, c'est du poison. Ce don, cette dette qui circule est dans ce cas un don « négatif », quelque chose dont on ne veut surtout pas, que l'on ne peut accepter, car toxique. « Cadeau empoisonné » : expression qui reflète l'étymologie du mot « don » : dosis, la dose, le poison. Un tel cadeau fait lien : les membres de la famille sont liés par l'existence du grand-oncle. Ce lien unit, ce lien est toxique. Alex, par sa tentative de suicide, a voulu se délier de cette « histoire du malheur ». Le cycle du don était perturbé par la toxicité de ce qui circulait. Alex a voulu s'en libérer sans avoir une conscience de la réalité du problème. Son acte et notre enquête lui aura permis, ainsi qu'à toute sa famille, de mettre ce souvenir toxique à distance et de retisser les liens.

Le cycle du don peut être perturbé d'une autre façon. Marie est très généreuse. Ses cadeaux sont magnifiques. Elle cherche à en faire toujours plus, à ce que ces cadeaux soient plus somptueux que ceux des autres. Elle est en rivalité avec ses parents, avec ses frères et sœurs, avec tout le monde. Pour existir, il faut que ses cadeaux en imposent, dans une sorte de lutte agonistique. Un Noël, cela explose. Son frère refuse son cadeau prétextant qu'elle cherche à l'écraser. Tout le monde lui tombe dessus. Cela ne peut plus continuer, « on ne peut plus accepter tes cadeaux excessifs ». Le lendemain Marie a fait une tentative de suicide. Cette situation exactement inverse de celles d'Elisabeth ou Eva relève également de la théorie du don. Elle ne supporte pas la rupture du lien, inexplicable tant elle se considérait généreuse et attentive aux autres sans imaginer qu'ils se sentaient écrasés.

Ces histoires, comme celles de la majorité des gens que nous avons rencontrés, reflètent une perturbation du cycle du don. Par des entretiens longs, itératifs, la rencontre des familles, des amis et des collègues, la question du cycle du don apparaissait. L'analyse des réseaux familiaux et d'amitié que JG nous avait conseillée nous a conduits à considérer les ruptures induites par l'acte tentative de suicide comme un « acte qui recompose » et la personne comme un « fusible qui saute », la « panne de réseau » obligeant à réorienter les flux d'échanges, de dons et de dettes. Qui acceptera, qui recevra mon geste ? Avec qui un lien pourra-t-il se reconfigurer ? Mauss l'affirmait : « Le don est un système de prestations totales, mettant en jeu tous les membres d'un groupe ». En interrogeant un certain nombre des membres des réseaux des personnes ayant fait une tentative de suicide, nous avons compris à quel point la question des relations dans les réseaux familiaux pouvait être à l'origine des tentatives de suicide. Sans invalider d'ailleurs les autres hypothèses, comme dans le cas de Rosa.

L'important est donc que dettes et dons circulent, qu'un cycle du don existe en permanence dans les réseaux de relations. On voit bien qu'une perturbation de ce cycle du don conduit à une perturbation du lien et donc à une perturbation du système de reconnaissance. Dans cette optique, une approche anthropologique peut s'adjoindre à la psychologie et à la sociologie pour élaborer des pistes de prévention.

Aurions-nous eu les mêmes résultats en interrogeant les membres des réseaux de personnes décédées ? De suicides « aboutis » ? Cette question nous a été renvoyée à plusieurs reprises. A avoir entendu des parents d'enfants décédés par suicide, il est probable que nous aurions eu des difficultés à identifier les réseaux signifiants de la personne absente et nous résoudre à n'entendre que des personnes souffrantes, introduisant un biais d'analyse. S'agit-il du même geste ? Des mêmes catégories de personnes ? Vouloir absolument mourir a sans doute, comme le montre Baechler, de nombreuses autres causalités. A y réfléchir, nous aurions un seul acte : attenter à sa vie pour lequel nous pourrions identifier deux catégories de personnes – celles qui meurent, celles qui survivent – et deux « intentions » – vouloir mourir, ou pas. Cette dualité d'intentions montre que, pour les personnes qui désirent mourir, survivre est un échec, pour les autres mourir est une erreur technique. Je n'ai aucune réponse précise quant à la validité de ces catégories, quant à la distinction à faire entre suicide abouti ou pas et encore moins quant à l'intention, notion constamment invoquée comme mobile de l'acte. Notre choix d'interroger des « survivants » était dicté par la volonté de mieux comprendre l'acte et de l'inscrire dans du sens « qui dépasse l'individu ». A la suite de Durkheim, Halbwachs, Mauss et Baechler. Les personnes que nous avons rencontrées n'ont que très peu parlé de leur « intention de mourir », comme si ce n'était pas leur principale motivation. Elles étaient toutes inscrites dans un désir de reconfiguration de leur vie.

6- Orienter la politique de santé dans une ville : Dunkerque, Orly

Le politologue James Scott le rappelle, les grandes organisations bureaucratiques sont de nature autoritaire, cherchant à imposer des solutions normées, évaluées, uniformes, faciles à mettre en œuvre, à contrôler et à évaluer. C'est le modèle « du monastère et de la caserne ». Or nul besoin d'experts et de leurs savoirs pour permettre aux gens de résoudre une grande quantité des situations problématiques qu'ils vivent, à condition de prendre leurs paroles au sérieux.

Nous avions réuni les élus et les responsables de la santé et du social de l'agglomération de Dunkerque pour leur rendre compte de la première partie d'une enquête réalisée à leur demande.

Préoccupés par la situation sanitaire – l'amiante fait des ravages, le SIDA et les addictions sont des problèmes récurrents – et les dysfonctionnements des services de santé – l'accès aux médecins, à l'hôpital, aux urgences – les élus sont en attente d'une meilleure compréhension de ces difficultés et d'une stratégie pour contribuer à y faire face. Début des années 2000. Ce n'est pas encore la crise profonde des années 2020. On croit encore en la possibilité d'agir sur des facteurs politiques et sociaux. On croit encore à l'idée d'actions de prévention et d'actions sur « le milieu » sans s'imaginer à quel point la tornade managériale et bureaucratique survenue depuis a bloqué toutes ces volontés, fait émerger le ressentiment savamment exploité par certains partis politiques. En percevant mieux les situations vécues par les populations – d'où les demandes fréquentes de créer des « observatoires » – et en désirant fabriquer des actions publiques – du service public, ou des coordinations d'action privée – les politiques locales tentaient d'organiser « la lutte » contre les facteurs de mauvaise santé, ainsi que favoriser dans toute la mesure du possible les facteurs favorables à la santé. Un « centre de santé communautaire » existait déjà à cette fin, dans lequel les habitants pouvaient venir s'exprimer et trouver de l'information.

En précisant les données sociales et épidémiologiques, en analysant les réponses existantes nous aurons à leur proposer les grandes lignes de leur futur programme local de santé. Par l'enquête à mener auprès des professionnels, des élus et de la population, nous devrions être à même de définir les facteurs sur lesquels agir, les indicateurs avec lesquels mieux se rendre compte de l'intérêt des actions qui seront alors entreprises. Cette attente institutionnelle d'une expertise externe est le reflet de la verticalité des pouvoirs, d'une perspective laissant penser que l'on peut agir pour les gens qui, naturellement, s'approprieront ce qu'on leur propose pour en faire ce que nous souhaitons. D'une expertise un peu « techno » attendue dans l'appel d'offres on attend des

« propositions concrètes » que les services pourront ensuite mettre en œuvre en « éduquant » la population à y adhérer.

J'avais bien compris que leur demande était une demande d'expertise en santé publique. Cette fois-là comme lors de tous les précédents appels à projets que nous avions gagnés. Ce n'est pas ce que proposait l'Afresc et pourtant ils nous choisissaient, provoquant parfois des malentendus.

Pour nous, les données sociales et épidémiologiques sont le plus souvent connues au moins dans les grandes lignes. Les particularités locales sont souvent repérées. Ce qui est en jeu dans les politiques de santé, c'est la manière dont la population entend agir sur sa santé, voire ne pas agir, afin d'en tenir compte. En ce sens, notre approche de santé communautaire cherche à repérer les dynamiques individuelles et collectives qui font agir ou au contraire refuser d'agir individus, populations, politiques. La santé communautaire a pour finalité de valoriser l'auto-organisation des gens et des professionnels de santé, la façon dont ils pensent les problèmes, la manière dont ils s'en débrouillent. L'histoire y compris la plus récente nous montre la vanité d'une position politique qui dénierait la créativité des gens (cf. l'épisode de la pandémie de COVID). Eduquer prend alors une autre dimension : rendre capable les gens d'une délibération collective autour de leurs modes de vie et pas seulement augmenter les compétences nécessaires pour se comporter de manière conforme aux souhaits des institutions. Il s'agit de rendre les personnes plus à même de comprendre ce qui leur arrive et de décider en connaissance de cause, individuellement et collectivement et non plus uniquement de rendre le système de santé plus efficace.

Le malentendu venait du fait que nos commanditaires avaient le plus souvent une conception différente de la santé communautaire. Elle était pour eux une technique raffinée de manipulation – l'éducation sanitaire – des populations, de faire de la santé publique. « La participation, c'est de faire valider nos décisions par les gens à qui on demande leur avis » affirmait haut et fort un directeur général de services d'un département expliquant à ses équipes ce que signifiait la démarche participative, le « management participatif ».

Militants d'une santé communautaire proche de la charte d'Ottawa de la promotion de la santé de 1986, nos interventions n'avaient pas pour but de construire des réponses au nom de la collectivité. Il s'agissait d'accompagner population, administrations, entreprises et politiques à prendre conscience des enjeux complexes de la santé publique dans une grande ville. Complexité imposant de réfléchir collectivement aux « bifurcations » à prendre pour essayer d'améliorer la vie sur le moyen et le long terme sans se fixer d'emblée des « actions » à mener. On ne peut plus répondre aux défis que pose la santé dans notre « modernité tardive » par des commodités techniques, par des réponses immédiates. Réponses immédiates ou techniques aggravent trop souvent les problèmes, empêchant par leur puissance instantanée de mobiliser les ressources de l'esprit seules à même de penser la complexité, de réfléchir

« global ». La réflexion collective est le chemin pour réanimer ces ressources de l'esprit, ressources incontournables pour toucher du doigt la faible efficacité des solutions toutes prêtes [JF 2023].

A Dunkerque, conscients du décalage entre la commande et nos conceptions, nous avons cru possible de contourner l'obstacle. Nous nous imaginions en cheval de Troie d'une vraie santé communautaire. Nous avons réussi à faire inclure dans notre contrat un temps « d'immersion anthropologique » consistant à observer et participer à la vie, s'immerger dans l'espace, le temps et les habitudes des habitants avant de les convier à venir se raconter. Notre demande était plutôt intuitive. Allions-nous prouver quoi que ce soit ? Faire avancer les perspectives des uns et des autres ? Convaincre de faire évoluer les manières de faire ? Après plusieurs semaines de perplexité, les commanditaires acceptèrent cette exigence de notre part.

Nous avons sillonné les rues, les quartiers, les immeubles, les cités, les zones de petites maisons. Nous avons parlé spontanément avec les gens de rencontre. Nous avons fréquenté les bistrots et les petits restaurants populaires. Nous avons photographié les maisons et les immeubles. Nous ne cherchions pas à identifier des facteurs objectifs – l'amiante, la pollution de l'air, les logements insalubres, la déficience de l'accueil aux urgences de l'hôpital – tous facteurs déjà connus. Nous cherchions à appréhender, en les fréquentant, les modes de vie des gens, leurs façons de les comprendre et d'investir leur environnement.

Nous voilà dans un petit établissement assez répandu dans la ville. Odeur de frites, télévision grand-écran affichant les matchs de foot, accueil chaleureux, regards curieux. Que voulez-vous manger ? me demande la serveuse. Question surréaliste. Elle n'a que saucisses frites moutarde à proposer, et bière. Combien de barquettes ? Une me suffira, dis-je. Elle revient quelques minutes après, la barquette de frites rendue invisible sur le plateau entièrement recouvert de frites. Il n'y avait effectivement qu'une seule barquette. C'est bien ce que vous vouliez, non ? dit-elle en me posant une bouteille de bière que je n'avais pas demandée à côté du plateau. La bière fait partie du tout. Tout le monde boit de la bière à Dunkerque me dit mon voisin de table. Dire que la nourriture était délicieuse est bien peu. Manger, dans cette ambiance, avec cette foi exprimée dans le normal de la chose, fut un moment inoubliable. Se retrouver là tous les jours, avec les copains, à siroter une bière et manger des tonnes de frites. Peut-être pas très bon pour la santé physique, mais quelle convivialité propice à la bonne santé psychologique et sociale !

Très vite, dans nos pérégrinations, nous sont apparues des strates d'urbanisme, correspondant à des époques bien délimitées, à des mouvements de migration de population bien connus et à la construction d'une ségrégation spatiale de ces populations, que les habitants décrivent spontanément. Il suffit de flâner le nez en l'air dans les rues pour percevoir l'histoire sociale. Du développement industriel de la première moitié du 20e siècle, avec les petites maisons jumelées ou accolées tout le long des rues, au recrutement de main-d'œuvre immigrée des années 70-80 logée dans les grands ensembles, en passant par une autre migration, celle des mineurs de Lorraine venus en reconversion dans les usines sidérurgiques et logés dans les barres de HLM des années 50-60. On pourrait dire que chaque type d'immeuble ou de quartier exprime des problématiques spécifiques sociales et de santé. Il faut comprendre, pour s'occuper de la santé dans cette ville, les parcours singuliers des uns et des autres, les itinéraires de vie parfois dramatiques comme cet homme, ancien mineur de Lorraine « reclassé » à Dunkerque en raison d'un début de silicose et maintenant en train de mourir de l'amiante. Ces singularités sont plus ou moins réparties dans l'espace, dans les différents quartiers, qui concentrent tel ou tel type d'histoires de vie. Malgré les progrès en confort des appartements construits par strates successives depuis même avant-guerre, l'habitat, c'est-à-dire la manière et la possibilité d'habiter pour et par soi-même s'est détérioré. Et l'habitat est un reflet assez fidèle des conditions de santé. De quoi s'agit-il lorsque l'on parle d'habitat et non de logement ? Les petites maisons alignées des années 1930 sont délabrées et peu confortables, au regard des normes actuelles. Leur habitabilité par contre est bien meilleure que celle des cités récentes pourtant bien plus confortables. Elles sont soignées et chaque jardinet dénote l'originalité et la créativité de son occupant, ce qui disparaît complètement dans les cités où seuls les intérieurs peuvent bénéficier de ce soin. Pouvoir réellement habiter un lieu est un facteur positif de santé. Que l'on a souvent confondu avec se loger, qui n'est finalement qu'une utilité.

Comment en rendre compte aux élus et techniciens de la ville qui connaissent parfaitement cette histoire et s'en préoccupent depuis des décennies ? Nous avons réalisé un diaporama projeté lors de la première réunion du « groupe porteur ».

Notre diaporama présente les strates successives d'urbanisation reposant toutes sur l'idée de progrès et d'utilité et traduisant la pensée d'une prise en compte des besoins de la population dans des versions successives. Nous montrons les passages d'une époque à l'autre, chaque époque se pensant comme meilleure que la précédente. D'abord les petites maisons individuelles jumelées des cités des chemins de fer, années 30. Puis les premières barres d'immeuble des années 50 et 60, pour loger les travailleurs des nouvelles industries s'étant installées sur la mer. Les années 70 voient apparaître les « grands ensembles » intégrés avec parkings et espaces verts. S'y ajoute la « ville nouvelle » de Grande-Synthe. La politique de la ville met fin à ce genre de construction et les travaux de réhabilitation essaient de refaire de la ville, réhabiliter les petits commerces, tracer de nouvelles voies de circulation, rendre plus habitables et plus désirables appartements comme immeubles. L'euphémisation se donne à voir : une nouvelle artère longeant un grand ensemble s'appelle « boulevard de l'espérance ». « Ah oui tiens, c'est marrant » dit un participant. « Je ne m'en étais jamais rendu compte ». L'étonnement des participants est évident et en même temps ils déclarent ne pas voir l'intérêt de ce qu'on vient de leur montrer. Ce n'est que du connu.

Chacun fait ses commentaires. Là, on reconnaît les immeubles. On sait qui habite où, depuis quand. C'est l'espace de leur quotidien. Rien d'extraordinaire, rien à signaler de particulier. Alors que voulons-nous leur signifier, s'interrogent-ils ? Rien ne leur apparaît d'autre que l'usage et l'habitude. C'est leur univers. Un mode d'habitat et de vie normale. Sans doute problématique, ils en ont bien conscience. « Alors, vous, qu'avez-vous à dire ? ».

Le caractère industriel, morne, monotone, impersonnel et non investi de ces quartiers nous a sauté aux yeux, les yeux du naïf, du nouveau dans la ville, qui voient encore ce que les autres ont oublié de regarder. Ils ne comprennent pas. « Que nous reprochez-vous ? » Notre propos n'est pas de leur reprocher quoi que ce soit. Parmi les personnes présentes, aucune n'est à l'origine de cet urbanisme. Ils sont nés ou arrivés dedans. C'est leur paysage, immuable. Cet urbanisme a cependant un grand impact sur la santé des habitants. Vivre dans cet environnement triste et gris, même si les réhabilitations tentent de mettre de la couleur sur les murs, n'est-ce pas le berceau de la désespérance, de la perte de repères, d'un avenir aussi bouché que les perspectives urbanistiques ?

Nous repassons les premières images, celles des petits pavillons jumelés. Chaque jardinet est original. Chaque occupant, propriétaire ou locataire arrange le jardin, la façade, l'intérieur à son goût. La variété est le reflet de la vie de chacun et sa possibilité le critère d'une vie plus choisie que subie. Le quartier semble vivre de l'intérieur et projette une image apaisante, résultat de la liberté de chacun de se créer un espace autonome sans dépendre d'une institution qui penserait et déciderait à sa place. L'ensemble est hétéroclite et la diversité en fait la qualité [SJ 2021].

Images suivantes. Ce sont les immeubles des années 50. Des parallélépipèdes sans originalité. Sans beauté. Sans signe d'appropriation. La diversité a laissé la place à un ensemble quadrillé, normé. Cages à lapin disent certains. En tout cas cases… Aucun immeuble ne présente de signe qui spécifierait ses habitants, excepté peut-être le vélo ou le linge sur le balcon. Devant chaque immeuble, un parking rempli de voitures. Quelques allées et espaces verts, tous sur le même modèle, des jeux pour enfants. Aucune place pour la créativité. Une case pour chacun et chacun dans une case. Il ne faut pas laisser les gens dehors et c'est mieux que de l'auto-habitat.

Dans le premier cas, il s'agit d'habiter chez soi. Dans l'autre d'un logement non investi autrement que comme un besoin ou une nécessité. Habiter. Se loger… L'utilitarisme est passé par là. Le logement doit répondre aux besoins primaires d'avoir un toit (OMS). Les autres besoins – besoin de reconnaissance, d'appartenance, d'estime ou d'accomplissement – pourtant largement enseignés via la pyramide de Maslow ou la théorie de Virginie Henderson dans le milieu des soignants et des travailleurs sociaux sont largement ignorés.

Analyser l'urbanisme est une bonne approche pour observer en quoi et comment « le milieu » a un impact sur la santé. Cela permet de s'interroger sur une dimension du « que faire » en santé publique. « Ah bon ? Et en quoi ?

Les appartements modernes sont spacieux, confortables et disposent de tout le confort moderne ». Sans doute. La réponse efficace, performante, utilitaire aux besoins est sans doute nécessaire et contribue à la santé. Est-elle suffisante ? Les quartiers anciens de petites maisons respirent un certain bonheur, d'une autre nature que ce que produit ailleurs un logement salubre et confortable. Pourrait-on en tenir compte, comme le proposent spontanément les habitants rencontrés, dans les politiques publiques de la ville et de la santé ? D'un côté, l'habitat proposé, tentant de s'intéresser à la multiplicité des besoins « élargirait les capacités et les compétences humaines, en même temps qu'il s'intéresserait à la satisfaction des habitants eux-mêmes ». James Scott en fait un élément du PHB « produit humain brut » [SJ 2019]. De l'autre la satisfaction des habitants se résumant à l'atteinte d'un certain nombre de critères mesurables, identiques d'un habitant à l'autre, ne proposant qu'un usage réglementé de logements standardisés.

Si la satisfaction et la capacité à influer notre cadre de vie font partie du bien-être, alors tout ce qui favorise cette capacité améliore la santé. Tout ce qui l'empêche la détériore. Même si des efforts sont faits pour rendre l'habitat plus digne, plus esthétique, plus vivable, le fait que chacun puisse créer son univers à sa guise est déterminant. Notre diaporama avait cette « intention pédagogique ».

Il ne s'agit pas ici de convaincre les élus. Il s'agit de les préparer à écouter autrement les paroles des habitants. A les écouter sans immédiatement les catégoriser dans les cases de l'utilité générale et de la politique publique. Ce n'est pas si facile, surtout pour des élus « sociaux », qui se préoccupent sincèrement de la vie des habitants, qui font tout ce qu'ils croient pouvoir faire pour le bien-être de leurs concitoyens. Chaque problème est répertorié et donne lieu à une classification administrative. Réciproquement, un problème qui ne rentrerait pas dans une de ces cases administratives risquerait tout simplement de ne pas être repéré, ou pris en compte. Politiques et institutions ne peuvent se défaire facilement de leur perspective, de leur légitimité à agir. A quelques centaines de kilomètres de Dunkerque, à Orly, nous avions déclenché un conflit fatal au projet en essayant de faire admettre l'erreur des grandes politiques de « rénovation urbaine », profondément déstabilisantes pour les habitants des quartiers pour lesquels cette ville s'était activement engagée. C'est en tout cas dans ce sens que s'exprimaient les habitants. Les élus, persuadés de leurs intentions et de leur bonne volonté, absolument pas mis en cause par notre enquête, ne pouvaient cependant pas accepter que la réalité vécue des gens résiste à ce point à leurs perceptions d'une réalité façonnée par leurs fantasmes. La réalité heurtait de front l'idée qu'ils s'en faisaient, une idée d'un réel contrôlable pour le bien de tout le monde. En relayant les paroles des gens, nous nous faisions manipuler par des opposants. Une réalité autre que celle désirée était inadmissible. Après tout ce qu'ils faisaient dans cette commune pour le bien-être des habitants. Ce fut en raison de cette expérience que nous avions prévu ce temps anthropologique à Dunkerque.

James Scott le rappelle, les grandes organisations bureaucratiques sont de nature autoritaire, cherchant à imposer des solutions normées, évaluées, uniformes, faciles à mettre en œuvre, à contrôler et à évaluer. C'est le modèle « du monastère et de la caserne ». Or nul besoin d'experts et de leurs savoirs pour permettre aux gens de résoudre une grande quantité des situations problématiques qu'ils vivent, à condition de prendre au sérieux leurs paroles. Jean-Pierre Deschamps, pédiatre et professeur de santé publique, relate l'histoire, dans un de ses articles, de familles d'un grand ensemble qui s'étaient réunies pour parler de leur santé. La discussion se focalisa sur l'énurésie de leurs enfants. L'animateur ne fit aucune intervention. Il fut surpris : collectivement, les familles savaient ce que savent les médecins et autres spécialistes et le partage des savoirs partiels construisit un savoir plus global très profitable aux familles [DJP 1984].

Comment se sortir de cette contradiction ? Travailler à la demande de l'institution d'instaurer des réponses uniformes, tout en essayant de faire réfléchir les institutions à ce que pensent et désirent les gens n'était clairement pas efficace. Les institutions attendaient des « propositions concrètes » qu'elles pourraient mettre en œuvre. Nous proposions de prendre en considération et au sérieux les manières dont les gens évaluaient leur situation et s'organisaient pour y faire face y compris bien sûr dans leurs stratégies d'utilisation des réponses instituées.

Un simple diaporama de ce qu'il avait été fait du tissu urbain – ne pas oublier que tout ce que nous décrivions était le résultat de décisions humaines – suffisait et était moins conflictuel que de rapporter les paroles des habitants.

Notre préalable d'immersion anthropologique, de restitution sous forme d'un diaporama, était là pour montrer l'ampleur du chantier si la volonté d'agir existait vraiment et aussi pour nous préserver de l'échec prévisible et attendu de la démarche commandée, du désespoir de malgré tout devoir répondre à ce genre de commandes publiques, véritables chimères. Comment continuer à accompagner des politiques qui se pensent uniquement comme des couches successives d'actions légitimes, sans percevoir que, en se sédimentant elles finissent par dénaturer la vie des gens ?

Parce que les élus étaient très réticents à la relation directe avec les habitants, ils préféraient une médiation par des experts. La parole des gens n'était que leur propre point de vue et ne pouvait être généralisée. L'expert possède en effet les méthodes pour transformer les paroles individuelles en connaissances adaptées aux politiques publiques. De plus, tout groupe d'habitants peut être perturbé par des agitateurs qui poursuivraient là leurs propres stratégies politiques, souvent dissimulées. Ainsi en allait-il de l'extrême droite qui avançait masquée et formulait souvent des observations de bon sens qu'on ne pouvait refuser, jusqu'à ce que l'on comprenne à quel point ces formulations étaient perverses, car elles n'étaient dites que pour emporter l'adhésion à leurs solutions discriminantes.

Cette peur des élus d'alors n'était malheureusement pas sans fondement.

7- Former par la recherche

« La liberté d'enquête et la liberté d'expression sont des modes d'action très puissants »

Nafissatou, étudiante puéricultrice, m'a demandé de faire partie du jury de sa maîtrise en santé publique. Nafissatou est une jeune sage-femme du Bénin venue parfaire ses études en France à la fin des années 90. Son but est de prendre la direction d'un centre de prévention et de traitement de la drépanocytose au Bénin. Ce poste lui est promis quand elle reviendra avec les diplômes requis. Le président du jury est un professeur de pédiatrie au centre hospitalier intercommunal de Créteil. Je le connais un peu pour l'avoir croisé à Medicus Mundi. Très engagé dans l'ONG, il a fait de nombreuses missions en Afrique de l'Ouest, en particulier pour former les personnels de santé, organiser les centres de santé à mieux prendre en charge cette maladie héréditaire et invalidante. Bonne raison pour convaincre Nafissatou de lui demander de diriger son mémoire et de présider le jury. Je connaissais pour ma part Nafissatou comme étudiante- puéricultrice à l'école départementale du Val-de-Marne dans laquelle j'enseigne depuis plusieurs années déjà la santé communautaire.

Nafissatou vient me trouver. La santé communautaire telle que je l'enseigne correspond exactement à la manière dont elle veut organiser son centre de santé. Il n'y a pas de possibilité me dit-elle d'améliorer la prise en charge de la drépanocytose sans la participation active des mères. Ainsi que sans la formation et l'accompagnement des enseignants du primaire, des chefs de village.

A l'université elle étudie la drépanocytose comme maladie, son épidémiologie, sa physiopathologie, sa génétique, ses traitements. A l'école de puéricultrices, elle étudie les soins aux enfants et aux adolescents et la démarche de santé publique participative, la santé communautaire.

Les deux pôles de ses besoins en formation sont donc représentés dans son jury de mémoire : le côté médical avec un pédiatre très concerné par la santé publique et la santé dans les pays africains et le côté santé publique avec son formateur en « philosophie du soin en démarche participative ».

Son mémoire n'est pas loin d'être exhaustif. Toutes les facettes de cette maladie sont explorées, les traitements décrits et l'organisation adéquate de son centre de santé prévue. Cela confirme mes premières impressions de cette étudiante : Nafissatou est très brillante, très érudite. Malgré toutes ses qualités, elle a un trac énorme. Ces diplômes vont conditionner toute sa vie professionnelle. Elle ne peut pas se permettre d'échouer. Elle n'a droit qu'à une seule année de bourse.

Elle nous expose en détail sa future démarche d'éducation pour la santé, une démarche visant à promouvoir la santé, un « processus qui confère aux individus et aux populations les moyens d'assurer un plus grand contrôle sur leur propre santé » et qui exige d'aller « bien au-delà des soins » [CO 1986]. Le domaine de l'éducation pour la santé est beaucoup plus vaste que celui de l'éducation thérapeutique d'aujourd'hui qui vise à former le malade à la compréhension de sa maladie, en vue d'une meilleure observance thérapeutique, compréhension qui se veut cependant « globale ». L'éducation pour la santé forme le malade, son entourage, la population en instituant une réelle dimension de santé publique au sens où tous les habitants d'un village ou d'un quartier sont incités à se mobiliser sans obligatoirement être touchés par les problèmes identifiés et les incite à s'impliquer dans la transformation de leur milieu physique et social. On ne peut pas envisager une bonne prise en charge de la drépanocytose sans ces démarches de santé communautaire et d'éducation pour la santé nous explique-t-elle.

Tout se passe merveilleusement bien pendant sa soutenance. Jusqu'au moment où le pédiatre lui demande si elle est sûre de n'avoir rien oublié. Je la sens pâlir, transpirer, respirer plus vite. Elle se tourne vers moi, interrogative. Puis le pédiatre lui dit : « vous avez oublié l'essentiel. Vos stratégies c'est un peu du passé et ne tiennent pas compte de l'existence de nouveaux traitements réellement curatifs de la drépanocytose. Il est possible de guérir cette maladie par des greffes de moelle. Pas un mot dans votre mémoire. C'est regrettable ».

Nafissatou bredouille, ne voit pas de quoi le professeur veut parler, s'embrouille. Les larmes lui montent aux yeux. Je l'encourage en posant moi-même la question au professeur. « Avez-vous oublié ce qu'une greffe de moelle osseuse exige comme infrastructure médicale ? Savez-vous combien cela coûte ? Est-il envisageable de soigner les millions d'enfants atteints dont une majorité vit loin des grands centres hospitaliers européens ou américains ? »

Nafissatou a pu reprendre ses esprits. « Une greffe de moelle coûte environ 100 000 francs (50 000 € aujourd'hui). Cela exige des conditions d'asepsie draconiennes. C'est absolument inaccessible. Je connais bien sûr cette technique et rêverais que tous les enfants puissent en bénéficier. C'est malheureusement impossible. Et si je commence à raconter cela aux autorités, tout l'argent va partir pour traiter quelques privilégiés. Alors qu'avec le même argent, je peux éviter bien des ennuis à toute la population ».

Le professeur s'adoucit et dit « vous avez tout à fait raison. Vous auriez pu écrire cela dans votre mémoire. Peu importe, votre travail est remarquable et votre présentation parfaitement claire ». Elle a eu 18/20.

La situation a-t-elle changé 25 ans plus tard ? Les traitements sont-ils maintenant accessibles ? Voilà ce qu'en dit l'INSERM en 2020 : « Le seul traitement curatif actuellement disponible contre la drépanocytose est la greffe de moelle osseuse. Cette moelle contient en effet les cellules souches qui donnent naissance aux cellules sanguines, dont les globules rouges. Concrètement, les cellules souches de la moelle du patient sont détruites et remplacées par celles d'un donneur sain compatible, souvent un frère ou une sœur. Cette procédure offre plus de 95% de succès et il est possible de trouver un donneur compatible dans 70% des cas. Elle reste néanmoins très lourde et coûteuse. Elle est donc réservée aux formes les plus sévères de la maladie, notamment chez l'enfant. En France, une vingtaine de patients bénéficient d'une telle greffe chaque année » [IN 2020]. Une vingtaine en France. Nafissatou avait raison trop tôt : tant mieux pour cette vingtaine d'enfants ; il en reste quelques millions… Et on espère que ces traitements ne grèvent pas les fonds nécessaires aux soins des malades.

Comment enseigner la construction d'une démarche collective et participative, surtout quand il s'agit de border l'hubris médicale ? Il est important de commencer par comprendre les dimensions politiques, sociales et anthropologiques de la santé et de la maladie, l'importance des liens et de la « fonctionnalité des réseaux ». L'élément central vient ensuite : il s'agit de transmettre cette nécessité de la construction en commun des réponses, tant au niveau de l'individu qu'au niveau de la communauté ou de la population de telle sorte que « le sujet perçoive les conséquences des activités sociales dans lesquelles il est engagé » [ZJ 2015]. Ce n'est pas une proposition théorique. Sa concrétisation est le plus souvent indispensable.

Ainsi, dans nos formations, nous demandons aux étudiants d'aller interroger des gens dans des villes, des quartiers, des entreprises pour « faire l'expérience des faits sociaux … par l'intermédiaire d'échanges de vues, de discussions en tout genre, de conflits sans doute, de débats ou de conversations… qui s'ancrent dans les expériences individuelles » [ZJ 2015]. L'enquête est la modalité de la recherche d'une action politique démocratique voulue dans la charte de la promotion de la santé, car « la liberté d'enquête et la liberté d'expression sont des modes d'action très puissants » [DJ 2014].

Cela déclenche parfois des conflits, des incompréhensions. La fonction de l'enquête, cette intelligence collective, est de faire ressortir clairement les dissensus. Sans renoncer à l'exigence d'honnêteté et d'impartialité, l'enquête, qui se rapproche de la méthode scientifique est une « manière de réconcilier des points de vue opposés, une méthode d'intelligence organisée, une méthode démocratique permettant d'exposer les conflits au grand jour » pour les régler « à la lumière d'intérêts plus larges que ceux des différentes parties » [DJ 2014]. Bien sûr, la position d'apprenant, de stage, d'apprentissage ne permet pas entièrement d'instruire comme il le faudrait l'intelligence collective. La confrontation à cette difficulté permet cependant aux futurs professionnels de réfléchir à leur future attitude professionnelle comme en témoigne l'histoire de Nadia.

Nadia était étudiante en master « administration économique et sociale » à l'université Paris Nord dans lequel j'animais le module « sciences sociales et santé ». Elle avait choisi de s'intéresser à la prise en charge de la tuberculose en Seine Saint-Denis.

Nous avions travaillé la question de la tuberculose en cours. En particulier la menace que font peser les résistances des BK aux antibiotiques. La prise discontinue des traitements, ce qu'on appelle une déficience d'observance est l'une des raisons importantes de la progression de ces résistances qui vont peut-être compromettre la possibilité de traiter la tuberculose à l'avenir. Il ne faut manquer aucune prise. Toujours avoir ses médicaments disponibles. Nadia se pose la question : arrive-t-il que des personnes se retrouvent sans traitement en Seine Saint-Denis ? Les professionnels des centres antituberculeux – dispositifs gérés par le conseil général à l'époque – sont formels : les traitements sont gratuits et délivrés même sans carte de sécurité sociale. Ce département communiste s'est politiquement engagé pour juguler la tuberculose, éviter sa propagation, soigner tout le monde. Comment ne pas être d'accord ? Et je repense au séminaire d'Annie T à l'EHESS. Elle parlait de la politique algérienne à peu près dans les mêmes termes. Je tente de me rassurer. On n'est quand même pas en Algérie…notre système de santé est performant.

Nadia revient vers moi et m'explique qu'elle a interrogé les professionnels des centres antituberculeux. Il n'y a pas de problème. La prise en charge de la tuberculose est très bien organisée et aucune rupture de traitement n'a été signalée. « Nadia, avez-vous vérifié ? Etes-vous allée interroger des malades ? Entendre leur vécu ? »

C'était pourtant l'une des consignes les plus impératives que je leur avais données. Chercher auprès de toutes les personnes concernées, donc aussi des malades. Avoir une écoute neutre, les entendre réellement. « Ce devrait être un prérequis pour tout professionnel », lui dis-je.

Courageuse, elle est retournée enquêter auprès de plusieurs personnes rencontrées au centre anti-tuberculeux. Elle leur demande de les accompagner dans leurs consultations, dans leurs démarches quand ils vont chercher leur traitement. La première personne qu'elle rencontre était venue au centre antituberculeux un vendredi soir juste après la fermeture. Il n'avait pas pensé à se réapprovisionner. Il n'avait pas la sécurité sociale et ne pouvait pas se faire délivrer ses médicaments en pharmacie. La seule solution était d'aller à la pharmacie de l'hôpital Avicenne. C'était trop tard. La pharmacie n'est pas ouverte au public la nuit. Le samedi matin, il devait s'occuper de ses enfants et de fil en aiguille il n'a pu se réapprovisionner que le lundi matin. Deux jours sans traitement.

Cela aurait pu n'être qu'exceptionnel. C'était sans compter que Nadia a fini par rencontrer plusieurs personnes lui racontant des périodes plus ou moins longues sans traitement. L'un était parti en urgence au Maroc pour enterrer sa mère. L'autre avait déménagé et ne connaissait pas le centre antituberculeux proche de son nouveau domicile. Un troisième avait oublié son rendez-vous avec le pneumologue et son ordonnance était périmée. Bien sûr, le centre anti tuberculeux aurait pu lui fournir des médicaments en attendant la nouvelle ordonnance. Il ne savait pas que c'était possible et attendait un nouveau rendez-vous.

Tout n'était sans doute pas imputable à l'organisation « sans faille » du conseil général. Sauf qu'en la matière, travailler avec les malades est indispensable pour connaître tous ces événements bien réels et travailler à y remédier.

Lors de la soutenance de son mémoire, j'avais invité la responsable de la lutte antituberculeuse du département. Je pensais qu'elle serait intéressée et attentive à l'exposé de ces difficultés concrètes.

Ce ne fut pas le cas. Elle a été furieuse. Nadia était une « fouille-merde » et j'étais un agitateur irresponsable... Quand on dit « conflit »... La question de la santé communautaire est éminemment politique. Il faut faire monter en compétence toutes ces personnes qui, par leurs interrogations, déclenchent des conflits, afin de les rendre aptes à « gérer » ces conflits, les faire déboucher sur des changements sociaux. Ou au moins, ne pas baisser la tête ou les bras.

Heureusement pour Nadia, c'était moi qui notais... Elle a eu une très bonne note. Je n'ai plus jamais pu renvoyer des étudiants dans les services de santé du département. Nadia a très bien compris sa démarche. Elle est devenue une excellente professionnelle dans le social.

L'immersion dans une réalité sociale ou physique est souvent nécessaire pour comprendre de quoi l'on parle. Les débats actuels sur la prise en charge des frais médicaux des personnes migrantes « sans papier » en sont un exemple malheureux. Ces personnes arrivent en France après une vie et des parcours difficiles. Ils viennent de zones d'endémie de nombreuses maladies. La tuberculose en est une. Si ces personnes arrivent malades, elles peuvent contaminer leur entourage, leurs collègues, leurs familles. Sans prise en charge, pas de traitement. Sans traitement, risque pour le reste de la population. Sans traitement approprié, c'est-à-dire sans rupture de soin, risque de développement de résistances qui vont ensuite se diffuser. Que l'on regarde le problème sous l'angle individuel – une personne est malade, nous avons le devoir moral de la soigner – ou sous l'angle de la collectivité – ne pas traiter une personne fait prendre des risques à des dizaines ou des centaines de personnes – l'idéologie consistant à avoir pour but de dépenser moins d'argent est absurde et contre-productive. Elle est de plus immorale. La seule manière de faire changer les perceptions des personnes qui militent pour la suppression de tels droits serait de les envoyer faire une enquête sur le terrain, comme Nadia...

Pour ma part, de l'endroit où je me trouvais professionnellement, j'ai essayé de « faire de la prévention de ce genre d'attitudes délétères » en formant les professionnels de la santé et du social, les élus, les responsables administratifs, en les envoyant « sur le terrain » pour enquêter, en leur demandant de restituer aux habitants et aux élus les résultats de leurs recherches. Nous avons également réalisé des enquêtes nous-mêmes, en les restituant lors de séminaires collectifs réunissant des élus, des professionnels et des habitants comme à Dunkerque, Sevran ou Orly. Le fait de réaliser nous-mêmes les enquêtes est sans doute moins pertinent que d'accompagner les gens eux-mêmes dans leur interrogation dans une démarche de recherche-action [BG 1983]. Dans certaines enquêtes, comme le suicide en Bretagne, nous avons formé des étudiants locaux pour mener les entretiens.

Parfois, nous avons dû nous adapter aux situations d'apprentissage initial. En faculté de médecine, nous avons envoyé enquêter des étudiants de 2e année, mélangeant les cursus de médecins, d'infirmières et de sages-femmes dans des endroits difficiles, comme les égouts de Paris, l'infirmerie du palais de justice, les hôpitaux psychiatriques ou les entreprises employant des ouvriers à des tâches fatigantes ou dangereuses. Leurs travaux ont presque toujours été d'aussi excellente qualité que ceux de Nadia ou de Nafissatou. Impliquer et s'impliquer, découvrir et chercher, s'interroger, fabriquer de la pensée, faire jouer la dimension éthique, tels sont les résultats durables de ce genre de pédagogie.

Mais pas toujours. Ces étudiants en médecine de deuxième année, nous les retrouvions en 5e année. Le module de « médecine sociale » était devenu un pensum. Ils se comportaient comme des collégiens en cours de musique. La blouse blanche et le stéthoscope autour du cou déterminaient leur « look ». La faculté de médecine, la médecine, son idéologie, ses avatars étaient passés par là et avaient produit pour la presque totalité un effet inverse de ce qu'il avait produit sur moi. Elle les avait rendus conformes, heureux et fiers d'intégrer une « caste supérieure » dont ils ne doutaient ni de l'existence ni du bien-fondé. Dès la 5e année, le futur médecin avait fait « sécession » et se situait dans ce monde à part de la confraternité, pétri de sa croyance en la légitimité des privilèges du médecin, convaincu qu'il ne devait rien à la société qui pourtant leur offrait leur formation. Je touchais aux limites d'une « formation par la recherche ». Elle ne peut fonctionner si les « apprenants » ne se mettent pas en recherche, s'ils n'en comprennent pas l'utilité. Comment alors faire avec eux ?

8- Occuper la fonction de médecin coordinateur. Pour faire quoi au juste ?

Finir sa vie n'est le plus souvent pas un objectif de soin. On « lutte » pour que « ça dure », on n'imagine pas que cela ne va pas, ne peut pas durer. Ce n'est pas forcément l'intérêt du patient qui prédomine.

Mme Marutti réside depuis quelques années dans un EHPAD dans lequel j'assure la fonction de médecin coordinateur. Elle a conservé une bonne autonomie « physique », mais est fatiguée psychiquement. Elle se plaint beaucoup de douleurs, de mal dormir, de s'ennuyer. Elle ne veut plus sortir de sa chambre, même pour aller manger et cela a déclenché un conflit avec l'équipe soignante, car « La règle, c'est que les résidents viennent manger au réfectoire ». Mme Marutti « préfère mourir plutôt que de descendre manger avec les autres ». La responsable de l'EHPAD lui rend visite à de nombreuses reprises pour lui rappeler cette règle qui fait partie du « contrat de séjour » qu'elle a signé à son entrée, qui l'engage, insiste-t-elle.

On se doute de l'efficacité de ce genre de démarche. Mme Marutti répond aussitôt qu'elle n'a jamais voulu venir en EHPAD, qu'elle était très bien chez elle, que ce sont ses enfants qui l'ont obligée. « Alors le contrat de séjour je m'en balance ». Le conflit s'envenime. Certaines soignantes ne voient pas pourquoi il faudrait faire « deux poids deux mesures » pour cette résidente. « Et si tout le monde se mettait à faire la même chose ? » Certaines refusent de lui monter un plateau-repas. D'autres ne peuvent supporter l'idée qu'on la prive de repas.

La responsable convoque les enfants. Ces derniers en sont convaincus, leur mère n'est pas bien soignée, elle se plaint de douleurs en permanence. Que fait donc son médecin traitant ? Il aurait dû lui donner du dafalgan codéine. Le dafalgan est un antalgique banal et habituel, c'est le paracétamol. La codéine est un dérivé morphinique qui rend le paracétamol un peu plus efficace au prix d'effets secondaires parfois sévères chez les personnes âgées : constipation, vertiges, sécheresse de la bouche, troubles respiratoires. Mme Marutti est asthmatique, a souvent des vertiges. Il faut se méfier avec la codéine ou les dérivés morphiniques et ne les prescrire qu'en cas de « réelle » nécessité. De plus, nous avons déjà constaté que les douleurs dont se plaint Mme Marutti ne s'améliorent pas avec les antalgiques habituels, dont le paracétamol codéine. Et puis cette demande d'antalgique ne provient pas de la patiente bien qu'elle se plaigne de douleurs. Ce sont ses enfants qui ont fait le diagnostic de son mal-être, une douleur nécessitant des antalgiques. Mme Marutti se plaint d'autre chose, dont l'origine est aussi une décision de ses enfants. Sa « fatigue d'être soi » [EA 2000] se manifeste par des douleurs évidemment rebelles aux antalgiques et des insomnies chroniques malgré les somnifères et autres tranquillisants.

En convoquant les enfants et non en imaginant une réunion de concertation entre tous les protagonistes, la responsable agit un peu unilatéralement et semble sous-estimer les différentes dimensions de ce conflit : mère-fille, résidente-institution, résidente-soignantes, institution-soignantes, enfants-médecin, médecin-médecin coordinateur, médecin-patiente etc. Car dans chacune de ces configurations se donnent à voir des enjeux particuliers qu'il importe de mettre au clair. Pour tenter de dénouer ces enjeux, il est indispensable de se parler, de s'écouter. Mettre en place une concertation entre les différents protagonistes fait partie de la mission du médecin coordinateur. Il incombe à l'animateur de la réunion de bien sérier l'ensemble de ces questions. Il s'agit d'une concertation entre la résidente, la famille, le médecin traitant et l'institution EHPAD, pas d'une « gestion » d'un conflit interne à l'institution. La situation de Mme Marutti exige cependant qu'on puisse l'examiner sous toutes ces facettes, comme dans « la pensée complexe » d'Edgard Morin [ME 2005], y compris si elle a des répercussions en matière de conflit institutionnel. Lors de mon invitation à cette réunion, je rappelle que la présence de la résidente est indispensable. Il ne serait ni éthique ni moral de discuter de sa volonté en dehors de sa présence.

Exiger la présence d'un patient, d'un résident, d'un « usager » dans toute réunion le concernant n'est pas chose courante. Des « choses doivent être dites qu'il ne peut pas comprendre » entend-on la plupart du temps pour justifier son exclusion. Dans un EHPAD, on veille de plus en plus à associer le résident. Qu'en est-il des médecins qui discutent de « votre cas » dans des réunions de concertation, par exemple dans le cas d'un cancer ? Comment justifier la présence ou l'absence du patient ? Les aspects techniques, experts, spécialisés de la prise en charge sont souvent il est vrai incompréhensibles pour le patient. Il s'agit d'un discours professionnel et qui doit être tenu. Ce discours professionnel ne gagnerait-il pas à s'ouvrir au patient, à rendre compréhensibles les différentes options, à permettre au patient, par cette compréhension de donner son avis, de prendre sa décision. Car légalement c'est bien au patient de décider. N'oublions pas à contrario qu'à l'annonce d'une maladie grave, le patient est souvent « dans le déni » rendant inutile à ses yeux la recherche d'une solution.

La question de la concertation et de la coordination est complexe, car chacun a des a priori sur ce que l'autre pense et chacun pense détenir la bonne réponse ou l'explication « vraie » de ce qui provoque les difficultés. Par le dissensus, il s'agit de décider collectivement d'une position commune, à laquelle « chacun pourrait consentir » sans que cela procède d'une recherche de consensus pour autant. Cependant « consentir » ne signifie pas la même chose qu'accepter. « Consentir est une démarche qui empêche le refus, dans la mesure où ce n'est peut-être pas l'approbation ou le refus qui est recherché, bien plutôt la légitimation sociale d'un acte » [BM 2023]? Dans une concertation de ce type, Mme Marutti peut-elle encore exprimer son refus ? La concertation ne risque-t-elle pas de contraindre Mme Marutti à accepter ce qu'on lui demande ? La discussion, le dissensus, l'expression des positions et des volontés de chacun sont censés faire progresser chacun vers les autres. Sans renoncer à ses convictions et sans s'arcbouter sur ses volontés initiales. Il est possible de bâtir des compromis provisoires. Il est possible que la volonté de Mme Marutti, comme de tous les participants, soit respectée ou qu'elle se transforme au décours de ce genre de procédure. A la condition d'éviter l'écueil de la contrainte implicite.

Si le patient est souvent le grand absent des réunions le concernant, les médecins, au moins dans les établissements médicosociaux, en sont également de grands absents. Dans le cas de Mme Marutti, le médecin traitant, prétextant d'une impossibilité de dernières minutes, a décliné mon invitation. Prétexte, souvent, car ces derniers ont du mal à concevoir cette question de la complexité, cette nécessité de l'action sur l'ensemble des « facteurs qui influencent la santé » de leurs patients. Ils estiment que cela surpasse leur mission, que cela ne relève pas de leur métier. Ils n'ont pas le temps parce qu'ils n'en comprennent pas l'intérêt, parce qu'ils ne pensent à la concertation qu'en matière de temps perdu. Au cours de leurs études, les futurs médecins ont été formés à restreindre leur champ d'intervention, pour le borner à la pathologie, au corps, à l'anatomie pathologique. On apprend à se méfier du malade « principal ennemi » de sa maladie. Ses discours doivent être filtrés – expurgés – pour faire émerger la pathologie ; c'est le but de l'interrogatoire, de l'examen clinique et des examens « complémentaires » venant corroborer ou non les dires du patient. Tous les facteurs autres que médicaux pourtant fondamentaux pour comprendre et intervenir dans la vie des gens sont de fausses pistes potentielles qu'il faut écarter. On comprend mieux pourquoi les médecins-praticiens sont remarquablement peu présents dans les discussions ouvertes et réellement plurielles concernant la santé de leurs patients. Eux s'occupent de la maladie, rien que de la maladie.

Alors que le médecin est le décideur, celui qui prescrit ou pas, son absence met en péril la concertation qui risque alors de n'être effectivement qu'une perte de temps.

Sentiment de perte de temps pour les participants, car Mme Marutti continue de se plaindre. Rien n'a changé, elle ne veut toujours pas sortir de sa chambre. Les soignantes sont exaspérées et m'accusent de ne pas prendre de « décision », celle qu'elles attendent, celle qui aurait consisté à ce que j'aille voir Mme Marutti pour la contraindre, du haut de mon pouvoir médical. Le médecin traitant est alors sollicité par la fille de Mme Marutti, qui court-circuite l'institution à l'image de la responsable qui avait elle-même court-circuité son équipe. Elle lui rappelle l'intensité des douleurs de sa mère, probablement à l'origine de « son repli sur soi » et lui dit ne pas comprendre cette réunion de concertation qui n'aurait pas eu lieu si, pense-t-elle, je n'avais pas exprimé ma réticence à prescrire de la codéine à Mme Marutti. Loin de moi l'idée de m'opposer à une telle prescription par principe. Je n'avais fait qu'émettre des réticences à répondre directement à la demande de la fille, sans en discuter avec la principale intéressée, dans un dispositif médiatisé qui lui permette de s'exprimer sans réserve ni crainte.

Quelques jours plus tard, je croise le médecin traitant venu déposer une ordonnance de dafalgan codéine pour Mme Marutti. Il savait que Mme Marutti était tombée la dernière fois qu'elle en avait pris et qu'elle ne s'était pas sentie soulagée. Elle s'était plainte de vertiges et de douleur abdominale que le médecin avait minimisés. Les effets secondaires des médicaments, l'iatrogènie, la pharmacovigilance ne préoccupent pas franchement les médecins français. Le médicament n'est presque jamais incriminé lors de la survenue de troubles consécutifs à la prise de médicaments. J'essaie de parler avec le médecin traitant : c'est mon travail de médecin coordinateur. Mon confrère me répond qu'il sait tout cela. « C'est trop chronophage de devoir expliquer cela à la fille et je préfère la lâcheté pour avoir la paix ». En prescrivant ce médicament qui ne convient pas franchement à sa patiente il s'achète la tranquillité, « les enfants arrêteront de m'appeler tous les quatre matins. Je suis un lâche et je m'en fous. On ne peut pas tout faire ».

L'objectif de la réunion de concertation était justement de lui permettre d'être déchargé de cette pression des uns et des autres en acceptant les réticences de Mme Marutti à reprendre ce médicament, en faisant comprendre le danger qu'elle courrait à prendre à nouveau ce médicament, à mieux penser son mal-être de manière globale et à tenter d'imaginer des alternatives acceptables par tous.

Mais pourquoi cette obstination de ma part ? Après quelques jours pendant lesquels elle a pris à nouveau ce médicament – elle était très réticente « ça ne me fait rien, ça me tourne la tête » disait-elle – elle a fait une grande crise de confusion, est tombée de son lit et s'est fracturé le col du fémur. L'opération – la mise en place d'un clou « gamma » – s'est très bien passée. Malheureusement elle ne s'est jamais relevée, ayant sans doute trouvé le prétexte pour refuser définitivement de marcher et même de se lever pour la toilette. La question du réfectoire était résolue ! Elle est décédée 6 mois plus tard. Attribuer cette évolution fâcheuse à la seule codéine est bien sûr excessif et injuste. On ne peut cependant pas nier que ce médicament a pu être un catalyseur d'une accélération de sa dégradation. Dans tous les cas, ce médicament présentait plus d'inconvénients chez Mme Marutti que d'avantages.

Nous étions deux à refuser les solutions toutes prêtes du médecin ou de l'institution, la patiente et moi. J'étais seul contre l'équipe, la famille et l'institution qui ne comprenaient pas ma position et qui ne la comprirent pas plus après la dégradation ayant abouti à la mort de Mme Marutti. Jamais les soignantes n'ont voulu l'entendre.

Il faudrait pouvoir accepter ce genre de situation : Mme Marutti « décrochait de la vie » et tentait de se construire, pas très consciemment, une fin de vie digne, ou au moins confortable, un confort qu'elle seule pouvait apprécier, dont elle seule aurait pu décider. La raideur de l'institution, la distance méfiante des soignantes avec tout comportement « déviant », l'anxiété de la famille et la distanciation du médecin ont contribué à priver Mme Marutti de la fin de vie paisible qu'elle se construisait tant bien que mal. Plus profondément, finir sa vie n'est pas, le plus souvent, un objectif de soin. On « lutte » pour que « ça dure », on n'imagine pas que cela ne va pas, ne peut pas durer. On fait pression sur les personnes, sur son parent, sur les soignantes, les soignantes ayant autant de mal que les autres à percevoir le processus qui déclenche la fin de la vie. Cela arrive toujours bien avant que l'on finisse par constater que cela ne va plus du tout, une question pour laquelle le déni est un opérateur puissant.

Accompagner une personne en fin de vie, « mourir dans la dignité », ce n'est pas abandonner les soins, ce n'est pas tuer les gens parce que de toute façon ils vont mourir bientôt. C'est être à l'écoute des personnes, leur permettre d'agir et de réagir comme elles peuvent, veulent ou souhaitent. Pour cela, les personnes ont besoin d'alliés. Que devraient être les soignants.

Mon obstination avec Mme Marutti tenait de cette compréhension des choses. Mme Marutti se débattait dans ses difficultés, seule contre tous. Elle avait besoin d'être aidée dans ses démarches, pas de se voir imposer des contraintes, ou des cautères. Mon principe de médecin, construit au fil de ma carrière, fut d'essayer d'être cet allié, cette personne de confiance.

9- Coordonner les soins : faire alliance avec les patients où et dans quelque situation qu'ils se trouvent

Une concertation bien menée aboutit heureusement à des résultats probants. Cela nécessite d'y mettre beaucoup d'énergie organisatrice et que son organisateur ne cède pas dans la discussion dans laquelle, sous prétexte d'excellence, on oublie trop souvent l'essentiel.

Mme Meillet est une dame alerte, en forme pour son âge comme elle se définit. Elle a 80 ans et vit au 2e étage sans ascenseur d'un petit immeuble de banlieue. Cet après-midi-là, elle a fait un faux pas et s'est cassé la jambe. Par chance, elle avait son téléphone portable sur elle et elle a pu appeler le 15. Tout s'est très bien passé. L'ambulance est arrivée rapidement et l'a transportée aux urgences. Bien prise en charge, l'ambulance la ramène chez elle vers 23 heures. Elle est plâtrée et ne peut pas se déplacer seule. Elle a une ordonnance d'antalgiques et de kinésithérapie. « N'hésitez pas à revenir si le plâtre vous fait mal », lui avait conseillé l'infirmière des urgences, traduisant son protocole de surveillance d'un plâtre en mots pour la patiente. L'hôpital a parfaitement joué son rôle. Sans même imaginer que la situation de Mme Meillet requérait d'autres compétences, d'autres services, immédiatement.

Le tableau est clair : Mme Meillet vit seule chez elle. Elle a une fille qui habite à 200 km. Elle n'a pas de fauteuil roulant, ce qui lui aurait permis une certaine autonomie à la maison. Elle pourrait en louer un. Elle ne sait pas comment faire, sans ordonnance. Son médecin ne se déplace plus à domicile et il est impossible de le joindre au téléphone. Elle ne peut pas descendre les escaliers, conduire, aller faire ses courses. La mission de l'hôpital s'est arrêtée à la porte de l'ambulance. Et la mission de l'ambulancier à sa mise au fauteuil dans son appartement…

Son cas n'est ni isolé ni exceptionnel. Au patient de s'organiser, de trouver les ressources nécessaires à sa santé, le système médical ne s'occupant que du corps abîmé et donc d'une toute petite partie du parcours nécessaire pour préserver ou recouvrer la santé.

J'ai été confronté au même problème il y a quelques années après m'être fracturé le calcanéum. J'avais « anticipé » en souscrivant à une mutuelle disponible 24/24, une aide à domicile dans les 24 h. Tel était leur slogan publicitaire. Ma compagne me ramène à la maison. J'ai la jambe droite dans le plâtre, avec interdiction de poser le pied par terre pendant 3 mois. Etant mon propre médecin traitant, je me suis prescrit moi-même un fauteuil roulant, le problème de la visite à domicile était résolu. Comme je suis allé vivre seul dans ma montagne, ma compagne, qui doit retourner à son travail, ne peut pas rester auprès de moi tout au long de ces 3 mois. Elle en est désolée. J'appelle ma mutuelle. On est le 13 août. Une gentille voix robotisée m'informe que « les bureaux sont fermés jusqu'au lundi 16 au matin, veuillez rappeler ou laisser un message, on vous rappellera dans les plus brefs délais ». Je laisse un message, insistant sur l'urgence de ma situation. Pas de panique, une de mes sœurs habite à proximité. Elle pourra m'aider, ainsi que quelques amis. Le 16 au matin, je rappelle ma mutuelle. Même gentille voix robotisée. Même message. J'ai dû appeler trop tôt. Je réentendrai ce message à chacun de mes appels les jours suivants.

Trois semaines plus tard, je reçois un appel téléphonique de la mutuelle. « Bonjour, M. Bass, je vous rappelle pour faire suite à votre demande ». Silence de ma part, interloqué. « Trop tard, madame, je suis mort ». L'agent de la mutuelle n'apprécie pas mon humour. « Comment cela, vous êtes mort, vous me parlez, là ». Alors je tente une explication : « si je n'avais pas pu bénéficier de l'aide de mes proches je serais peut-être mort ». En tout cas, je ne pouvais pas compter sur le service de ma mutuelle.

Comment comprendre de telles impasses, ces situations où l'excellence des soins masque la pauvreté de la prise en considération de la personne « dans sa globalité », expression que ne cessent de répéter les infirmières : prendre en charge le malade dans sa globalité ? La prise en charge oublie de prendre en compte le contexte et la complexité et occulte bien souvent toute la considération que l'on devrait avoir en permanence pour la personne. Nul n'avait pensé ou n'avait imaginé la nécessité de s'enquérir du contexte de vie de Mme Meillet pour organiser son retour à domicile.

Le manque de médecins et leur relative inaccessibilité sont trop souvent invoqués. Ils manqueraient du temps nécessaire pour réaliser complètement et correctement leur travail, tels qu'ils le conçoivent. Comme le médecin traitant de Mme Marutti qui ne s'est pas déplacé pour la concertation ? Il faut bien comprendre la multiplicité des facteurs qui influencent la santé de l'homme, imposant une pluralité de réponses et donc d'agents. Cette pluralité nécessite une synchronisation de tous les acteurs, car les réponses de chacun sont partielles, avec ce que cela suppose de nécessaire parcellisation des tâches. Pour assurer une bonne santé, la médecine, les actes médicaux et paramédicaux ne suffisent pas. Ce qui manque, c'est au fond aux gens eux-mêmes de le prévoir et de l'anticiper, de se substituer aux réponses trop partielles, sauf à se retrouver dans des situations inextricables. Cependant il est difficile d'anticiper des problèmes que l'on ne connaît pas à l'avance, ou que l'on ne connaît pas bien. Mme Meillet s'est cassé la jambe. Que pouvait-elle anticiper ? Elle s'est confrontée à la parcellisation plus qu'au manque des réponses – elle a été très bien soignée et très vite – mettant en évidence l'impossibilité des différents intervenants qu'elle a mis à contribution à penser et à agir au-delà de leur tâche. Penser l'au-delà de leur routine soignante ne signifie pas que les soignants devraient se substituer aux autres acteurs, étendre leur domaine d'action. Tout le monde ne peut pas tout faire.

Il faudrait penser une structure et une fonction à même d'identifier la chaîne des besoins de chaque personne particulière, dans son milieu familial et social de vie singulier. Nous avons expérimenté une telle fonction et l'avons appelée « intermédiation ». Une fonction qui permet à chacun de comprendre quelles sont les ressources dont il a besoin, où elles se situent et comment les mobiliser, ceci uniquement s'ils en manifestent la volonté. Une fonction qui accompagne également les soignants et les autres intervenants et qui contribue à améliorer le service rendu tout en faisant gagner un temps précieux aux soignants. Que serait-il arrivé à Mme Meillet si sa fille n'avait pas pris des congés et fait la route pour venir s'occuper de sa mère ? Elle aurait peut-être appelé à nouveau le 15, pour être réhospitalisée...

Les pouvoirs publics étaient probablement conscients de ces difficultés puisqu'ils ont fait de la « coordination » un enjeu de la santé publique. Comme souvent, un vrai enjeu s'est transformé en institution bureaucratique. Des instances de coordination ont été mises en place sous forme de DAC (« Dispositifs d'Appui à la Coordination ») et de CPTS (« Communautés Professionnelles Territoriales de Santé ») tout en détruisant dans le même élan les instances de coordination locale existantes, comme les réseaux de soins, créés et conçus par quelques médecins militants. Les DAC sont des organisations, parfois portés par des associations, parfois par des institutions publiques ou privées qui ont pour rôle de résoudre les problèmes tels que ceux de Mme Marutti ou Mme Meillet. Ou plus exactement des problèmes que rencontrent les soignants impuissants devant les difficultés qui assaillent leurs patients et qui finissent par les parasiter.

Malheureusement, ces dispositifs sont conçus comme de vastes institutions de service et non comme des coordinations d'acteurs volontaires. Nous sommes dans la foi envers les institutions seules à même de répondre au mieux aux « besoins » des personnes, foi dans l'organisation par l'Etat des services nécessaires. Nous sommes dans l'idéologie du management public et il faut faire avec le minimum de moyen possible. Voilà pourquoi ces structures couvrent de vastes territoires, des populations nombreuses (l'ordre de grandeur est la centaine de milliers d'habitants). Comment alors organiser les réponses au plus près des besoins de chacun, comment éviter que les stratégies institutionnelles et d'organisation ne priment sur la construction des réponses adaptées à chacun ? L'intermédiation exige la proximité, d'être connu, d'être disponible à tout moment, de proposer une rencontre humaine dans les plus brefs délais (moins de 48 heures), une analyse qui ne se limite pas aux seuls soins médicaux. Tels sont les principes de l'intermédiation, ce que nous avons appelé dans nos projets de l'Afresc « coordination microlocale », impossible à réaliser dans des structures telles que les « DAC ». Il s'agit d'économie sociale et solidaire, une démarche se tenant à distance de l'Etat et du Marché, tout en « collaborant » avec les institutions.

Les limites des structures « macro » sont néanmoins repérées par les institutions de santé publique. Elles savent que les personnes elles-mêmes se sentent éloignées des professionnels et des services, ne comprennent pas bien les démarches à effectuer, n'ont pas la force ou la volonté de « se bouger », sont même souvent méfiantes de ce qu'on peut leur proposer. L'insuffisance des moyens et les difficultés d'accès aux soins ne sont qu'un aspect du problème. Nombre de personnes sont réticentes à s'engager dans des parcours de soin, car les parcours sont complexes et difficiles à organiser et les soignants difficiles à joindre. Sachant cela les autorités ont mis en place un dispositif de « médiation ». En y réfléchissant, on se demande si ces structures de médiation (micro) ou de coordination (macro) seraient capables de résoudre les problèmes posés par Mme Marutti ou Mme Meillet. Mme Marutti dispose déjà d'un médecin et d'une infirmière coordinateurs. La concertation fait partie de leur mission tout en manquant de la légitimité nécessaire face aux autres professionnels. Dans le cas de Mme Meillet, il est probable que ni le DAC ni un médiateur n'auraient évité les mauvaises conditions de son retour à domicile. Le DAC ne m'aurait pas trouvé un kinésithérapeute et une aide à domicile pour le 17 au matin, n'aurait pas fait mieux que ma mutuelle. L'intermédiation s'impose alors comme une fonction plus globale, plus locale, plus personnalisée, plus rapide, à la condition que les différentes composantes de la prise en charge acceptent de jouer le jeu [BM 2019/2].

Une concertation bien menée aboutit heureusement à des résultats probants. Cela nécessite d'y mettre beaucoup d'énergie organisatrice. Son organisateur doit rester ferme dans des discussions souvent dissensuelles, comme dans le cas de Mme Bichard [cf. chapitre obstination]. Ce fut le cas dans un EHPAD pour une femme atteinte d'une maladie neurodégénérative, la maladie de Huntington.

Mme René n'était pas très âgée. Sa maladie était malheureusement déjà avancée. Elle n'avait plus aucune coordination des membres et ne pouvait pas manger seule ni marcher plus de quelques pas. Elle ne parlait plus et malgré tout semblait comprendre et manifestait ce qui pouvait sembler de l'approbation ou de la désapprobation. La maladie de Huntington est une maladie génétique et se transmet. Mme René avait vu sa mère et une de ses tantes mourir de cette maladie et en avait une connaissance intime. Ses enfants, trois filles et un fils, également. Seules deux des filles avaient accepté de faire un test de dépistage, ainsi que le fils. Des trois, l'une des filles était porteuse et savait qu'elle développerait bientôt la maladie. La troisième fille ne voulait rien savoir. Elle avait une « chance » sur deux d'être atteinte. « Il sera toujours temps de le savoir », disait-elle.

Mme René avait une obsession : être libre et pour cela s'enfuir par l'escalier, tenter de s'échapper de cette vie infernale. Plusieurs fois, elle avait atteint l'escalier, elle était tombée et s'était cassé un bras. Les aides-soignantes étaient très inquiètes. « Elle risque de se tuer ». Et elles risquaient d'être accusées de défaut de surveillance. « Il faudrait l'attacher au fauteuil », disaient certaines, tout en admettant que ce genre de solution soit terrible pour Mme René.

Le médecin traitant est venu à la réunion que j'avais organisée, ainsi que les 4 enfants, Mme René, les infirmières et les aides-soignantes, la femme de ménage, la maîtresse de maison, le responsable de la structure, le psychologue et l'animatrice. Trop de monde ? Sûrement pas. Tout le monde a pu exprimer ses doutes, ses craintes, ses espoirs, ses désespoirs. Aucun consensus ne s'est dégagé, tout au plus deux souhaits exprimés par les enfants : pas de contention, la laisser libre de tomber dans l'escalier et se tuer… Personne n'était à l'aise avec ces recommandations, qui répondaient aux directives anticipées de Mme René. Chacun espérait ne pas être présent lors de la chute mortelle. Les enfants n'osaient l'imaginer, la redoutaient, tout en refusant radicalement de contraindre leur mère. D'autant qu'ils connaissaient avec certitude l'issue fatale, dans son cortège de souffrance. Il fallait se rassurer. Faire une chute mortelle serait « une bonne fin ». Et laisser libre leur mère un impératif moral. Pourquoi donc la protéger à tout prix ? Les soignants n'étaient pas entièrement rassurés. Que se passerait-il en réalité si Mme René chutait ? Ne viendrait-on pas le leur reprocher ?

L'état de Mme René s'est dégradé très vite. Elle n'a bientôt plus été capable de se lever seule. Il lui restait une petite marge de liberté : se laisser choir de son fauteuil roulant, manifestant par là une certaine volonté d'en finir ainsi qu'un certain apaisement à l'idée qu'on la laisserait faire. On ne lui mettrait pas de ceinture de contention. Sa fin de vie, toujours terrible dans ce genre de maladie, a cependant pu être relativement apaisée. Aurait-il été plus éthique, plus acceptable de pratiquer une euthanasie si la loi l'avait permise ?

10- Obstination

Tenir cette position de faible prescripteur, de parcimonie raisonnée de l'utilisation des services sanitaires, au nom des impératifs de santé publique et de bonne pratique gériatrique n'est possible que par un travail de la pensée en commun sur les principes, permettant de s'éloigner du manichéisme de la médecine.

Prévoir des coordinateurs médecin ou infirmier dans les établissements médicosociaux procède d'un effort de compréhension des enjeux et des difficultés que l'on peut y rencontrer. Les missions du médecin y sont définies par un décret.

Parmi ces missions, deux sont directement des fonctions médicales : le médecin « veille à l'application des bonnes pratiques gériatriques » et « contribue auprès des professionnels de santé exerçant dans l'établissement à la bonne adaptation aux impératifs gériatriques des prescriptions de médicaments ». Cette dernière n'est en fait qu'une précision de la mission plus générale des « bonnes pratiques gériatriques ». Nul ne sait précisément en revanche à quoi correspond une « bonne pratique gériatrique » ni quels sont ces impératifs. Que cela suppose-t-il en matière d'interventionnisme médical, en matière de nombre et de qualité des médicaments prescrits, en matière de propension à adresser à des spécialistes ou aux services d'urgence, en matière de relation soignants/soignés ? En matière d'objectif fixé ? Fixé par qui et comment ? Cette incertitude rend difficile un compromis entre confrères ou avec les équipes paramédicales en cas d'appréciations divergentes. De plus, le médecin coordinateur n'a aucun pouvoir hiérarchique sur les autres médecins, le plus souvent des libéraux, intervenant dans l'établissement, seuls prescripteurs. Sa légitimité à parler à ses confrères, à leur signifier quoi que ce soit est proche de zéro, proche de l'empêchement à la liberté de prescription, liberté sacrée. En cas de litige, l'ordre des médecins est censé trancher, pas une autorité médicale incontestée. Et l'ordre défend prioritairement les médecins libéraux, la liberté de prescrire, de s'installer où ils veulent, de s'organiser comme ils l'entendent.

En voici un exemple.

Mme Bichard était arrivée récemment dans l'établissement, à l'âge de 92 ans. Depuis quelques mois, elle avait des difficultés à se mobiliser, tombait souvent, heureusement sans se blesser. Elle avait récemment été hospitalisée à deux reprises pour une embolie pulmonaire. Elle en avait réchappé, la laissant dans un état général fortement dégradé. Depuis, elle avait peur de rester seule chez elle, s'essoufflant au moindre effort. Elle a demandé elle-même à être admise en EHPAD. Elle est très satisfaite et entretient de bonnes relations avec tout le monde. Les soignantes sont ravies de s'occuper d'elle et passent volontiers du temps à discuter dans sa chambre. En effet, elle n'a aucun trouble cognitif, une mémoire d'éléphant. De plus, elle lit beaucoup et a un passé d'engagement militant. La résidente idéale…

Lors d'une toilette, une aide-soignante découvre une petite boule dans un sein. Elle m'en fait part aussitôt et je ne peux que constater l'existence de cette boule. Sans me demander quoi que ce soit, l'infirmière coordinatrice a déjà appelé son médecin traitant, qui lui rend visite en mon absence. Je reviens trois jours plus tard pour constater que tous les rendez-vous ont été pris : mammographie, échographie, ponction et gynécologue à l'hôpital. Voilà un médecin très efficace, lui-même gériatre et ancien médecin coordinateur.

Dès mon arrivée, la patiente vient me voir dans mon bureau, affolée. « Le médecin est passé en coup de vent et m'a juste dit que je devais faire des examens, qu'elle s'occupait de tout. Franchement à quoi bon » ? Ses deux hospitalisations récentes en réanimation l'ont marquée, « il ne faudrait pas que cela se renouvelle, autant mourir ».

« Je ne suis pas dupe », continue-t-elle. « Je sais bien que je suis foutue. D'ailleurs à mon âge, il faut bien mourir de quelque chose ». Comment lui répondre ? Hypocrite : « Non, Mme Bichard, vous n'êtes pas foutue, vous avez encore de belles années devant vous ». Rassurant « on ne peut rien dire avant d'avoir les résultats des examens ». Ethique « Mme Bichard, rien ne vous oblige à faire ces examens ». Rationnel « cela ne vous engage à rien de faire ces examens ».

Je suis censé « veiller à l'application des bonnes pratiques gériatriques ». Quel risque fait courir ce probable cancer à Mme Bichard ? Cela va-t-il raccourcir son espérance de vie sous-entendant que notre travail serait tout entier orienté vers la lutte pour la longévité ? Cela va-t-il avoir une incidence sur sa qualité de vie si on s'occupe de son cancer ? Et si on ne s'en occupe pas ? J'aurais aimé en discuter avec son médecin traitant qui refuse violemment. Qui suis-je pour poser de telles questions ? Il n'y a pas à discuter. Cette tumeur est un risque, la médecine moderne peut s'en occuper parfaitement même à 92 ans, ce qui est vrai. Sauf que Mme Bichard ne semble pas consentante. En tout cas pas si vite.

Mme Bichard me dicte ma réponse. « Je suis trop vieille et très fatiguée. Je n'ai plus longtemps à vivre. Ces examens vont me fatiguer. Et si j'apprends que j'ai un cancer, qu'il faut opérer, faire de la chimio, des rayons, ça me tuera ». Je me sens plutôt d'accord avec elle. Je lui suggère, avant de se lancer dans ces examens, de rencontrer sa fille, puis son médecin traitant. « Il n'y a aucune urgence, nous pouvons prendre le temps de réfléchir tous ensemble ». Je demande à l'infirmière coordinatrice de différer les rendez-vous le temps qu'il faut pour que Mme Bichart soit en mesure de décider, qu'elle ait pu réfléchir passé la sidération de l'annonce.

Sa fille est consternée. « Maman a un cancer. A son âge, vous vous en rendez compte ? Pourquoi ne lui est-il pas donné de finir sa vie tranquillement ? Qu'en pensez-vous, docteur ? » « Rassurez-vous. Aucune décision ne peut être prise sans le consentement de votre mère, qui est dans le doute. Pour ma part, je me plierai à sa décision et organiserai la suite en fonction ». Le médecin traitant arrive dans la chambre et entend ce que je viens de dire. Il est furieux et m'agresse. « Comment avez-vous pu vous permettre de remettre en cause mes prescriptions » ? Aucun dialogue ne semble possible. J'ose quand même « Mme Bichard ne semble pas prête, qui n'a pas encore consenti ». « Pas du tout, vous avez tout manigancé dans mon dos. C'est une rupture de confraternité ». Puis, se tournant vers Mme Bichard : « Mme Bichard, il est très important de faire ces examens. Même si on découvre un cancer on vous guérira ». Mme Bichard se tourne vers moi et me demande « et vous qu'en pensez-vous docteur » ?

Je sens bien que Mme Bichard a besoin de temps pour réfléchir. La différence de positionnement entre son médecin et moi la perturbe. Elle semble se sentir plus en sécurité avec moi. J'apprends que son médecin n'est pas son médecin habituel, c'est le médecin de sa fille. Elle est venue dans cet EHPAD pour se rapprocher de sa fille. Elle n'a rencontré ce médecin que deux fois depuis qu'elle est venue chez sa fille et finalement me connaît mieux, car je la vois tous les jours. Je prends mon courage à deux mains et dis : « Prenez votre temps. Vous n'êtes pas obligée de vous décider tout de suite. Nous pourrions discuter avec l'équipe mobile de soins palliatifs de l'hôpital qui pourrait vous expliquer ce qui risque de vous arriver et ce qu'ils feraient pour vous soulager si vous décidiez de ne pas faire ces examens. Et votre médecin traitant peut demander à la gynécologue de venir expliquer ses examens et ses soins, les bénéfices et les risques ». Le médecin traitant est très en colère. « Vous dites n'importe quoi, on n'en est pas du tout aux soins palliatifs. Un cancer, ça se guérit ».

Je me souviens de Mme Esther, 89 ans, une femme très attentive aux autres, prête à aider, à soulager, parlant à tout le monde avec douceur. Devant une violente douleur dans la poitrine, un diagnostic de hernie hiatale avait été posé. Ce n'était pas un infarctus. Lors de son hospitalisation, elle avait rencontré le chirurgien qui l'avait convaincue de se faire opérer. Opération simple, rapide, sans danger lui avait-il affirmé. Elle serait définitivement tranquille. Mme Esther n'était pas convaincue. Je n'étais pas sûr de ce que j'en pensais. Fallait-il m'opposer à mon confrère ? Mon attitude a conduit Mme Esther à se faire opérer, pas très rassurée ni convaincue. Elle n'a plus jamais ni marché ni parlé et est décédée 3 mois plus tard. Ce fut l'intervention de trop. Celle pour laquelle j'ai fait preuve moi aussi d'une certaine lâcheté. La douleur de hernie hiatale pouvait être traitée médicalement.

Mme Bichard opte pour quelques jours de réflexion, puis se décide : elle va faire les examens et « après on verra ». La ponction-biopsie confirme un cancer du sein. Très agressif. Il y a déjà deux ganglions dans l'aisselle. Le gynécologue lui a parlé d'une première chimiothérapie, puis d'une opération, puis d'une radiothérapie, peut-être l'ablation de l'autre sein, puis d'une hormonothérapie et d'une chimiothérapie complémentaire à vie.

Mme Bichard m'appelle. Que doit-elle penser de tout cela ? La réponse est délicate. Je choisis de dire franchement et directement les choses. Le cancer est avancé et risque de progresser rapidement. Elle peut probablement supporter une opération « de propreté », sans doute pas le reste. N'oublions pas qu'elle vient de « réchapper » de deux embolies pulmonaires. Mme Bichard refuse toute opération. De toute façon elle va mourir, répète-t-elle. Elle réitère le désir de mourir paisiblement, sans courir les hôpitaux, sans stress excessif, dans son lit à l'EHPAD. Elle l'a compris : même si la totalité du traitement proposé lui était administrée, cela ne la guérirait pas et cela la fatiguerait et peut-être les médicaments auraient des effets secondaires pénibles.

Je lui propose de rencontrer l'équipe de soins palliatifs de l'équipe mobile de l'hôpital. Dans un premier temps, ils viendront en équipe (médecin, infirmière, psychologue) pour la voir en privé, en présence de son médecin traitant. Dans un second temps, nous ferons une réunion de concertation pour définir un protocole. Je me charge de prévenir la fille et le médecin traitant. Très agressif, il me répond « Mme Bichard n'est pas au stade terminal, les soins palliatifs ne sont pas requis ». Rien à faire pour lui faire comprendre que les soins palliatifs ne se réduisent pas à des soins de fin de vie. « Non, je ne viendrai pas, vous avez tout manipulé, vous avez agi anti confraternellement. Je vais me plaindre à l'ordre des médecins ».

L'équipe mobile est venue. Pas le médecin traitant. Mère et fille ont été rassurées par la prise en charge proposée, par le fait qu'on ne les jugeait pas pour le refus des soins. Pour ma part, j'ai été convoqué à l'ordre, réunion de « conciliation » avec quelqu'un qui ne voulait ni me parler ni m'écouter. Cela en est resté là. Ce médecin n'avait pas d'autre patient dans cet EHPAD, l'affaire était close.

Mme Bichard a vécu encore plus d'un an. Son médecin traitant a refusé de continuer à la suivre. J'ai demandé au confrère qui m'avait soutenu lors de la conciliation à l'ordre de bien vouloir prendre la suite. Sa tumeur a grossi et un nodule s'est ouvert à la peau. Il est possible que ce nodule « de perméation » ait été favorisé par la ponction dans la tumeur dont la capsule a été percée. Cette complication est peu connue et encore moins reconnue par les médecins généralistes comme spécialistes. J'en avais connaissance via des médecins de soins palliatifs. Ce nodule n'était pas douloureux et nécessita des pansements fréquents. Mme Bichard s'est affaiblie petit à petit. Quelques jours avant sa mort, elle m'a confirmé ne rien regretter. « Ce cancer n'était pas si terrible ».

Exercer sereinement la fonction de médecin coordinateur relève d'un paradoxe : être un médecin « non-médecin ». Un médecin qui ne vise pas la survie à tout prix, qui préserve de l'excès, qui fait rempart à une médecine bulldozer. Sans en avoir aucunement les moyens. Comment « veiller à l'application des bonnes pratiques gériatriques » ? Comment faire respecter les désirs des patients ? Comment rechercher véritablement le consentement ? Temporiser, accepter le refus de soins, mettre en place très tôt un protocole de soins palliatifs, anticiper l'évolution inéluctable est-ce cela « une bonne pratique gériatrique » ? Porter plainte à l'ordre pour ces raisons, n'est-ce pas refuser et délégitimer le médecin coordinateur ?

Avec M. Orseiller, le conflit n'est plus avec l'équipe, le psychiatre ou le médecin coordinateur. La difficulté est venue d'une collusion entre la direction et la famille, me jugeant responsable de la dégradation et de la mort du patient. M. Orseiller a passé sa vie dans l'institution, cette institution. D'abord comme adulte handicapé mental dans le foyer de vie. Puis dans l'unité pour handicapés mentaux vieillissants – c'est-à-dire ayant atteint 60 ans – encore valides. Pour aboutir, dans cette lente dégradation de sa vie, dans le service de gérontopsychiatrie à un âge déjà avancé pour un handicapé mental (75 ans). Les critères d'admission dans ce service reposent sur l'analyse d'une santé dégradée : GIR inférieur à 3, pathos élevé. M. Orseiller est dans ce cas. Il ne va pas bien du tout, il a de la peine à faire ne serait-ce que quelques pas, il souffre d'un glaucome et il est presque aveugle, il a besoin d'aide, voire d'assistance pour tous les actes de la vie courante.

Le service d'où il vient pratique une médecine standard. Prescriptions médicamenteuses abondantes, surtout psychiatriques, consultation de spécialiste pour le moindre problème. A son arrivée, j'analyse son ordonnance, typique de l'accumulation des prescriptions des nombreux médecins spécialistes consultés, sans que personne ne fasse le tri en aval. Sa prescription comprend 7 psychotropes différents : 2 neuroleptiques, 1 antidépresseur, 1 tranquillisant (benzodiazépine), 1 somnifère (benzodiazépine), 1 correcteur de l'humeur, 1 antiépileptique. A ces 7 molécules « actives », il faut ajouter les correcteurs des neuroleptiques. S'y rajoutent 2 molécules à visée cardio-vasculaire : 1 antihypertenseur et 1 bêta-bloquant. L'antihypertenseur favorisant l'élimination du potassium, la perte de potassium doit être corrigée par un comprimé de potassium. Plusieurs collyres lui sont administrés chaque soir pour le glaucome responsable de sa mauvaise vision.

A la lecture de cette énumération, quiconque s'interrogerait. Pas son ancien médecin traitant, mon collègue dans la même institution, qui est furieux de voir que j'ai commencé à « épurer » sa prescription. J'étais le nouveau médecin traitant de M. Orseiller. Dans mon droit, légitime cette fois. « Tu es complètement fou. Tu ne connais pas encore ce patient. Tu vas voir, tu auras de gros problèmes avec lui », problèmes qu'il avait jugulés, évidemment, grâce à ce traitement. Je le connaissais un peu déjà pour être intervenu dans l'autre service en urgence en l'absence de mon collègue.

Son ancien médecin avait raison et tort.

Tort parce que, petit à petit, avec moins de psychotropes, l'état général de M. Orseiller s'est amélioré. De nouveau, il marchait seul jusqu'au réfectoire, il faisait une partie de sa toilette sans aide et s'habillait seul. Cela ne lui était pas arrivé depuis des mois, sa dégradation jugée irréversible ayant justifié son transfert d'un service à l'autre. Au point de devoir « remonter son GIR » de 2 à 3.

Raison parce qu'effectivement, dès l'instant où son état s'est légèrement amélioré, il a commencé à exiger à nouveau les visites de spécialistes auxquelles il avait été accoutumé. Il ne faisait que répéter ce que revendiquait sa sœur. Je devais l'envoyer chez l'ophtalmologiste alors sa dernière consultation ne remontait qu'à trois mois. Son amélioration n'avait rien à voir avec le nouveau traitement et je devais lui redonner les médicaments que j'avais supprimés. Il avait besoin de ces médicaments, il en avait toujours pris, grâce à quoi il avait pu vivre jusque-là, jusque 75 ans. Le compte-rendu de l'ophtalmologiste stipulait que son glaucome était stable et fixait la prochaine consultation l'année suivante. Trop loin dans le temps, car l'amélioration de son état général prouvait bien qu'on devait aussi pouvoir améliorer ses yeux.

Tenir cette position de faible prescripteur, de parcimonie raisonnée de l'utilisation des services sanitaires, au nom des impératifs de santé publique et de bonne pratique gériatrique n'est pas plus facile en tant que médecin traitant qu'en tant que médecin coordinateur. Pour des raisons de pesanteurs institutionnelles autant que de fondements de la pratique médicale.

La mort de M. Orseiller à l'hôpital quelques mois plus tard n'a pas mis fin au ressentiment de la sœur ni à l'embarras de la directrice de l'EHPAD. Je n'aurais pas donné à M. Orseiller toute l'attention qu'il méritait, même si je le voyais chaque jour, passais du temps à parler avec lui, rencontrais régulièrement sa sœur. Il est mort au CHU « dans l'abandon de son médecin » ont pensé tant la sœur que la directrice. Je lui avais pourtant rendu visite au CHU, avait rencontré l'interniste qui, sous la pression de la sœur en était encore à vouloir « tout tenter ». L'interniste a accepté de discuter avec moi et nous sommes tombés d'accord pour constater que l'état de santé de M. Orseiller était dépassé. L'angoisse de culpabilité de la sœur l'avait submergé lui-aussi, obscurcissant son jugement a-t-il fini par dire. Il était d'accord pour penser que les indications d'une médecine hautement technique et spécialisée devaient être discutées précisément, au cas par cas, sans se précipiter, pour la réserver aux situations qui peuvent en retirer plus de bénéfices que de désagréments.

La directrice de l'établissement n'a pas fait ce travail de mon confrère. Elle est restée submergée par l'emprise de la famille Orseiller, convaincue de mon insuffisance.

EPILOGUE…

« Sont coupables moralement les êtres qui savaient ou pouvaient savoir et qui se sont engagés malgré cela dans des voies dont ils comprennent, lorsqu'ils font leur examen de conscience, qu'elles étaient celles d'une erreur coupable ».

L'idéal de la médecine repose sur un discours « du médecin au service du bien-être de l'homme ». Ce discours se révèle malheureusement trop souvent « en conflit avec la dignité humaine » [JH 1998] en faisant des médecins les techniciens supérieurs de la guerre technologique contre la maladie et pas suffisamment des soignants attentifs à la souffrance humaine [JK 1970].

Cet idéal du « médecin au service du bien-être de l'homme » est en fait une espérance plus qu'une réalité. Le principe d'espérance du philosophe Ernest Bloch [BE 1976] nous montre qu'il s'agit d'une quête, d'un but à atteindre, jamais vraiment ou totalement atteint, ni atteignable et cependant contribuant au progrès intellectuel et moral. Le principe d'espérance suppose cependant de croire qu'il pourrait être légitime de tout faire pour atteindre ce but inatteignable, la fin justifiant les moyens. Eblouis par cet idéal le médecin ou le soignant ne perçoivent plus les gens tels qu'ils sont, mais tels qu'ils désireraient qu'ils soient c'est-à-dire dans « un état de complet bien-être physique, mental et social ». S'ils ne se comportent pas conformément à cet idéal, ils doivent être transformés et l'action médicale doit y concourir. Chacun, soignant comme patient, est appelé à internaliser ce but à atteindre, au prix de la déception, au prix d'une « vie mutilée ». Finalement, le patient est cet être qui doit se conformer à l'espérance médicale.

Cela n'est pas sans conséquence. Tout acte technique revêt une dimension morale dont chacun devrait être comptable pour l'avenir. Conséquences qu'il s'agirait de repérer grâce à une analyse et une recherche de la vérité souvent occultée par l'idéal construit. Par sa critique du principe espérance, Hans Jonas y oppose le principe responsabilité. La responsabilité oblige à observer la réalité avec une rigueur morale et intellectuelle. Exercer sa responsabilité impliquerait « d'accroître en proportion notre prévision des conséquences » en raison de « l'excédent de la puissance humaine par rapport à toute préconnaissance certaine des conséquences » [JH 1990]. Le principe de précaution est une des expressions de la responsabilité.

La médecine la plus contemporaine a encore du chemin à parcourir afin de s'enquérir des conséquences objectives de ses actes sans se réfugier derrière ses procédures, ses moyens techniques, ses prouesses, ses évaluations de performance. Devenir réellement responsable. Reconnaître ses excès, son hubris, ses insuffisances et pas seulement ses succès, parfois mythifiés.

Cette responsabilité suppose l'alliance entre médecin et patient. Assez vite, avant même peut-être de penser à faire de la médecine, j'avais perçu que l'alliance du patient avec le médecin était un composé ténu et fragile, une sorte d'impureté dont la science nous disait devoir se débarrasser afin que la médecine progresse. La maladie pourrait ainsi être soignée, peut-être guérie. La mort repoussée. Il fallait que les médecins adhèrent à cette idéologie tacite. Et tout y concourrait. Il fallait espérer. Sans cesse, les lendemains qui chantent.

De quoi d'autre un malade aurait-il besoin ? Aller bien, aller mieux, être en bonne santé, n'est-ce pas éradiquer le mal à défaut de l'éviter ? Personne n'y trouve rien à redire quand la médecine guérit, fait reculer la mort, évite la souffrance. Et ainsi cet idéal est devenu un impératif qui façonne les demandes, fabrique les besoins des patients, de la population. L'impératif de la survie, de la vie longue, de la « Dolce Vita » s'est fait au prix de l'oubli du soi, du déni des problèmes de l'existence. Pour que la vie soit bonne, il suffirait que les problèmes du corps et de l'esprit soient résolus.

Alors que la recherche médicale repose sur des sciences capables du doute et de la remise en question la pratique médicale consiste à passer du doute, de l'incertitude, de l'improbable à l'utilisation confiante des techniques qui en sont issues, sans prendre le temps du doute, de l'examen des conséquences, voire en en minimisant les conséquences pour valoriser les techniques. Cela conduit la pratique médicale au désir de maîtrise et de contrôle, persuadée « qu'il sera toujours possible d'accroître les progrès techniques et scientifiques, l'expansion de la production, la satisfaction grandissante des besoins humains, la maîtrise de la nature… grâce à un modèle rationnel d'ordre social comparable à la maîtrise des lois naturelles » [SJ 2021].

Or la plupart des situations de soin nous « laissent de fait devant l'incapacité de contrôler », incapacité aussi ancienne que le monde humain et qui constituait déjà « l'angoisse métaphysique de nos ancêtres néolithiques » [MB 2023]. L'éthique devrait résulter de cette constatation de nécessaire impuissance.

Cette tension entre science et pratique, entre savoir et connaissance ne semble pas sur le point de s'apaiser. L'histoire de Mme Bichard en témoigne en particulier [cf. chapitre « obstination »] qui montre à quel point pratiquer la médecine suppose une alliance avec le patient, avec sa santé pour laquelle il conviendrait « d'établir les intermédiations nécessaires à la gestion de l'aléatoire » [MB 2023], de l'imprévisible. Intermédiations traditionnellement dévolues aux chamanismes. La médecine la plus moderne devrait-elle s'inspirer du chamanisme, accepter le doute, cesser de proclamer le « il faut faire » ? Inter médiations étant justement le mot que j'ai employé pour expliquer la nécessité de la coordination microlocale [chapitre « coordonner les soins, faire alliance avec les patients »].

Dans ma vie et au travers de mon métier, j'ai cherché à ne pas prendre les moyens (la technique, l'institution médicale, l'attitude des médecins) pour une fin, de ne pas parler au nom des patients, de ne pas servir de médiateur de cette médecine auprès des patients, la médecine n'étant que l'un des moyens nécessaires à la vie bonne, moyens multiples qu'il faut coordonner par l'intermédiation. Je refusais d'être en lutte ou en guerre contre la maladie et la mort comme je l'entendais trop souvent ; d'être centré sur la maladie. Je n'étais pas un guerrier. La médecine gagnerait à se rééquilibrer du côté du « care ». Du soin et de l'attention à l'autre. Du respect des réponses complémentaires.

Confiant dans la capacité de chacun à comprendre, à chercher, à se former, à écouter et entendre l'autre j'ai accompagné un grand nombre de personnes, de collectivités, d'étudiants par un travail conjoint de pensée. Nous nous essayions à une meilleure compréhension du patient, de son entourage, de l'institution, du politique. Aujourd'hui où c'est à mon tour de passer la main, je suis confiant dans l'avenir. Les démarches que je décris devraient constituer l'avenir de notre médecine, les dysfonctionnements que je relate devraient se résorber petit à petit. S'agit-il d'espoir, d'espérance, ou de foi dans la responsabilité morale de l'homme ?

INDEX DES AUTEURS CITES

AB 1992	AUMONT Bernadette et MESNIER Pierre-Marie, *L'acte d'apprendre*, PUF, 1992.
AG 2012	ANDERS Gunther, *L'obsolescence de l'homme*, IVREA 2012.
AM 1984	AUGE Marc et HERZLICH Claudine, *Le sens du mal, anthropologie, histoire, sociologie de la maladie*, Editions des archives contemporaines, 1984.
AT 1980	ADORNO Theodore, *Minima moralia, réflexions sur la vie mutilée*, Payot 1983.
BalM 1966	BALINT Michael, BALINT Enid, *Techniques psychothérapeutiques en médecine*, Payot, 1966.
BalM 2011	BALINT Michaël, *Sexe et société*, Payot, 2011.
BB 1969	BETTELHEIM Bruno, *La forteresse vide*, NRF Gallimard, 1963.
BE 1976	BLOCH Ernest, *Le principe espérance*, Gallimard, 1976.
BH 2009	BERR Hélène, *Journal*, Taillandier, 2009.
BG 1983	Le BOTERF Guy, *La recherche-action, une nouvelle relation entre les experts et les acteurs sociaux ?* Revue POUR N° 90, Privat, 1983.
BH 1981	BUTEN Howard, *Quand j'avais cinq ans je m'ai tué*, Seuil Points, 1981. Suivi de *Mon cœur sous le rouleau compresseur*, Points, 1984.
BJ 1975	BAECHLER Jean, *Les suicides*, Calmann-Lévy, 1975.
BJ 1989	BEILLEROT Jacky et coll., *Savoir et rapport au savoir : élaborations théoriques et cliniques*, Éditions Universitaires, coll. « Savoir et Formation » (nº 3), 1989, p. 198.
BJ 2023	BALDWIN James, *Un étranger au village*, Zoé, Genève, 2023.
BM 1990	BLOCH Marc, *L'étrange défaite*, Gallimard, Folio histoire, 1990.
BM 1992	BASS Michel, *Le lit du malade*, informations sociales N°23, 1992.
BM 1993	BASS Michel, *Conjuguer santé et démocratie*, informations sociales N° 26, 1993.
BM 1994	BASS Michel, *Promouvoir la santé*, L'Harmattan, 1994.
BM 2018/1	BASS Michel, *La déprescription de médicaments comme utopie concrète*, mt (Médecine Thérapeutique) 2018 ; 24.
BM 2018/2	BASS Michel, *Mort de la clinique, analyse de la fracture du système de santé*, L'Harmattan, 2018.
BM 2019	BASS Michel, *Les nouveaux managers ou le dévoiement du premier de cordée*, blog ehpad'côté 27/09/2019.
BM 2019/2	BASS Michel, *Coordination microlocale de la santé*, Revue Pratiques, les cahiers de la médecine utopique N° 87, octobre 2019.
BM 2022	BASS Michel, *L'antimanuel de management dans les EHPAD et autres établissements médicosociaux*, ERES 2022.

BM 2023	BASS Michel et all., *Controverse sur le consentement*, L'Harmattan 2023.
BoM 2017	BOOKCHIN Murray, *Notre environnement synthétique, la naissance de l'écologie politique*, atelier création libertaire, 2017, p.44.
BR 1998	BARRETT Robert, *La traite des fous, la construction sociale de la schizophrénie*, les empêcheurs de penser en rond, 1998.
BrM 1976	BARNES Mary, BERKE Joseph, *Voyage à travers la folie*, Points Seuil 1976.
BT 1980	BERNHARD Thomas, *Oui*, Gallimard, 1980.
BT 1998	BERCHE Thierry, *Anthropologie et santé publique en pays Dogon*, APAD Karthala 1998.
CA 1972	CAMUS Albert, *L'exil et le royaume*, Gallimard, 1972.
CA 2000	CAILLE Alain, *Anthropologie du don, le tiers paradigme*, Desclée de Brouwer, 2000.
CC 1990	CASTORIADIS Cornélius, *Le monde morcelé, les carrefours du labyrinthe III*, Seuil, 1990.
CG 2015	CANGUILHEM Georges, *Le normal et le pathologique*, PUF, 2015.
CH 1988	CHOMBARD De LAUWE Paul-Henry, *Culture-action des groupes dominés*, L'Harmattan, 1988.
CJ 2020	CHAPOUTOT Johann, *Libres d'obéir : le management, du nazisme à la RFA*, Gallimard, 2020.
CL 2019	CARROLL Lewis, *De l'autre côté du miroir*, Grasset Jeunesse, 2019.
CM 1977	CARDINAL Marie, *Les mots pour le dire*, le livre de poche, 1977.
CO 1986	*Charte d'Ottawa de la promotion de la santé*, 1986.
CP 1974	CLASTRES Pierre, *La société contre l'Etat*, les éditions de minuit, 1974.
DA 2001	DUFOURMANTELLE Anne, *La sauvagerie maternelle*, Rivages Poche 2001,2016.
DE 2009	DURKHEIM Emile, *Le suicide*, petite bibliothèque Payot, 2009 (1897).
DF 1945	DELIGNY Fernand, *Graine de crapule*, Victor Michon, 1945.
DF sans date	DELIGNY Fernand, *Ces enfants autistes dont le projet nous échappe*, Èreś (épuisé).
DF 1998	DAGOGNET François, *Savoir et pouvoir en médecine*, les empêcheurs de penser en rond, 1998.
DG 1996	DEVEREUX Georges et*hnopsychiatrie des Indiens mohaves*, les empêcheurs de penser en rond, 1996.
DJ 2014	DEWEY John, *Après le libéralisme ? Ses impasses, son avenir,* Climats 2014.
DJP 1984	DESCHAMPS Jean-Pierre, *Porter un regard nouveau sur l'éducation pour la santé*, la revue du Praticien, 21 février 1984.
DP 2005	DESCOLA Philippe, *Par-delà nature et culture*, Folio essais, 2005.

DP 2022	DESCOLA Philippe et PIGNOCCHI Alessandro et*hnographie des mondes à venir*, Seuil, 2022.
DR 1981	DUBOS René, *L'homme face à son milieu*, in médecine et société, les années 80, éditions Saint Martin, 1981, p.54.
DV 2014	DESPRET Vinciane, *Que diraient les animaux si… on leur posait les bonnes questions ?* La découverte poche, 2014.
EA 2000	EHRENBERG Alain, *La fatigue d'être soi*, Odile Jacob, 2000.
EC 2022	ELIACHEFF Caroline et MASSON Céline, *La fabrique de l'enfant-transgenre*, Editions de l'observatoire, 2022.
EE 1992	ENRIQUEZ Eugène, *L'organisation en analyse*, PUF 1992.
EF 2018	EXLEY Frédéric, *Le dernier stade de la soif*, Monsieur Toussaint Louverture, 2018.
EH 1960	EY Henri, Paul Bernard, Charles Brisset, *Manuel de psychiatrie*, Masson, 1960.
FC 1969	FREINET Célestin, *Pour l'école du peuple*, Maspéro, 1969.
GD 2001 2022	GRAEBER David, *La fausse monnaie de nos rêves, vers une anthropologie de la valeur*, les liens qui libèrent, 2001, 2022.
FM 1963 2005	FOUCAULT Michel, *Naissance de la Clinique*, PUF 1963,2015.
FM 1975	FOUCAULT Michel, *Surveiller et punir*, Gallimard, 1975.
FP 1989	FEYERABEND Paul, *Adieu la raison*, Seuil, 1989.
FP 1996	FEYERABEND Paul, *Dialogues sur la connaissance*, Seuil, 1996.
FS 1962	FREUD Sigmund, *Trois essais sur la sexualité*, Gallimard, 1962.
FS 1973	FREUD Sigmund, *Cinq psychanalyses*, PUF 1973.
GG 2024	GOUTTE Guillaume, *Alpinisme et anarchie*, Nada, 2024.
GJ 2000	GODBOUT Jacques, *Le don, la dette et l'identité*, La Découverte, 2000.
GM 1983	GRMEK Mirko, *Les maladies à l'aube de la civilisation occidentale*, Payot, 1983.
GR 2007	GIRARD René, *La montée aux extrêmes, achever Clausewitz*, Carnets nord, 2007.
GRH 1996	GUERRAND Roger-Henri, *Histoire des taudis*, La découverte, 1996.
GT 1999	GRANDIN Temple, *Ma vie d'autiste*, Odile Jacob, 1999.
GW 1983	GOLDING William, *Sa majesté des mouches*, Folio, Gallimard, 1983.
HJ 2006	HARRISON Jim, *L'été où il faillit mourir*, Christian Bourgois Editeur, 2006.
HJ 2022	HOCHMANN Jacques, *Dans les arrangements de la mémoire*, Odile Jacob 2022.
HM 2002	HALBWACHS Maurice, *Les causes du suicide*, PUF, 2002.
II 2003	ILLICH Ivan, *Œuvres complètes*, Fayard, 2003.
IN 2020	INSERM, *La drépanocytose, la maladie génétique la plus fréquente en France*, https://www.inserm.fr/dossier/drepanocytose/ .
JF 2018	JÜNGER Friedrich Georg, *La perfection de la technique*, Allia, 2018.

JF 2023	JULLIEN François, *Raviver de l'esprit en ce monde*, éditions de l'observatoire 2023.
JH 1948	JONAS Hans, *La culpabilité allemande*, les éditions de Minuit, 1990 (1948).
JH 1990	JONAS Hans, *Le principe responsabilité*, Champs Flammarion, 1990.
JH 1998	JONAS Hans, *Pour une éthique du futur*, Rivages poche, 1998.
JK 1970	JASPERS Karl, *Essais philosophiques*, petite bibliothèque PAYOT, 1970.
JK 1990	JASPERS Karl, *La culpabilité allemande*, les éditions de minuit, 1990.
JM 1986	JUFFE Michel, *Le bon évaluateur est celui qu'on perd*, revue POUR N° 107, l'évaluation au pouvoir, Privat, 1986.
JM 2021	JOB Mariette (sld), *Se souvenir d'Hélène Berr*, Fayard, 2021.
JS 2023	JOURDAIN Sandrine, *Surmonter la violence familiale, les fruits du divan*, le bord de l'eau, 2023.
JV 2019	JANKELEVITCH Vladimir, *Le pardon*, Flammarion, Champs essais, 2019 (1967).
KI 1995	KERTESZ Imre, *Kaddish pour l'enfant qui ne naîtra pas*, Babel, Actes Sud, 1995.
KI 2009	KERTESZ Imre, *L'holocauste comme culture*, Babel Actes Sud 2009.
KJ 2019	KUPIEC Jean-Jacques et *si le vivant était anarchique*, les liens qui libèrent, 2019.
KN 2024	KLEIN Naomi, *Le double, voyage dans le miroir,* Actes Sud, 2024.
LBE 1997	De La BOETIE Etienne, *Discours de la servitude volontaire*, Editions Mille et une Nuits, 1997.
LC 2012	LASCH Christophe, *Un refuge dans ce monde impitoyable*, François Bourin éditeur, 2012.
LD 1992	LODGE David, *Un tout petit monde*, Rivages poche,1992.
LF 1986	LAPLANTINE François, *Anthropologie de la maladie*, Payot 1986.
LM 2024	LUSSAULT Michel, *Cohabitons ! Pour une nouvelle urbanité terrestre*, Seuil, 2024.
LP 2005	LEVI Primo, *Carbone* in *le système périodique*, Robert Laffont 2005.
LP 2014	LABORIE Pierre, *Le chagrin et le venin*, Folio histoire, 2014.
LR 1969	LAING R.D, *La politique de l'expérience*, Stock, 1969.
LR 1970	LAING R.D, *Le moi divisé*, Stock, Pluriel, 1970.
LSC 2003	LEVI-STRAUSS Claude, *Anthropologie structurale*, Pocket, 2003.
LV 2024	LINHART Virginie, *Une sale affaire*, Flammarion, 2024.
MB 2023	MORIZOT Baptiste, *Les diplomates, cohabiter avec les loups sur une autre carte du vivant*, Wildproject/classique, 2023.
MD 2023	MILO Daniel S., *La survie des médiocres, critique du darwinisme et du capitalisme*, Gallimard NRF, 2023.

ME 2005	MORIN Edgar, *Introduction à la pensée complexe*, Seuil, coll. Points / Essais, 2005.
MH 2012	MELVILLE Herman, *Bartleby*, Flammarion, 2012.
MJ 2009	MESNIL AMAR Jacqueline, *Ceux qui ne dormaient pas*, Stock, 2009.
MKT 1986	Mac KEOWN Thomas, *Les déterminants de l'état de santé des populations depuis trois siècles*, in médecine et société, les années 80, Editions Saint Martin, 1986.
MM 1965	MONTAIGNE Michel de, *Essais*, le livre de poche, 1965.
MM 1967	MANONI Maud, *L'enfant, sa maladie et les autres*, Seuil, 1967.
MM 1985	MAUSS Marcel, *Essai sur le don*, in *sociologie et anthropologie*, PUF, 1985.
MN 2022	MARTIN Nastassja, *Les âmes sauvages, face à l'occident, la résistance d'un peuple d'Alaska*, La Découverte poche, 2022.
NA 1966	NEILL A.S., *La liberté pas l'anarchie, réflexions sur l'éducation et l'expérience de Summerhill*, petite bibliothèque Payot, 1966.
NA 1985	NEILL A.S., *Libres enfants de Summerhill*, Folio essais, Gallimard, 1985.
OC 1988	OLIEVENSTEIN Claude, *Il n'y a pas de drogués heureux*, le livre de poche, 1998.
OG 1950	ORWELL Georges, *1984*, Folio Gallimard, 1950.
PP 1997	PIGNARRE Philippe, *Qu'est-ce qu'un médicament ?* La découverte 1997.
PS 1998	PAUGAM Serge, *Exclusion, l'état des savoirs*, La découverte, 1998.
RE 2011	RECLUS Elisée, *Histoire d'une montagne*, in-folio, 2011.
RJ 2019	ROTH Joseph, *L'autodafé de l'esprit*, cahiers juifs N° 5-6, 1933, réédité Allia, 2019.
RJM 2024	ROCHETTE Jean-Marc, *Au cœur de l'hiver*, les étages éditions, 2024.
RM 2008	RAHNEMA Majid, *La puissance des pauvres*, Actes Sud, 2008.
RO 2023	REMAUD Olivier, *Quand les montagnes dansent, récits de la terre intime*, Actes Sud 2023.
SB 2022	STIEGLER Barbara et ALLA François, *Santé publique année zéro*, tracts Gallimard N°37, mars 2022.
SI 1980	SACHS Ignacy, *Stratégies de l'écodéveloppement*, éditions économie et humanisme, les éditions ouvrières, 1980.
SI 2019	STENGERS Isabelle, *Résister au désastre*, Wild Project 2019.
SI 2023	STENGERS Isabelle, *Apprendre à bien parler des sciences*, les empêcheurs de penser en rond, 2006, 2023.
SJ 2019	SCOTT James C., *Petit éloge de l'anarchisme*, Lux éditeur, 2019.
SJ 2021	SCOTT James C., *L'œil de l'Etat. Moderniser, uniformiser, détruire*, La découverte, 2021.
SM 1976	SAHLINS Marshall, *Age de pierre, âge d'abondance*, Gallimard, 1976.

SN 1984	SINDZINGRE Nicole, *La nécessité du sens* in *Le sens du mal, anthropologie, histoire, sociologie de la maladie*, Ed. des archives contemporaines, 1984.
ST 2023	SNYDER Timothy, *La route pour la servitude, Russie-Europe-Amérique*, Gallimard, 2023.
VFM 1983	Von FRANZ Marie-Louise, *Nombre et temps, psychologie des profondeurs et physique moderne*, La Fontaine de Pierre, 1983.
VL 1997	VYGOTSKI Lev, *Pensée et langage*, La dispute 1997.
WD 1989	WINNICOTT Donald, *De la pédiatrie à la psychanalyse*, Rivages, Payot, 1989.
WF 2022	De WAAL Frans, *Différents, le genre vu par un primatologue*, Les Liens qui libèrent, 2022.
WM 1959	WEBER Max, *Le savant et le politique*, Plon, 1959.
WP 1975	WATZLAWICK Paul et coll. *Changements, paradoxes et psychothérapie*, Seuil, 1975.
WP 1988	WATZLAWICK Paul (sous la direction), *L'invention de la réalité*, Seuil, 1988 p.143.
ZJ 2011	ZASK Joëlle, *Participer*, le bord de l'eau 2011.
ZJ 2015	ZASK Joëlle, *Introduction à John Dewey*, la découverte, 2015.
ZJ 2022	ZASK Joëlle, *Ecologie et démocratie*, Premier parallèle, 2022.

TABLE DES MATIÈRES

ARTICLES (SÉLECTION)
DU MÊME AUTEUR

Blog l'âge la vie (https://ehpaddecote.wordpress.com/).

Les nouveaux managers ou le dévoiement du premier de cordée (sept 2019).

Pas le temps de faire son travail (avril 2017).

Être hébergé ou habiter (mars 2017).

Poèmes d'EHPAD (avril 2017).

Plaidoyer pour une évaluation participative (avril 2016).

Sécurité et liberté (janvier 2016).

Pas d'autonomie sans réciprocité (janvier 2016).

Microphysique du pouvoir en EHPAD (octobre 2015).

Pouvoir, soumission et consentement, l'emprise comme norme, in cahiers de l'enfance et de l'adolescence N°7, Erès 2022

Coordination microlocale de la santé, Revue Pratiques, les cahiers de la médecine utopique N° 87, octobre 2019.

La déprescription de médicaments comme utopie concrète, mt (Médecine Thérapeutique) 2018 ; 24.

Une approche de la dignité, in La revue de l'infirmière N° 195, Elsevier Masson, novembre 2013.

La santé communautaire aujourd'hui, in La revue du soignant en santé publique N° 27, Elsevier Masson, septembre-octobre 2008.

Les jeunes sont-ils entendables ? In Pourquoi les adolescents nous poussent-ils à inventer, les recherches du Grape, Erès, août 2008.

Autorité, pouvoir et réciprocité, une analyse de la maison Robinson de Longjumeau, in La Lettre du Grape, lettre de l'enfance et de l'adolescence, N° 50, Erès, 2002/4.

Le libéralisme en médecine vu sous l'angle « maussien », in Pratiques, les cahiers de la médecine utopique N° 13, avril/mai 2001.

Coopération parents professionnels et travail en réseau, La gazette de l'Acepp, décembre 2001.

Conjuguer santé et démocratie, Informations sociales N° 26, 1993.

Le lit du malade, Informations sociales N°23, 1992.

Structures éditoriales du groupe L'Harmattan

L'Harmattan Italie
Via degli Artisti, 15
10124 Torino
harmattan.italia@gmail.com

L'Harmattan Hongrie
Kossuth l. u. 14-16.
1053 Budapest
harmattan@harmattan.hu

L'Harmattan Sénégal
10 VDN SICAP AMITIE 3
BP 45034 Dakar-Fann
direction@senharmattan.com

L'Harmattan Cameroun
Tsinga/Derrière polyclinique FECAFOOT
BP 11486 Yaoundé
Jacques.koukam@harmattan.fr

L'Harmattan Burkina Faso
Villa 281, secteur 23 623, rue 14.32
Ouagadougou
zagbie@outlook.fr

L'Harmattan Guinée
Almamya, rue KA 028 OKB Agency
BP 3470 Conakry
harmattanguinee@yahoo.fr

L'Harmattan RDC
185, avenue Nyangwe
Commune de Lingwala – Kinshasa
matangilamusadila@yahoo.fr

L'Harmattan Congo
219, avenue Nelson Mandela
BP 2874 Brazzaville
deunovmikhael@gmail.com

L'Harmattan Mali
Immeuble Mgr Jean Marie Cissé
Aci Hamadallaye
BP 145 Bamako
syllaka@yahoo.fr

L'Harmattan Togo
Djidjole – Maison Amela
face EPP BATOME
02 BP 20680 Lomé
didieramela11@gmail.com

L'Harmattan Côte d'Ivoire
Résidence Karl – Cité des Arts
Abidjan-Cocody
03 BP 1588 Abidjan
harmattan.ivoire@gmail.com

L'Harmattan Bénin
Rue 604, (Immeuble à l'entrée
de la rue UCAO- Cite de Saint-Jean)
Cotonou
stepcorpus@gmail.com

Nos librairies en France

Librairie internationale
16, rue des Écoles
75005 Paris
librairie.internationale@harmattan.fr
01 40 46 79 11
www.librairieharmattan.com

Librairie des savoirs
21, rue des Écoles
75005 Paris
librairie.sh@harmattan.fr
01 46 34 13 71
www.librairieharmattansh.com

www.ingramcontent.com/pod-product-compliance
Lightning Source LLC
LaVergne TN
LVHW011005061026
849535LV00006B/1732